認知症専門医が見つけた！

脳の寿命をのばす食べ方

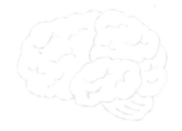

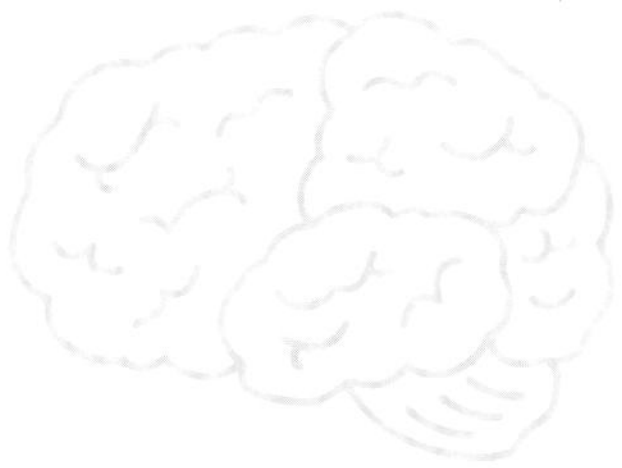

国立長寿医療研究センター
佐治直樹

Gakken

□ 今やろうとしていたことを忘れる

□ 表現したい言葉が、すぐに出てこない

□ ちょっとしたことで怒ったり気分が落ち込むことが増えた

20代～30代のころと比べて、こんなこと増えてませんか？

脳の認知機能は少しずつ変化しています。
40代～50代は病院にいくほどではないけれども、
認知症の「ステップ0《ゼロ》」である可能性も。
ではいったい何をすれば認知症を予防できるのか。
認知症予防のために有効、かつ
今すぐ手軽にできることが
腸が喜ぶ食事に変えることです。

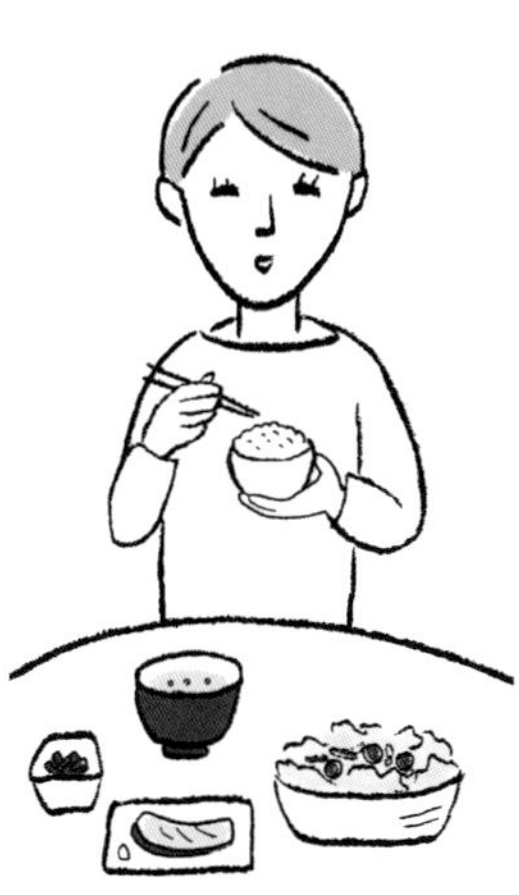

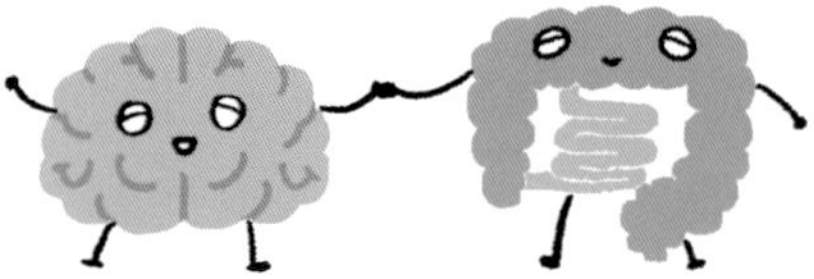

65歳以上の高齢者のうち、予備軍も含めると
3分の1の人は認知機能に問題があるというデータが出ています。

認知症の始まりは、ちょっとしたもの忘れです。

「あれ、今何を言おうとしていたんだっけ…」

「テレビに出ている人の名前、のどまで出ているのに思い出せない」

そんなちょっとしたもの忘れは、
認知機能が衰え始めたサインかもしれません。

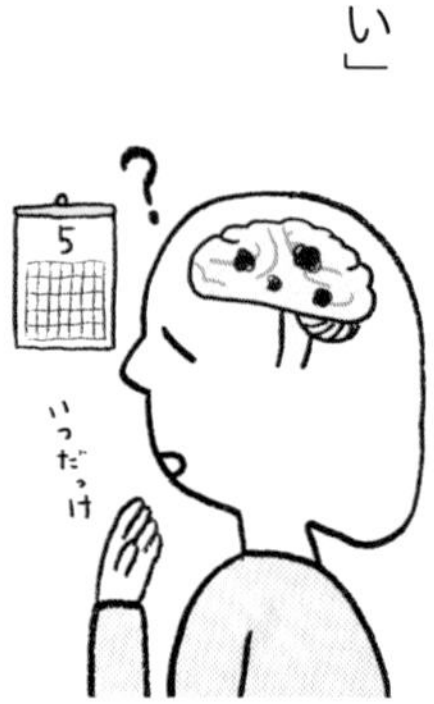

認知症は症状が悪化すると後戻りできません。
認知症を治すのと同じくらい大事なのは、ならないように予防すること。
そして予防は認知機能の低下が始まる前、
40代～50代でスタートするのが、とても効果的なのです。
認知症を予防するために、世界中で研究が進められています。
その中で近ごろ注目なのが
「腸にすむ腸内細菌が、認知機能を左右している」というものです。

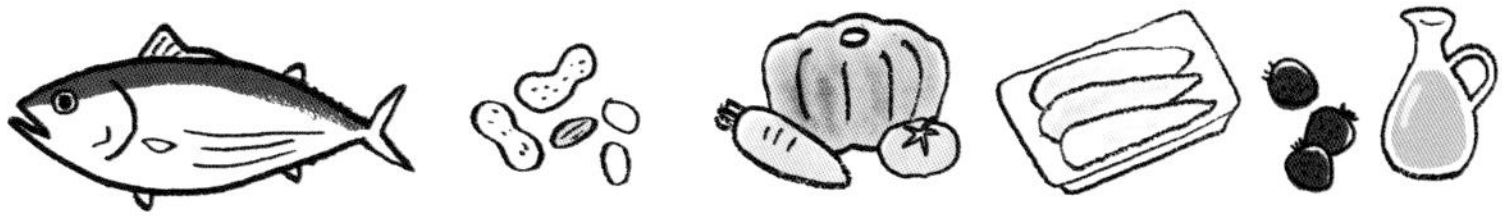

腸内細菌は約1000種類もいて、その人の腸内に
どんな腸内細菌がどれぐらいすみついているかという「腸内細菌叢《ちょうないさいきんそう》」は、
遺伝や環境、そして食事によって変わってきます。

認知症へと導いていく腸内細菌叢、
認知症になりにくい腸内細菌叢がそれぞれあるのです。

実際に私たちは、認知症になった人となっていない人が
どんなものを食べ、どんな腸内細菌叢をしているのか、
調査や研究を続けてきました。

その結果、認知症になっていない人に共通する腸内細菌の特徴や、
食べていた食材についても分かってきました。

つまり、食生活を見直し、認知症になっていない人が
食べていたものを食事に取り入れると腸内細菌叢が変化し、
認知症リスクを大幅に低減できるのです。

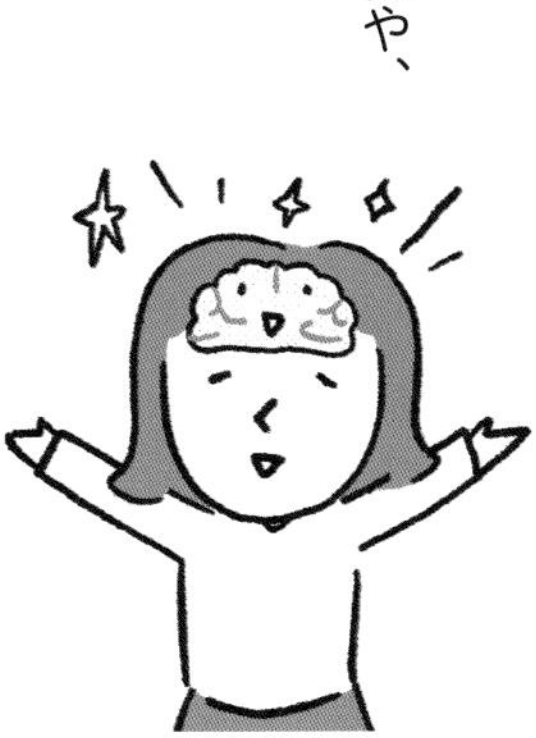

研究から分かった

食べていたもの BEST 4

紹介します。毎日の食事に取り入れれば、認知症リスクをグンと下げられる可能性が大！

1 魚介類

頭がよくなる油
として知られる
DHA、EPAが豊富！

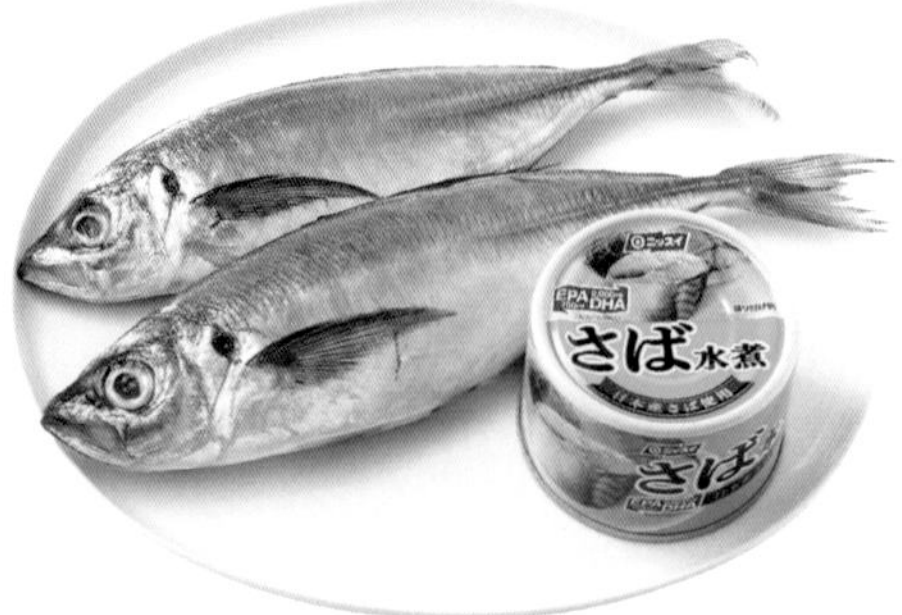

2 きのこ類

腸内環境を整える
効果抜群の食物繊維
がたっぷり

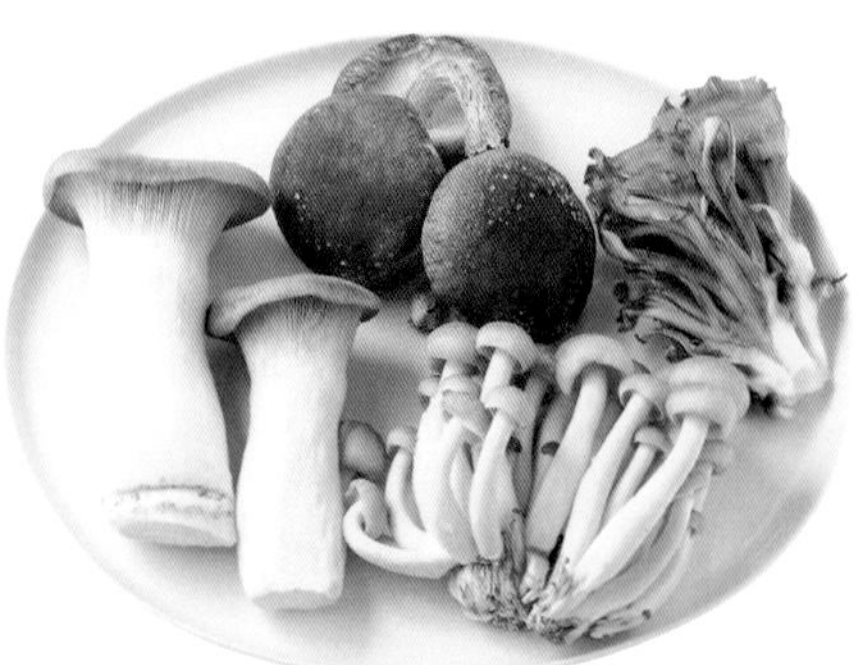

認知機能キープに役立つ食材

認知症になっていない人は何を食べているのか。それを知るために、認知症の人、認知症になっていない人がどんな食事をしていたのかを調査しました。その結果、認知機能が高い人が、よく食べていた４つの食材が判明。魚介類、きのこ類、豆類・大豆製品、コーヒー・緑茶は、認知症を予防するパワーが高いと考えられます。

認知症と食習慣、腸内細菌の最新

発表！ 認知症になっていない人が

認知症になっておらず、中でも認知機能が高い人が食べていたベスト４食材を

4

コーヒー・緑茶

眠気や頭のモヤモヤを
スッキリ吹き飛ばす

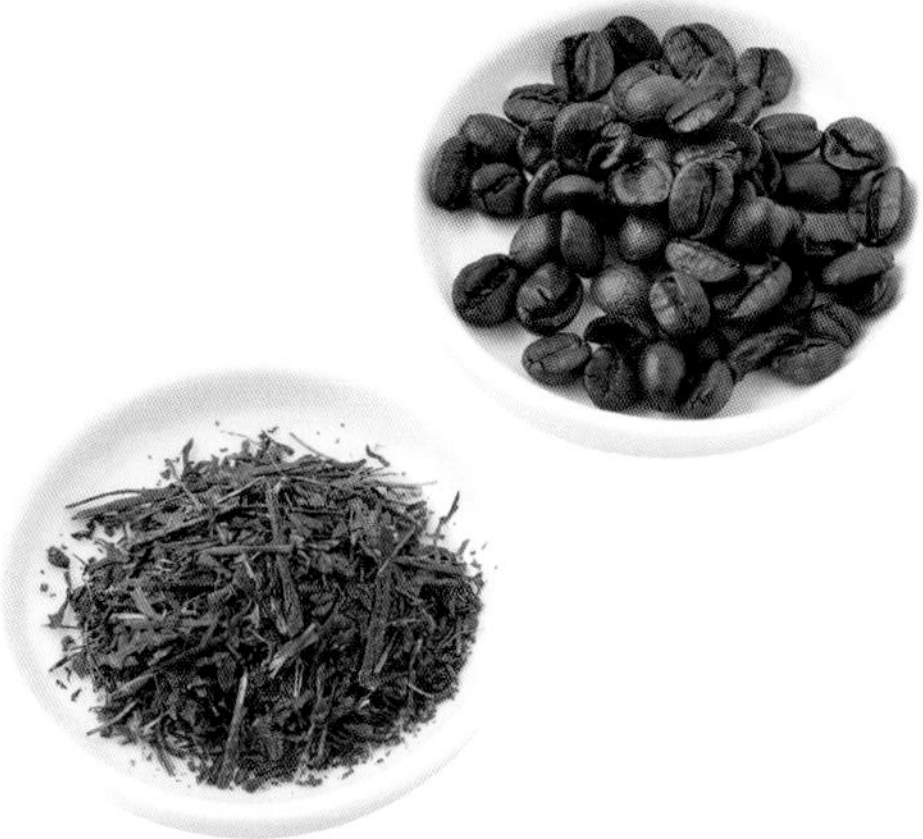

3

豆類・大豆製品

アミノ酸バランスのいい
たんぱく質食材

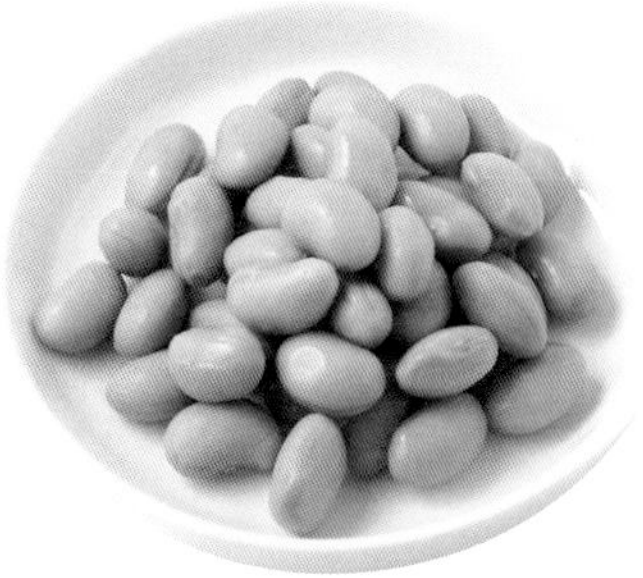

認知症になっていない人が食べていたもの

認知症群では魚介類をよく食べる人は39%だったのに対し、認知症でない群では65%が食べていたことを表している。

	認知症あり	認知症なし	P値
魚介類	39%	65%	0.048
きのこ類	30%	61%	0.015
大豆・大豆製品	30%	63%	0.013
コーヒー	44%	71%	0.024

出典／ Saji N., et al. Nutrition. 2022,
※Ｐ値とは統計学上の数値。（P92参照）

おかずにプラス1

トおかず

認知症予防食材を毎日の食事に取り入れていただけるよう、簡単に作れるおかずレシピを4章で紹介しています。認知症予防はもちろん、うれしい健康効果がいっぱいです。

きのこ類（レシピ例）

きのこのしょうが煮

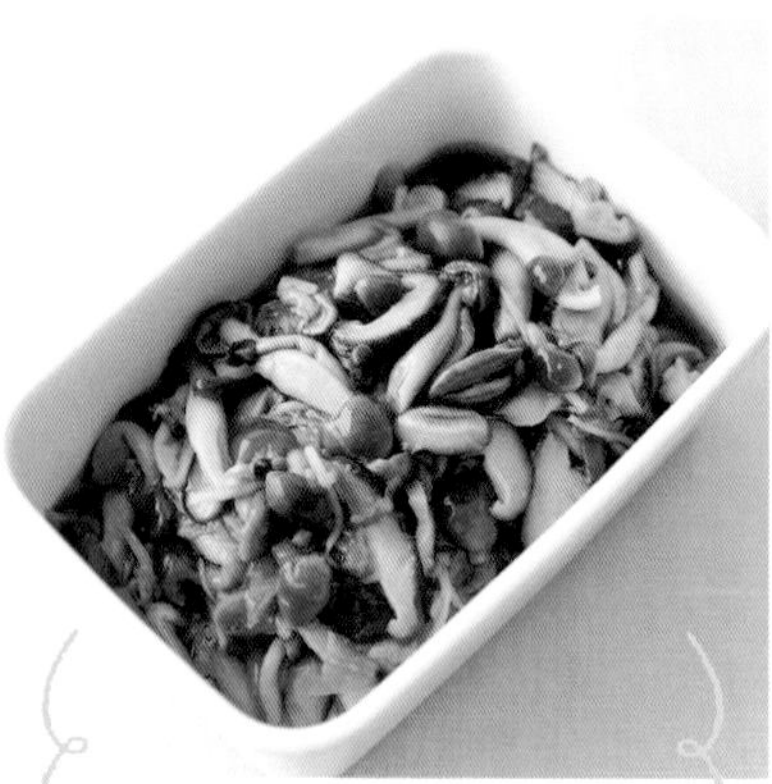

\ Arrange Recipe /

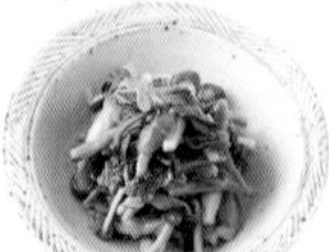

ほうれん草
とあえる

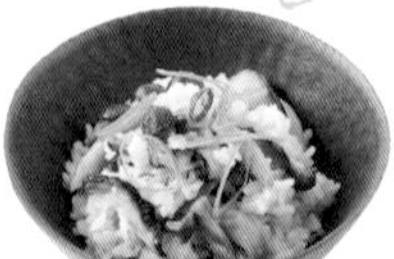

ごはん
と炊き込む

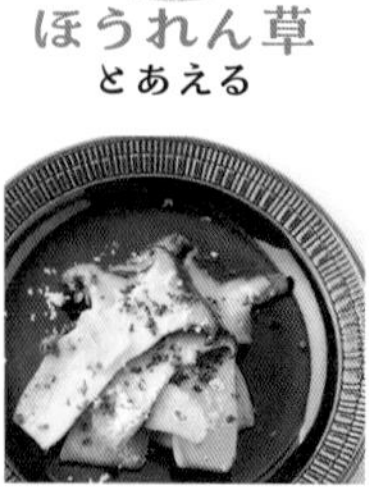

エリンギ
のチーズソテー

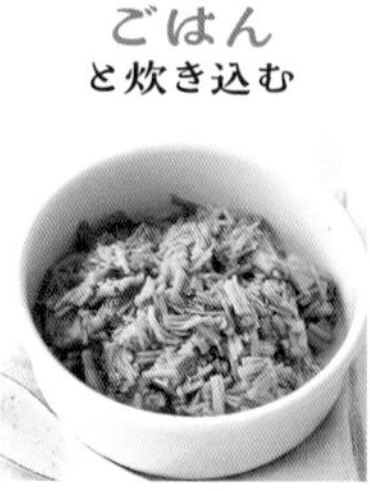

手作り
なめたけ

魚介類（レシピ例）

焼きざけフレーク

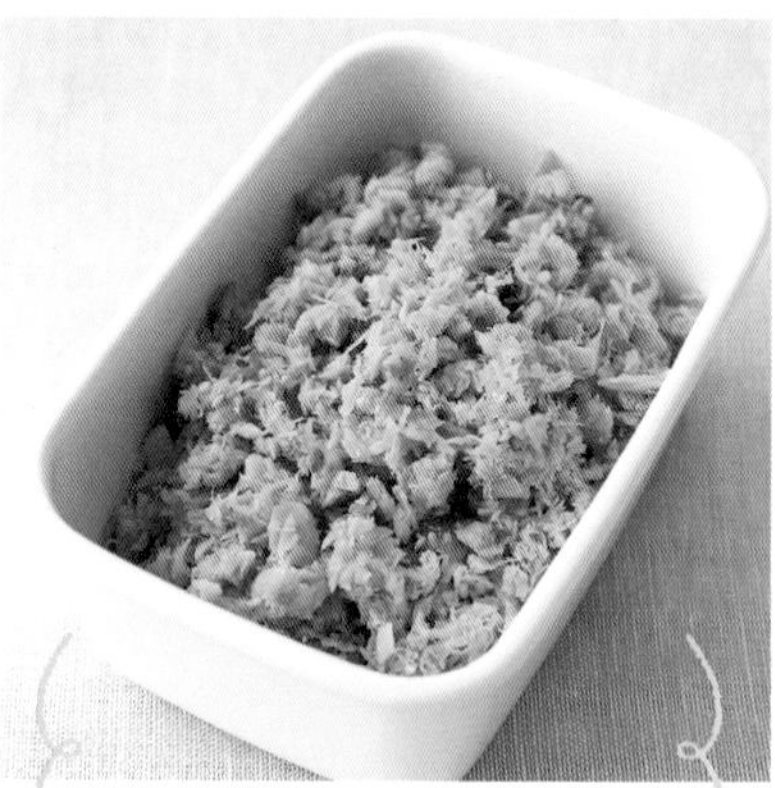

\ Arrange Recipe /

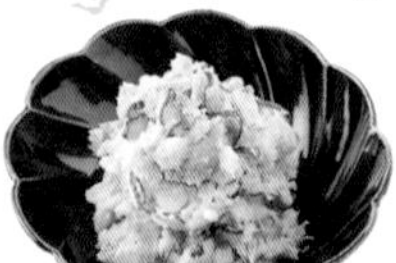

ポテトサラダ
に入れる

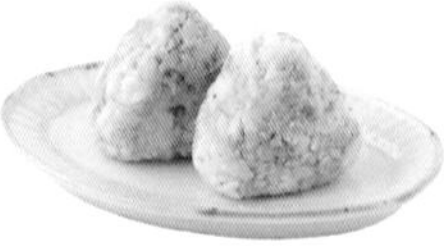

おにぎりの具
にする

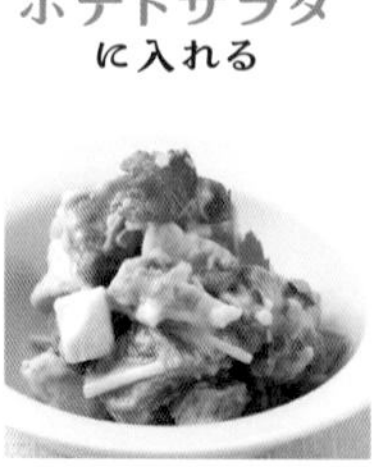

まぐろとアボカド
のぬた

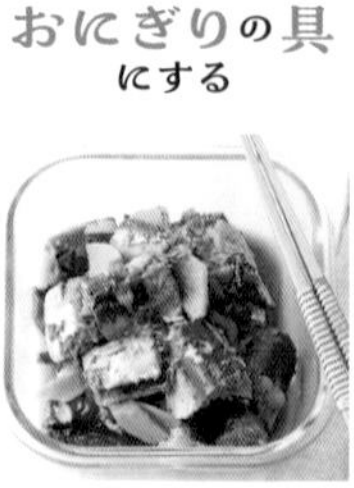

いわしの
梅しそ煮

詳しくは4章で紹介

魚介類　きのこ類　豆類・大豆製品をいつもの

超ラク 脳活サポー

超ラク 脳活サポートおかずのここがすごい！

頭がシャッキリ！認知症を予防する

脳と神経細胞を活性化させるDHAやEPA、抗酸化作用の高いビタミンA、C、Eなど、脳の機能を高める栄養が詰まっている。

腸内環境が整ってスッキリ快調

食物繊維が豊富な食材や、発酵食品など、腸内環境を整えるさまざまな食材を使用。バナナ状の便がスムーズに出るように！

栄養バランスがアップ！生活習慣病も防ぐ

カレーやラーメンなどのひと皿もの糖質と脂質に偏りがち。副菜を追加し食の多様性を広げることが生活習慣病の予防につながる。

豆類・大豆製品（レシピ例）

大豆とひじきの五目煮

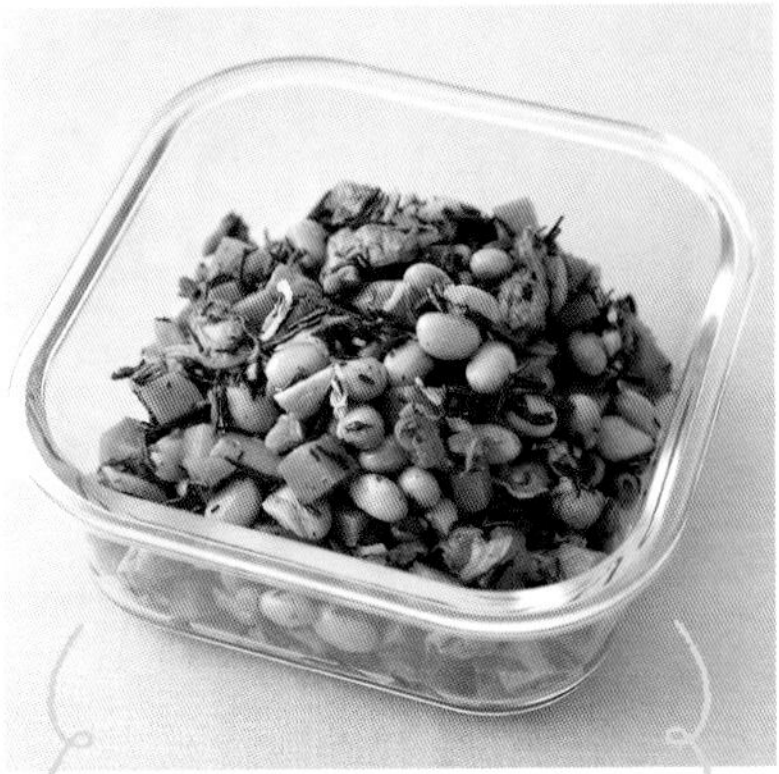

\ Arrange Recipe /

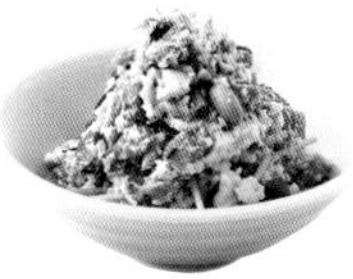

白あえの具にする

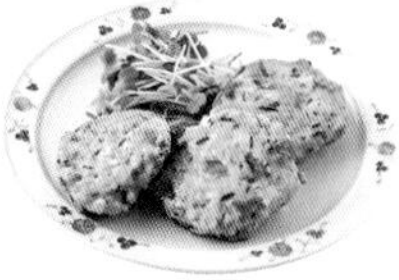

鶏つくねに入れる

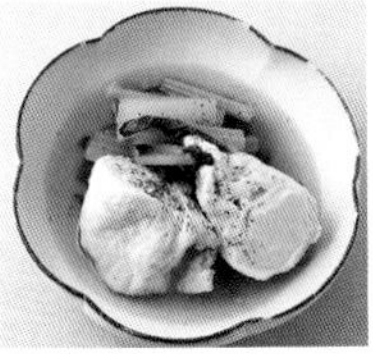

卵の巾着煮

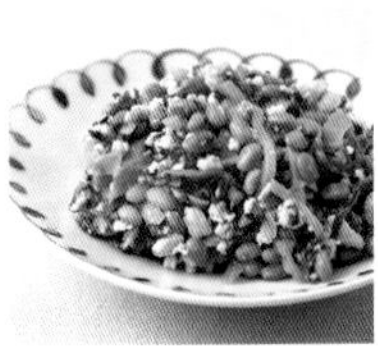

納豆と高菜の炒め物

もの忘れが気になるアラフィフの2人がお試し

脳活サポートおかずで脳と腸が機能アップしました！

脳活サポートおかずを食べることで、腸内細菌叢と認知機能に変化は起きるのか。
和食中心の食生活＋脳活サポートおかずを2週間続けた結果をリポートします。

腸内細菌叢の変化

バクテロイデス属が優勢タイプに！

B型

（前回P型）

やせやすさアップ

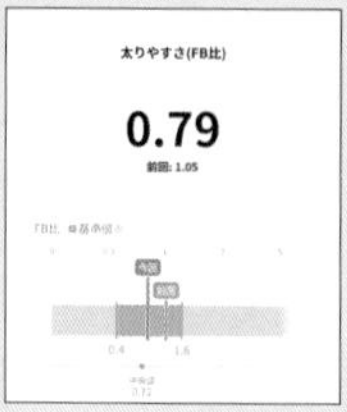

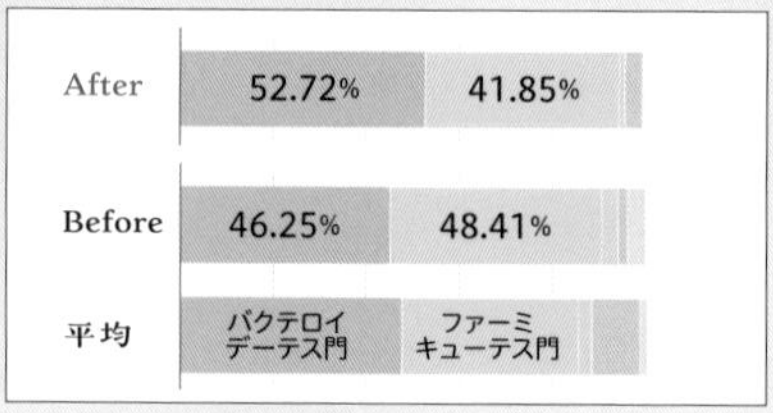

プレボテラ属が多いP型から、バクテロイデス属の多いB型へ、腸内細菌タイプが変化！ また、太りにくい体質の腸へと変わっていた。

認知機能の変化

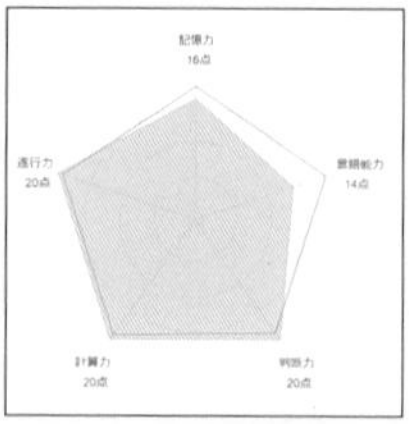

Before 90点

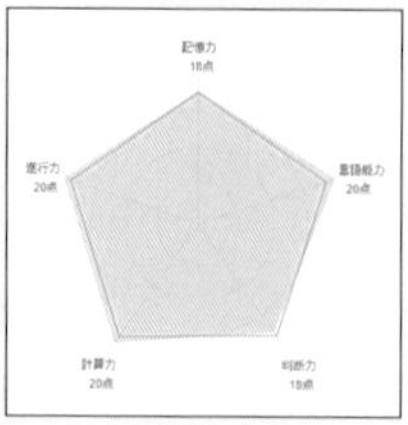

After 96点

Beforeは、言語能力が同年代の平均より低めという、編集者としてやや心配な結果に。Afterのチェックでは6点アップし、満点に！

編集者K

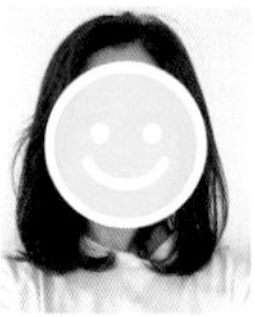

一度見ている映画だったことに、途中まで気づかず愕然という出来事が。もの忘れや仕事の集中力も低下。今日の予定を明日に持ち越すことが増えてきた。腸内環境は下痢がち。

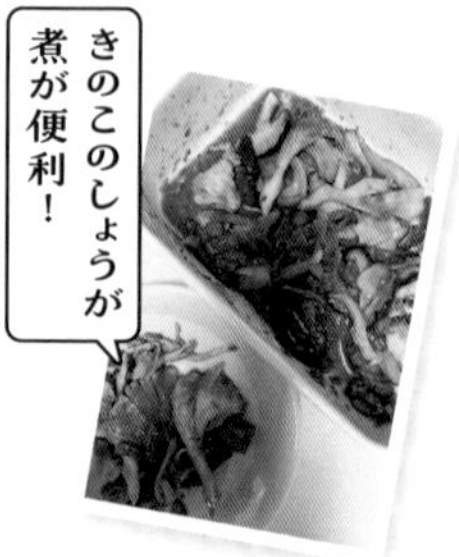
きのこのしょうが煮が便利！

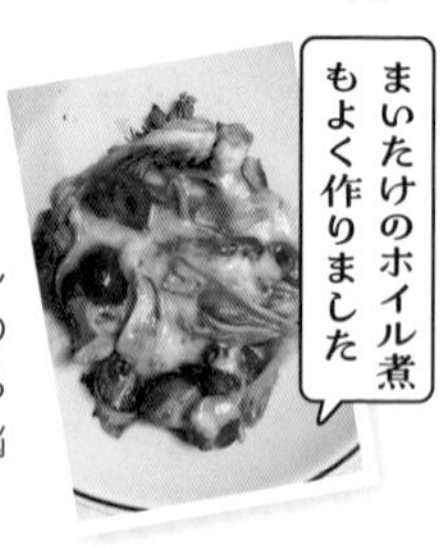
まいたけのホイル煮もよく作りました

感想

食生活が肉類に偏りがちでしたが、魚を意識してとるようにしました。お試し期間中、特によく食べていたのはきのこ類。つくおきのメニューが普通においしく、冷蔵庫にあると便利で、毎食何かしら食べていました。おかげで便通はいつもに増して、スッキリ！ 脳が変化した実感はあまりないですが、将来のために続けたいです。

認知症ねっと

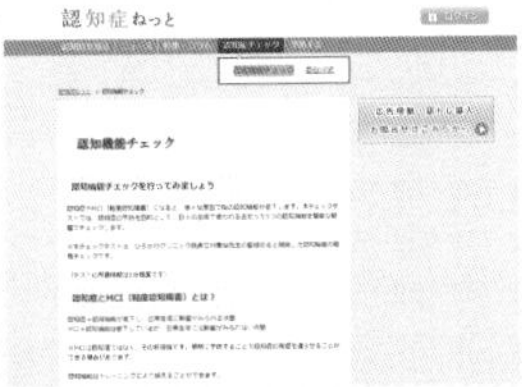

認知症患者とその家族介護者のための情報サイト。サイト上で専門医が監修した５つの認知機能を簡易的に調べられる「認知機能チェック」を受けることができる。
https://info.ninchisho.net/

マイキンソー

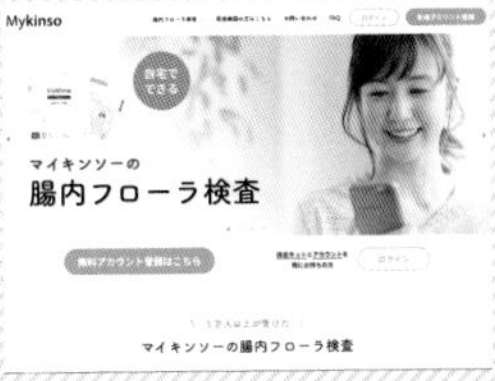

便を採取して郵送すると、どんな腸内細菌がいるのかを分析してもらえる。腸内環境を整えるためのアドバイスやおすすめ食材の提案も。
https://mykinso.com/

チェックに使ったのはこちら

腸内細菌叢の変化

酪酸産生菌 9.03%アップ　乳酸産生菌 2.35%アップ

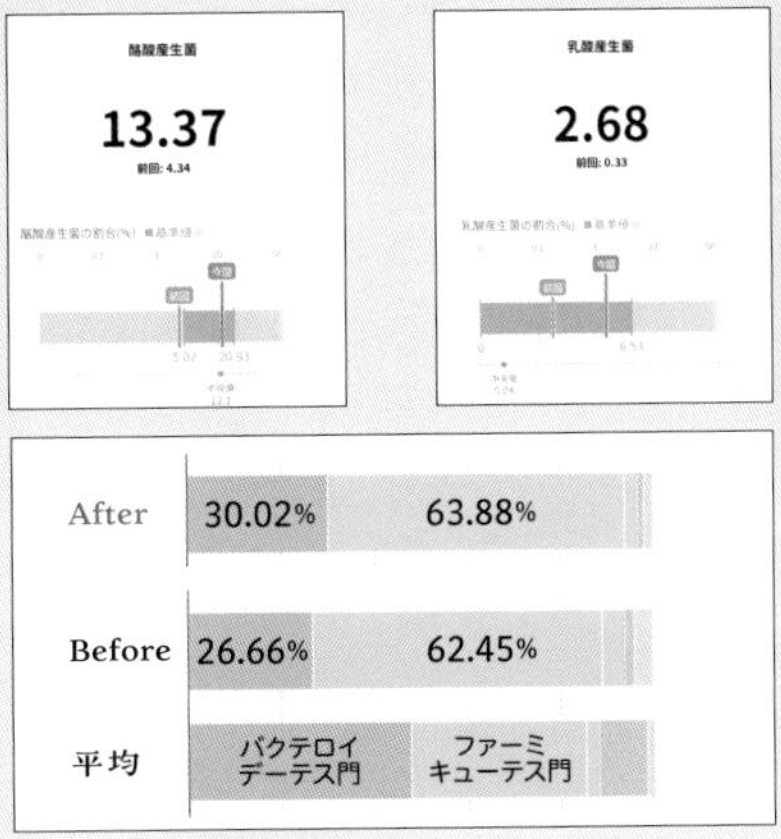

善玉菌である乳酸産生菌、酪酸産生菌ともに、大幅に増えていた。特に酪酸産生菌は、基準値以下だったBeforeから大幅アップ！

ライターＯ

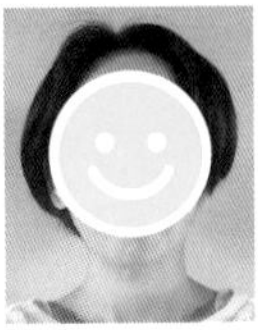

排便回数は２～３日に１回の便秘体質で、腸内環境が乱れている自覚あり。差し迫っている原稿の締切をまだ先だと思い込むなど、「ボケてきた…」と感じる出来事が増えつつある。

認知機能の変化

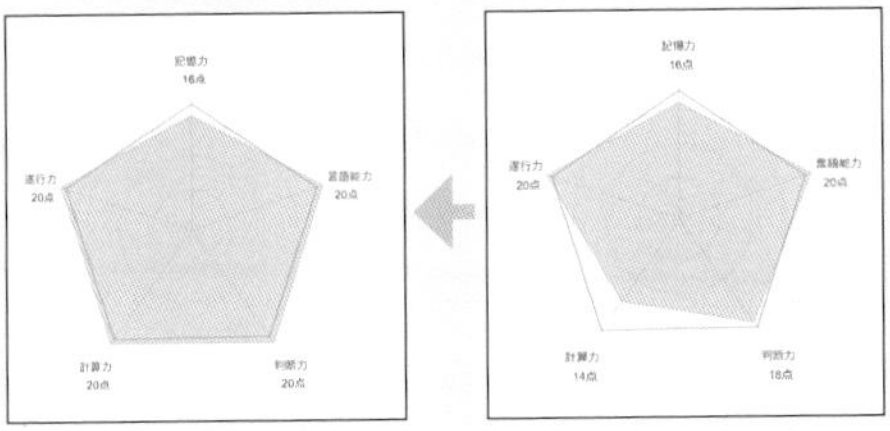

After 96点　Before 88点

Beforeでは、記憶力と計算力が、同年代の平均点より低かった。Afterのテストでは、計算力が大幅に点数アップ。判断力も満点を取ることができた。

かば焼きさんまの卵とじがお気に入り

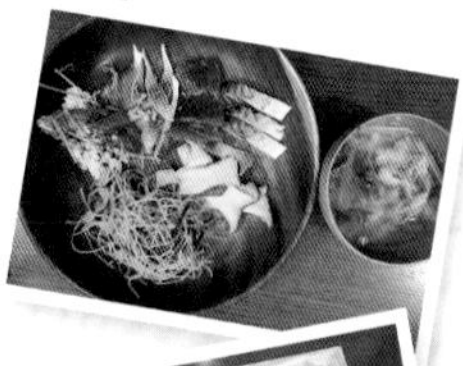

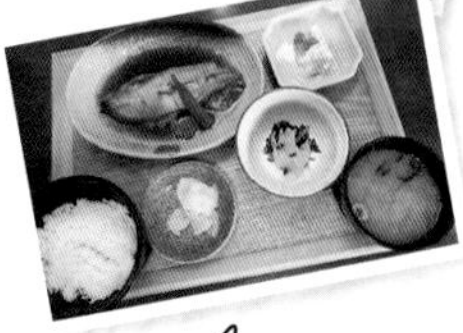

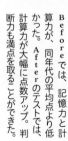

外食では和定食を注文

感想

脳活サポートおかずは一度作ってしまえばアレンジできるので、料理嫌いの私でも、２週間続けることができました。「時間がないからランチはカレー」なんてときも副菜にプラス。食の多様性が広がったと感じます。認知機能のうち記憶力が低下しているようなので、脳活サポートおかずを続けて現状キープを目指します！

はじめに

いろいろな病気の中でも、認知症になるのが心配……。

そう思って本書を手にされた方も、いらっしゃるのではないでしょうか。

私は、愛知県にある認知症の専門病院「国立長寿医療研究センター」もの忘れ外来で、医師としてさまざまな患者さんを診察しています。

来院された皆さん異口同音に「認知症の予防法を知りたい」「認知症の悪化を止めたい」とおっしゃいます。

日常生活で普通にできたことが、だんだんできなくなっていく。自分が自分らしくなくなっていく……。認知症に、そんなイメージを持たれているからかもしれません。

認知症の治療薬は、開発が進んでいます。日常生活の中で、**どんな取り組みをすれば認知症リスクを減らせるのかも分かってきました。**

予防は、人生の早い段階、やはり中高年のうちに気づき、実行に移すことが大事なのです。

私が国立長寿医療研究センターで実施した最新の研究から、**腸内細菌と認知症との興味深い関係が次々と判明しました。**

腸内細菌は、最近話題になっている新しい健康指標ですが、脳（認知症）と関係があると聞いて、意外に思うかもしれません。

この研究で書いた学術論文は、国際学会での発表時、ニュースとなって米国や英国で話題になり、海外からの取材依頼もたくさん来ました。この研究をもとに、腸内環境を整える食事で、認知症予防に役立てていただこうと本書を執筆しました。

あなたの健康、あなたの人生を変えることができるのは、世界でただ一人、あなたしかいません。

本書を手にとって、今読まれているのも何かのご縁です。最後までお読みいただき、今日の献立やご家族の食生活を見直していただけますと著者としてとてもうれしく思います。

国立研究開発法人国立長寿医療研究センター　もの忘れセンター
副センター長

佐治直樹

Contents

- レシピの栄養価は食品成分表8訂に基づいています。
- 計量単位は大さじ1＝15㎖、小さじ1＝5㎖です。
- 電子レンジの加熱時間は600 wを基本にしています。機種や食材の個体差によって加熱時間に差が生じるので、様子を見て加減してください。
- レシピでは洗う、皮をむく、ヘタを落とすなどの下ごしらえは省略しています。
- 紹介している商品の情報は2023年7月25日時点のものです。
- 商品の価格はすべて税込です。

2章 脳のごみをためない食事術

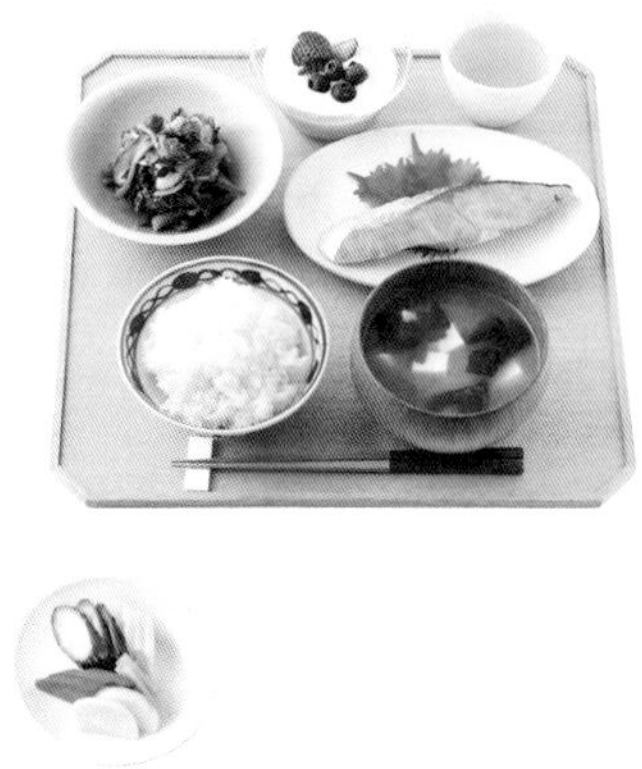

3章 日本人に合う認知症予防の最強食材

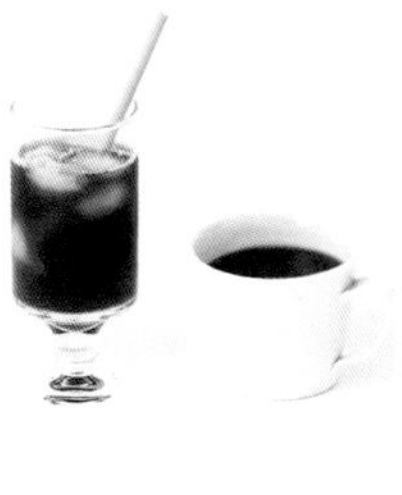

1章

認知症になりたくないなら腸を整えよう

認知症を予防するためには、腸内細菌に働きかけることが有効だと分かってきています。腸内細菌が脳の機能にどう作用しているのか、どんな腸内環境を目指せばいいのか、最新研究の結果を交えてお伝えしていきます。

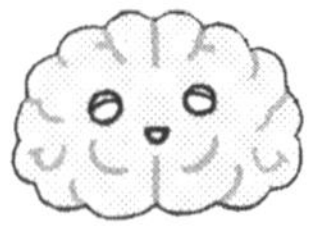

脳の働きを左右しているのは腸内細菌だった!?

認知症を予防するにはどうすればいいのか。研究の中でたどり着いた答えの一つが、「腸を元気に保つこと」です。「認知症予防に、脳ではなく腸？」と不思議に思うかもしれません。この章では、腸を元気にすることで認知症を防げるメカニズムについて、お話ししていきたいと思います。

かつては、脳が指令を出し、全身の器官が動いていると考えられてきました。ところが腸に関しては、指令が脳からの一方通行ではなく、独立した命令系統があることが分かってきています。すなわち、**腸の状態によって、脳が影響されることもある相互作用の関係**です。便秘でおなかが張っていると、集中力が落ちてイライラするなど、腸の状態で脳の働きや気分が左右された経験は誰しもあるのではないでしょうか。また、クラゲやイソギンチャクなど、脳がなく腸はある生き物も存在しています。脳と腸が影響を及ぼし合うことを「腸脳相関」や「脳腸相関」と呼びます。そして、腸脳相関では、腸内にすんでいる腸内細菌がその連携に重要な役割を果たしていることが研究で分かってきました。脳の機能の維持、**認知症になるかならないかのカギも、腸内細菌が握っている**のです。

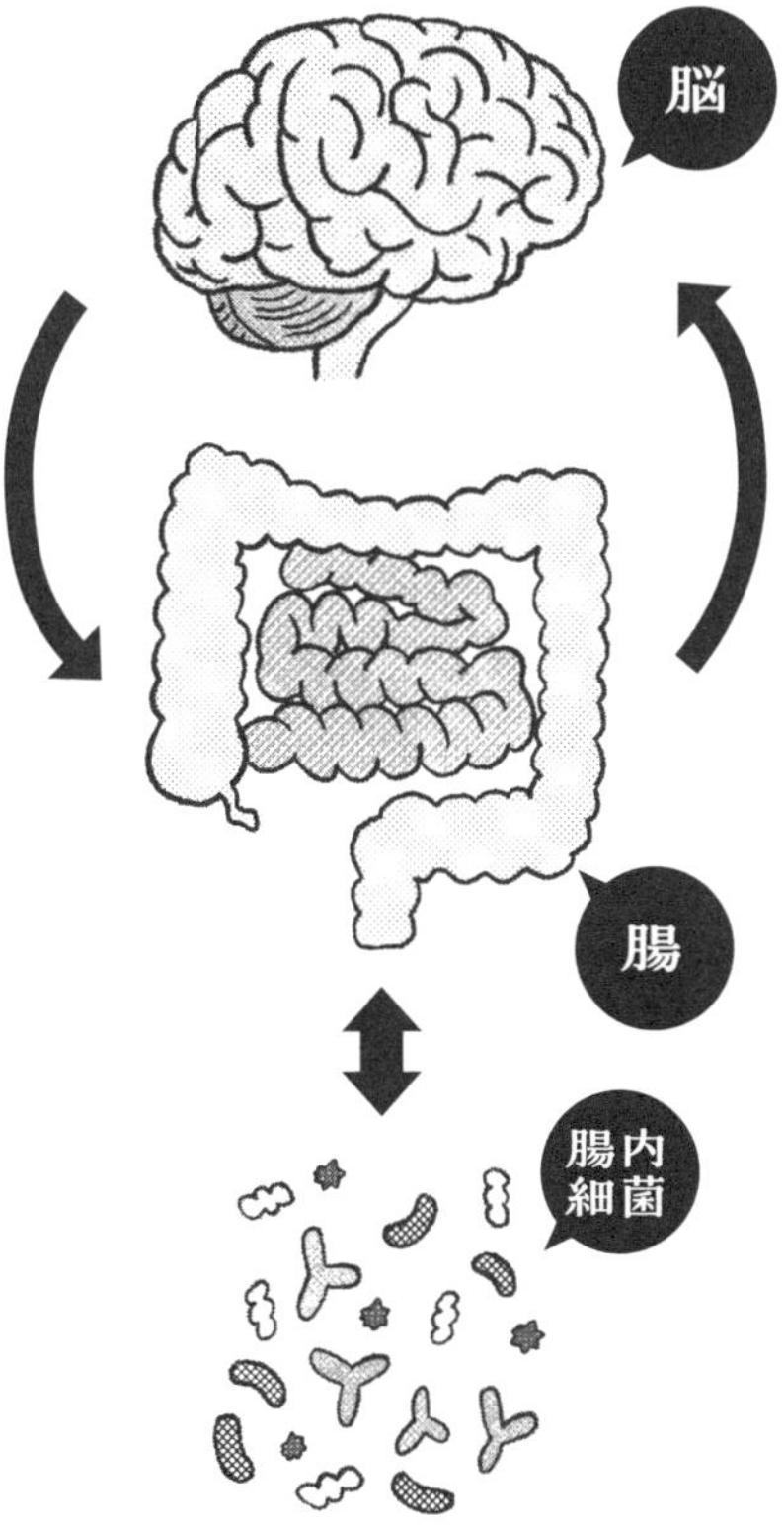

腸内にすんでいる細菌の種類や数、バランスによって腸内環境は変化し、腸の状態が脳の機能やメンタルヘルスに大きな影響を与える。この相互作用を「腸脳相関」という。

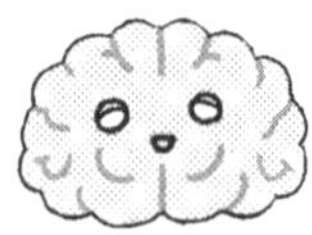

脳を動かす指令役!? 腸内細菌とは？

認知症予防に重要な役割を果たす腸内細菌。文字通り、小腸や大腸などの腸にすんでいる細菌で、数は約１０００兆個。重さは1～２kgです。

ここで一つ覚えておいていただきたいのは、**腸は内臓ではあるものの、体内ではない**ということ。口から始まり胃や腸、肛門までの消化器は、外部と開かれてつながっている、いわばちくわの穴のような場所で、腸管内は外側なのです。腸で有害なものを排除し栄養やホルモンなど選ばれたものだけを、腸管の内側、体内に吸収しています。

そんな腸の腸壁にびっしりと張りついているのが腸内細菌。どんな種類の菌がいるか、どういうパターンで並んでいるかなどは、人種や食事、生

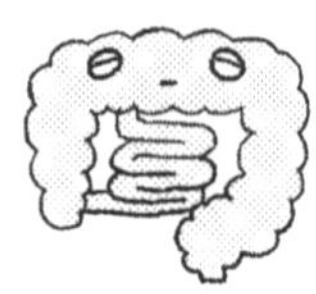

腸内細菌は大きく3つに分けられる

善玉菌	消化吸収の補助や整腸作用、栄養素をつくり出すなど、私たちの体に有用な働きをしてくれる菌。	・ビフィズス菌 ・乳酸菌 ・酪酸産生菌など
悪玉菌	腸内を腐敗させたり、有毒ガスや発がん物質を発生させるなど、体に悪い作用をもたらす菌。	・大腸菌（有毒株） ・ウェルシュ菌 ・黄色ブドウ球菌など
日和見菌	善玉、悪玉のどちらでもない菌。免疫力が落ちて体が弱ると、悪玉菌のような働きをする。	・大腸菌（無毒株） ・バクテロイデス属 ・連鎖球菌など

活習慣などによって異なります。腸内細菌の種類は約１０００種類と非常に多様で、大きくは、**体に対して有用な働きをする「善玉菌」、悪い作用をもたらす「悪玉菌」、そのどちらでもない「日和見菌」**の３つに分類されます。

とはいえ、悪玉菌の中には体に有用な働きをする菌もいます。私たちの社会でも、悪人に見えていいことをする人がいるように、腸内細菌にも複雑な性質があるのです。ちなみに日和見菌は善玉菌が優性だと体にいい働きを、悪玉菌が優性だと体に悪い働きをするという特性があります。この腸内細菌の多様性を保ち、**善玉菌を増やしつつ悪玉菌を増殖させないことが認知症の予防に有効**です。

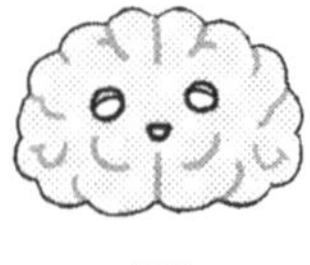

腸が脳を動かす命令ルートが分かってきた

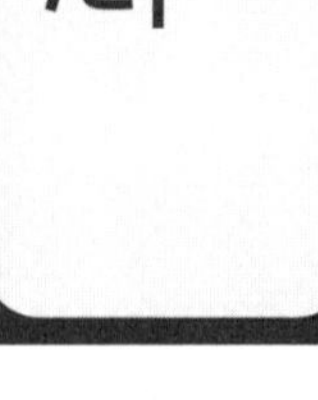

腸内細菌はさまざまな消化器官にすみついています。ただし、消化器官全体にまんべんなくいるわけではありません。消化液の多い胃や十二指腸にいるのは1gあたり1万個以下とごくわずか。小腸には1gあたり約1000万個の菌がすみ、大腸には1gあたり約1000億個もの腸内細菌がすんでいます。腸内細菌の多くは酸素を嫌う「偏性《へんせい》嫌《けん》気《き》性菌《せいきん》」。小腸にはわずかながら酸素が存在するため、より無酸素状態に近い大腸に、多くの菌がすみついているのです。

そして、腸内細菌たちは、ただ居候しているだけではありません。**宿主である私たちにとって、ありがたい（ときには迷惑な）さまざまな働きを**

しています。

まずは消化です。消化、吸収は主に胃や小腸で行われますが、食物繊維のような消化しにくい食べ物は、残りかすが大腸まで届きます。それを腸内細菌が分解。体に取り込みやすい形へと変えてくれます。こうした残りかすをえさに、**化合物や栄養を産生するのも、腸内細菌の働き**の一つです。ちなみに腸内細菌がつくる栄養には、ビタミンB_1、ビタミンB_{12}など8種類のビタミンB群や、ビタミンKがあります。

続いては免疫です。前述したように、腸は体の外側。ウイルスや病原菌など、体に害をもたらすものが、口から入ってくる場所でもあります。そのため、腸には免疫を担当する免疫細胞の約7割が生息。そんな**免疫細胞が効率よく働けるよう、活性化させているのが腸内細菌**です。腸内細菌の中でも善玉菌は、腸内を酸性に保つことで、悪玉菌が増えないように腸内環境を整える役割も担っています。

ホルモンの産生にも大きく関わっています。ホルモンは脳下垂体などでつくられますが、実は腸でもつくられており、幸せホルモンとして有名な**セロトニンや、女性ホルモンに似た働きをするエクオールなど、多くは腸内細菌が産生**しています。腸内細菌がつくったホルモンは、腸の上皮にある腸内分泌細胞から、体内に分泌されます。

腸と脳は迷走神経を通じて情報をやりとりすることが知られていますが、代謝や免疫、ホルモン分泌など腸内細菌が深く関わっている仕事の結果は、腸内だけにとどまらず、全身に波及しています。そうしたことから、腸内細菌が脳とともに全身をコントロールしているのではないかと考えられ始めているのです。

腸脳相関のルートがはっきりと分かってくることで、認知症予防のためにどんな腸内環境をつくればいいかなど、健康長寿をかなえる方法がより明確になると期待されています。

腸が脳を動かしている!?

腸脳相関の4つの経路

脳からの情報は、迷走神経を介して腸に伝わる。一方で、腸からはどんなルートで情報を伝えているのか。経路の可能性は4通りある。

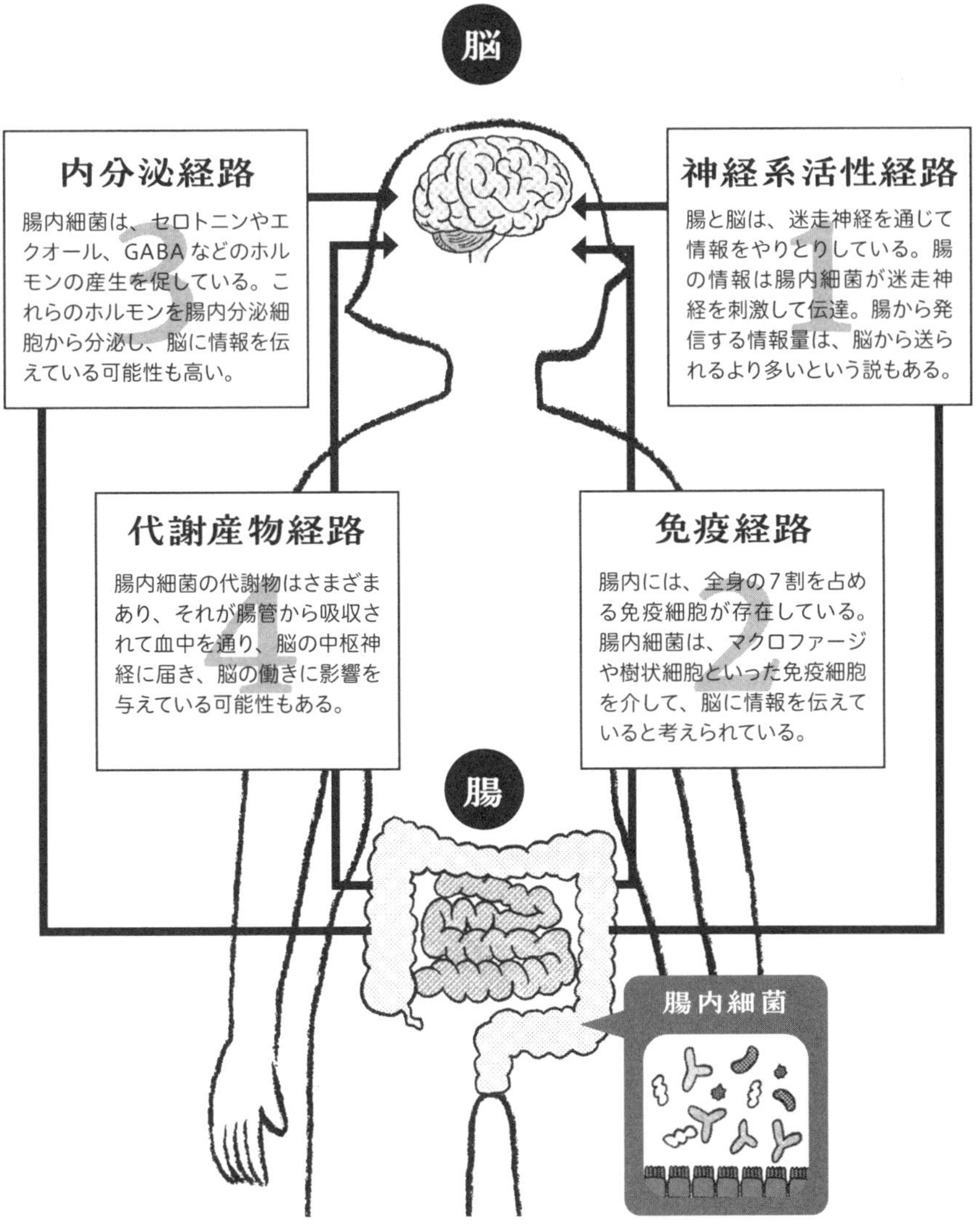

脳
3 内分泌経路
腸内細菌は、セロトニンやエクオール、GABAなどのホルモンの産生を促している。これらのホルモンを腸内分泌細胞から分泌し、脳に情報を伝えている可能性も高い。
1 神経系活性経路
腸と脳は、迷走神経を通じて情報をやりとりしている。腸の情報は腸内細菌が迷走神経を刺激して伝達。腸から発信する情報量は、脳から送られるより多いという説もある。
4 代謝産物経路
腸内細菌の代謝物はさまざまあり、それが腸管から吸収されて血中を通り、脳の中枢神経に届き、脳の働きに影響を与えている可能性もある。
2 免疫経路
腸内には、全身の7割を占める免疫細胞が存在している。腸内細菌は、マクロファージや樹状細胞といった免疫細胞を介して、脳に情報を伝えていると考えられている。
腸
腸内細菌

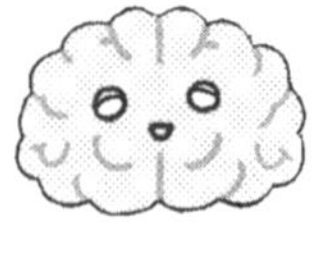

認知症になりにくい腸①

乳酸をつくる腸内細菌が多い

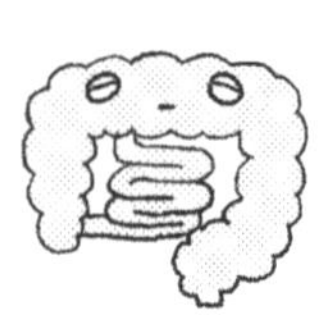

ここまでご説明してきた通り、腸の状態が脳の機能を左右していて、腸の状態は、すんでいる腸内細菌の種類によって変わってくるということが、近ごろは分かってきました。

それでは、どんな腸内細菌がすんでいると、認知症になりにくいのでしょう。その答えを見つけるために、多くの研究者が調査を進めています。

国立長寿医療研究センターでも、さまざまな機関と協力しながら、研究を積み重ねてきました。その結果、いくつかの答えが導き出されてきました。

私たちが注目したのは、**腸内細菌の代謝産物**です。代謝産物とは、腸内細菌がつくり出す化合物のこと。代謝産物には悪玉菌の増殖を防いでくれ

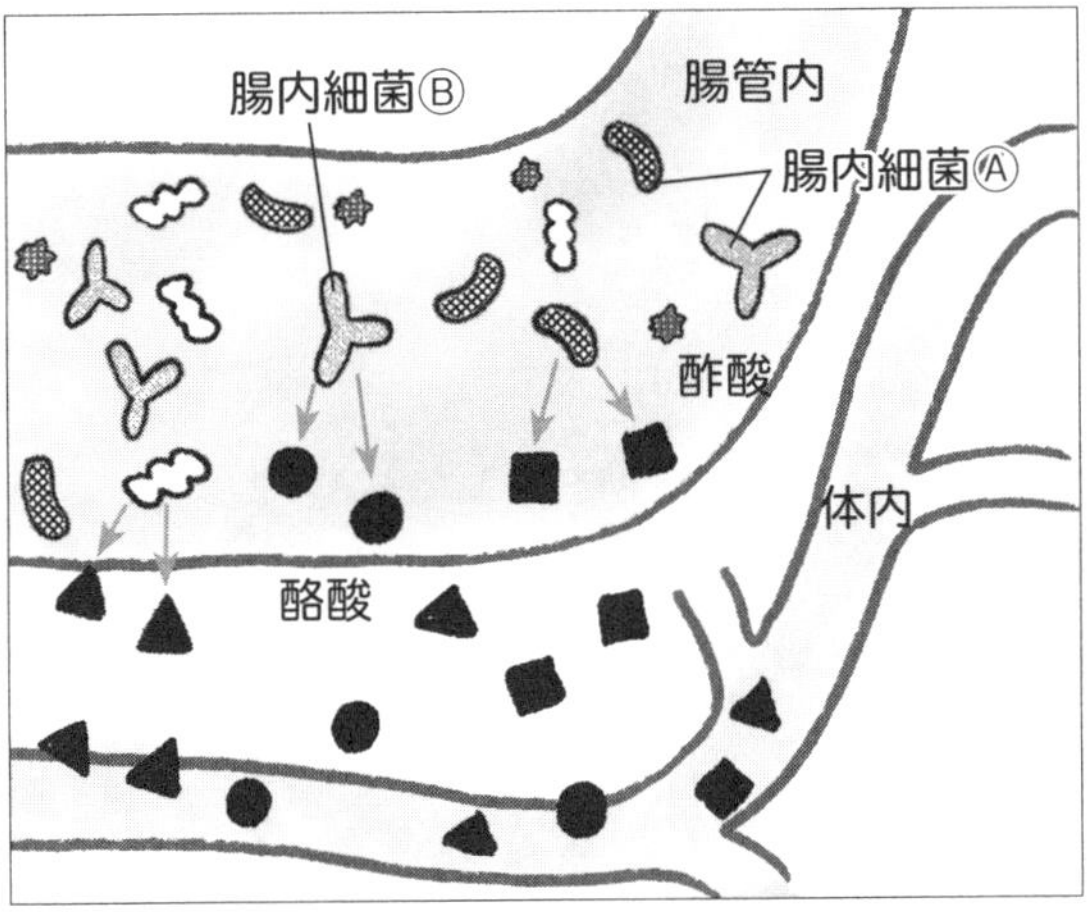

腸内細菌の代謝産物とは？

腸内細菌は、腸内の食べ物を代謝し、さまざまな代謝産物を生み出している。腸内細菌によって、生み出す代謝産物は異なり、代謝産物は体に取り入れられて健康を左右する。

る「酪酸」や「酢酸」のようなありがたいものもあれば、発がん促進物質の「インドール」など、体に有害なものもあります。腸にすんでいる腸内細菌によってどんな代謝産物が産生されるかが変わってくる、そしてその代謝産物によって、免疫力が上がったり、がんになりやすくなったり私たちの健康状態は左右される――。このことから、**認知症になるかならないかも、腸内細菌の代謝産物によって決まる**のではないかと考えたわけです。

この仮説を確かめるために、国立長寿医療研究センター・もの忘れ外来を受診した患者さんにご協力いただきました。認知機能検査や脳のＭＲＩ検査を実施して、その方が認知症かどうかを診察。そして、便をご提供いただいてどんな代謝産物が多いかを調べました。便には1gあたり1000億個の腸内細菌が含まれているので、腸内環境の情報を知ることができるからです。

ご提供いただいた検便サンプルを専門機関で解析して、代謝産物の濃度を測定。認知症の人、認知症になっていない人にはそれぞれどんな代謝産物が多いかを調べました。左ページのグラフはそれぞれの代謝産物が、認知症の人、認知症になっていない人のどちらに多かったかという情報から、その代謝産物が認知症にどの程度関連があるかを示しています。

悪玉菌が産生するアンモニアや発がん促成物質のP-クレゾールが、認知症の人の糞便からたくさん見つかりました。逆に認知症になっていない人の糞便にはあまり見られませんでした。解析すると糞便中の、**アンモニア濃度が1標準偏差（SD）上がると、認知症リスクが1・6倍に上がることになります。**

一方、**乳酸は、認知症の人には少なく、認知症になっていない人に多か**

代謝産物の濃度が1SD上昇した場合のオッズ比（95%信頼区間）

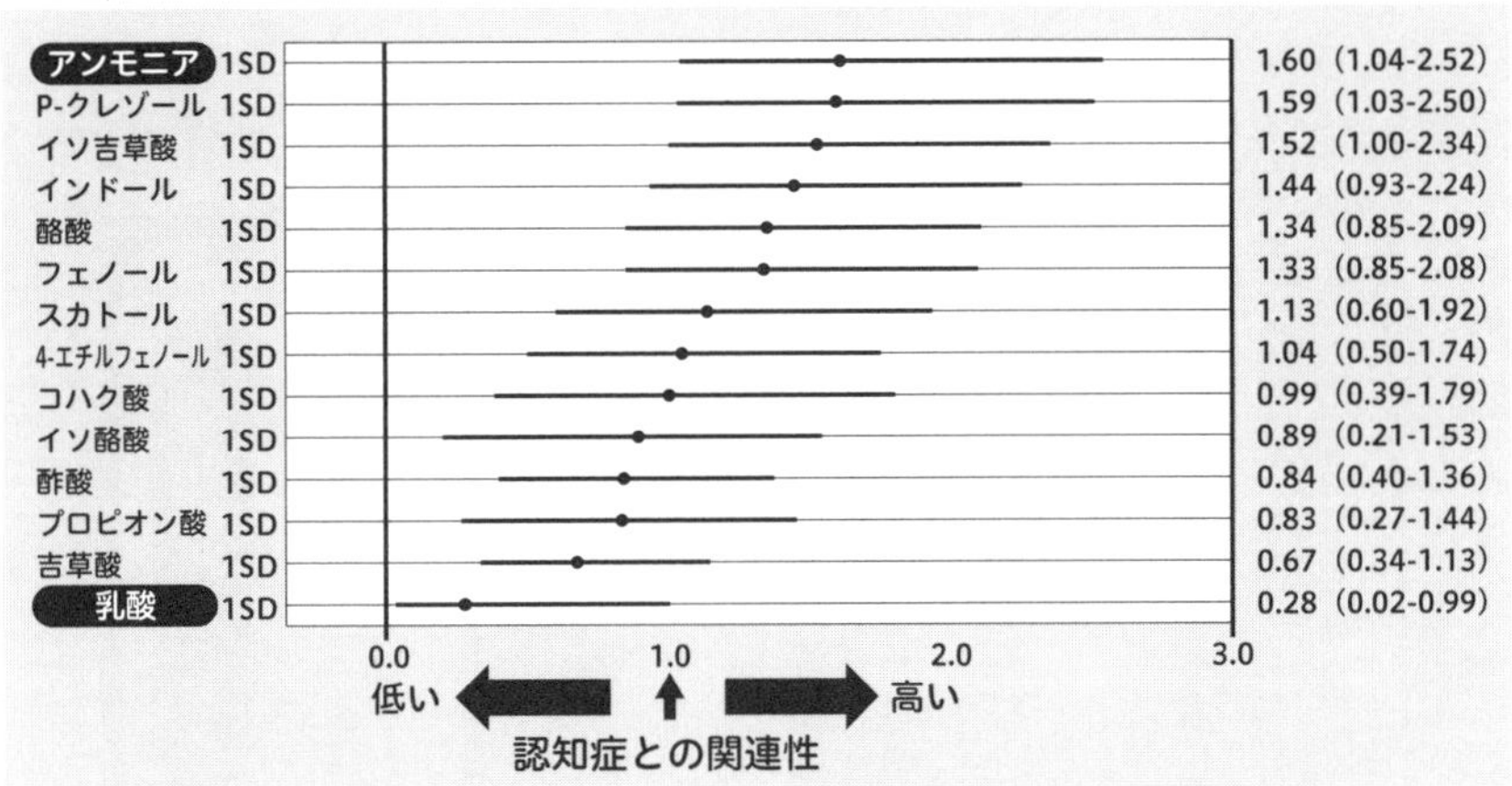

出典：Saji N,et al.Sci Rep.2020 May 18;10(1):8088.

数値が大きいものほど、認知症の人に多く、認知症でない人には少なかった代謝産物で、認知症に関連が高いと考えられる。最も大きかったのはアンモニア、小さかったのは乳酸だ。

った代謝産物。乳酸濃度が1標準偏差（SD）上がれば、認知症リスクは0・28倍に抑えられることになります。認知症の人の糞便中の乳酸が減っているというのは、新たな発見でした。

認知症を防ぐためには、乳酸を産生する善玉菌を増やし、アンモニアを産生する悪玉菌の増殖を防げばいいということが、見えてきたのです。

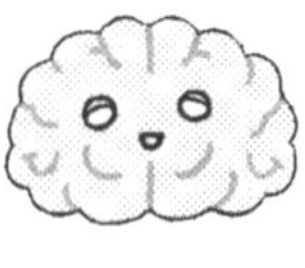

認知症になりにくい腸②

バクテロイデス属の菌が多い

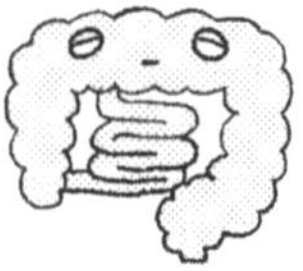

認知症の人と、認知症になっていない人の腸内細菌はどう違うのか。別の角度からアプローチした研究もあります。代謝産物を見るのではなく、腸内細菌そのものの組成を調べてみたのです。

この研究では、平均年齢74歳、１２８人の患者さんにご協力いただきました。このうち認知症と診断されたのは34人、認知症になっていなかった人は94人です。

検便サンプルを解析してその人にどんな腸内細菌が多いかを調べるわけですが、いかんせん、腸内細菌の種類は約１０００種類もあります。１個ずつ種類を判別していくととてつもなく時間がかかりますし、また、分かったところで、認知症の有無によって、どんな特色があるのか複雑すぎて分析できません。そこで「エンテロタイプ」で分けることにしました。

エンテロタイプとは、血液型のように、腸内細菌叢のタイプを3つに分類する方法です。

腸内細菌のうち「バクテロイデス属」が30％以上いれば1型、「プレボテラ属」が15％以上占めれば2型、「ルミノコッカス属」など種類の分からない菌が多ければ3型と分類します。

認知症の人と認知症になっていない人のエンテロタイプを比べたところ、認知症になっていない人の45％がバクテロイデス属の多い1型だったのに対し、認知症の人では1型がわずか15％。代わりに85％を占めたのが、種類の不明な菌が多い3型でした。また、腸内細菌叢が認知症発症に与える影響を解析したところ、**バクテロイデス属の菌が多い人は、少ない人と比べると、認知症罹患率が10分の1に減る**と判明した。

この結果から「バクテロイデス属の菌が多いと、認知症になりにくい」

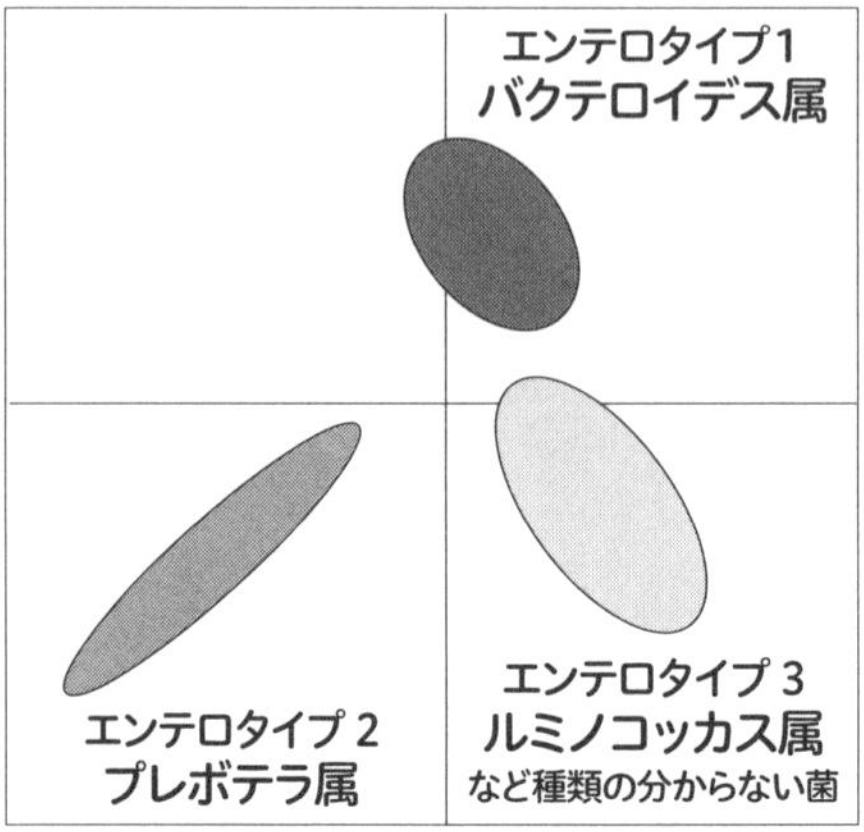

エンテロタイプとは

エンテロタイプとは、腸内細菌のタイプによって、3つの型に分類する考え方。バクテロイデス属の多い1型、プレボテラ属の多い2型、ルミノコッカス属など種類の分からない腸内細菌が多い3型に分類する。

認知症有無でエンテロタイプは異なる

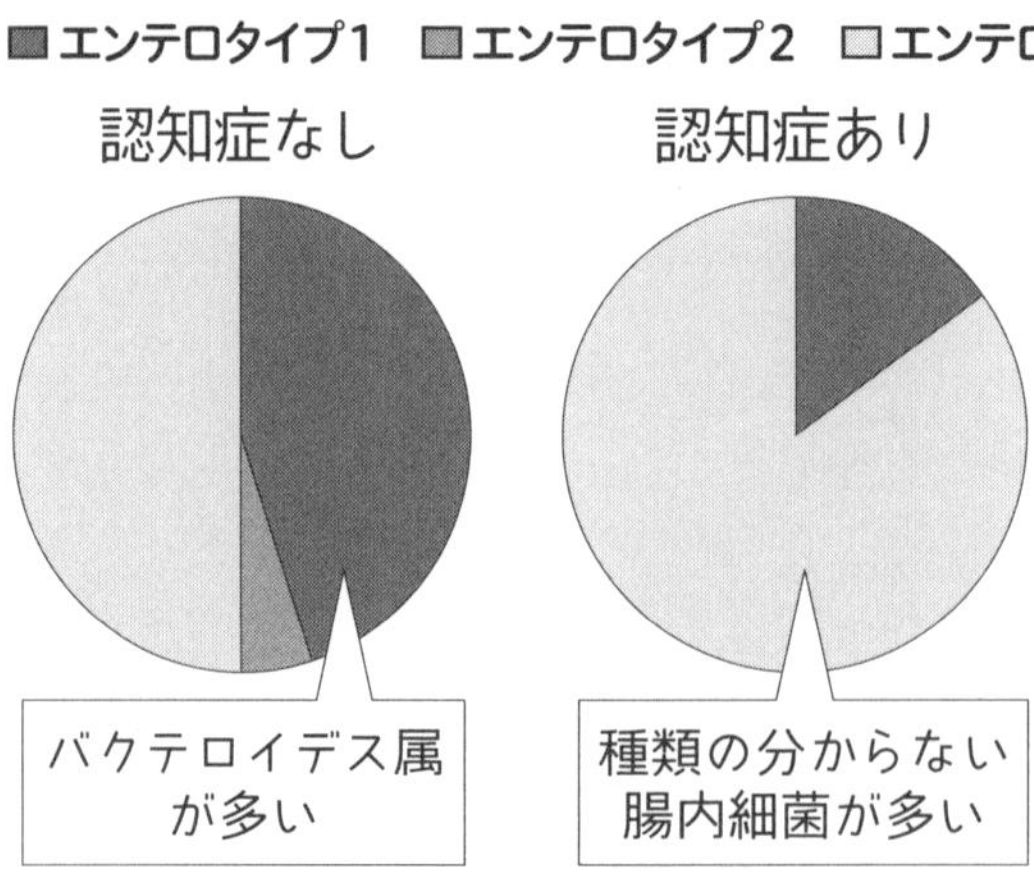

認知症になっていない人の45％がエンテロタイプ1型なのに対して、認知症がある人のグループではエンテロタイプ1型はわずか15％。種類の分からない菌が多いエンテロタイプ3型が85％を占めた。

出典：Saji N,et al.Sci Rep.2019 Jan 30;9(1):1008.

とも考えられますし、「種類の不明な菌の中に、認知症を引き起こす菌がいる」とも考えられます。バクテロイデス属は日和見菌で、体にいい作用、悪い作用の両方をもたらす菌。認知症を防ぐ働きがあるかどうかは、もう少し研究を進める必要があります。

同様の調査をＭＣＩ（軽度認知障害）の人を対象に行った研究では、認知機能が正常な人と比べて、ＭＣＩの人のほうがバクテロイデス属の菌が多いという逆の結果も出ました。

バクテロイデス属の菌が認知症にどんな作用をもたらしているのかは今後の研究で分かる可能性もあります。また、認知症になると腸内細菌叢が変わるのか、腸内細菌叢が変わったから認知症になったのかといった因果関係も、追求する必要があると考えています。現時点で分かっているのは、認知症になると、腸内細菌の種類がガラリと変わるということ。腸内細菌の種類や数は、日々の食事によって変化しますから、食事内容で認知症のリスクを減らすことも可能だと考えています。

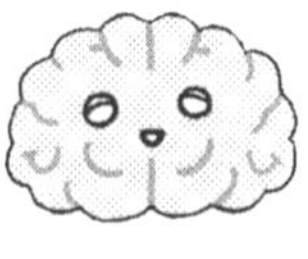

認知症になりにくい腸③
ビフィズス菌が多い

「腸内細菌の代謝産物が脳の機能に影響を与えていて、食べるものによって認知症を予防できる」という研究は、さまざまな機関で行われています。その一つが、森永乳業の研究グループです。

森永乳業はたくさんのビフィズス菌の研究を進めてきました。ちなみに**ビフィズス菌は乳酸菌の一種。代謝産物として乳酸と酪酸を産生する菌で、加齢とともに減っていく**ことが分かっています。森永乳業は、認知症の予防効果があるビフィズス菌を探している中で、「ＭＣＣ１２７４」というビフィズス菌株に注目し、臨床試験を実施しました。

ＭＣＩ（軽度認知障害）の方80人を40人ずつに分け、片方のグループだ

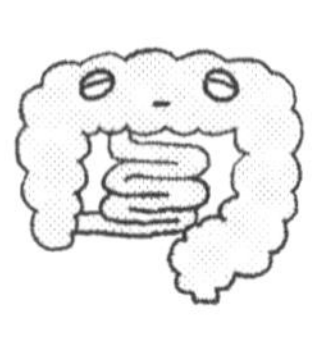

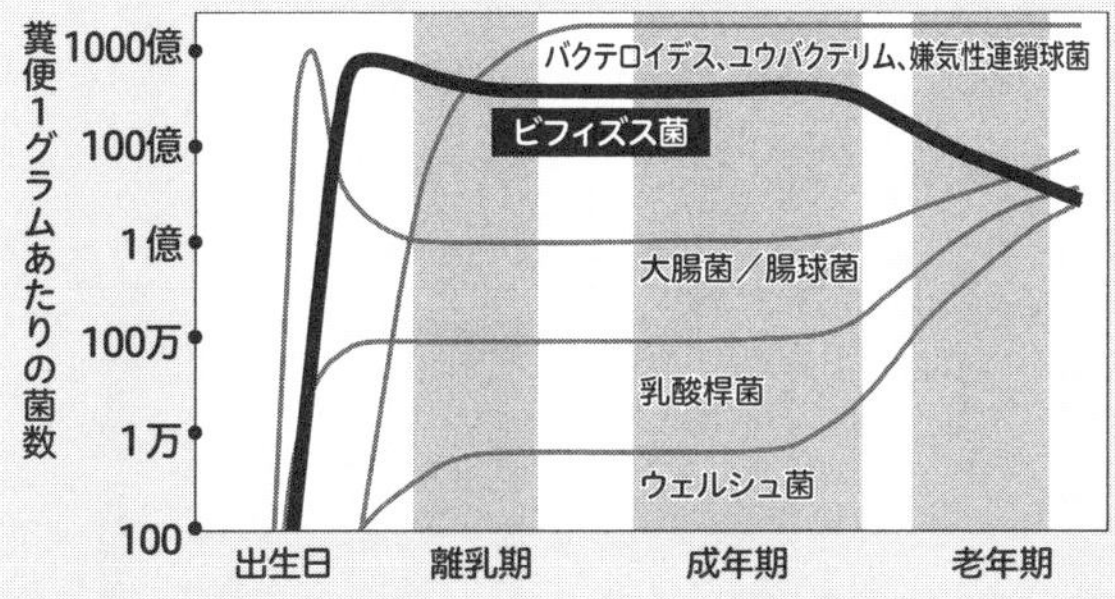

出典：日本の科学と技術 光岡ら 1976 を改変

加齢に伴う腸内細菌叢の変化

ビフィズス菌は離乳前の赤ちゃん期をピークに、だんだんと減っていく。特に60代以降にガクンと減少。腸内細菌の比率が、高齢者型に変わっていく。

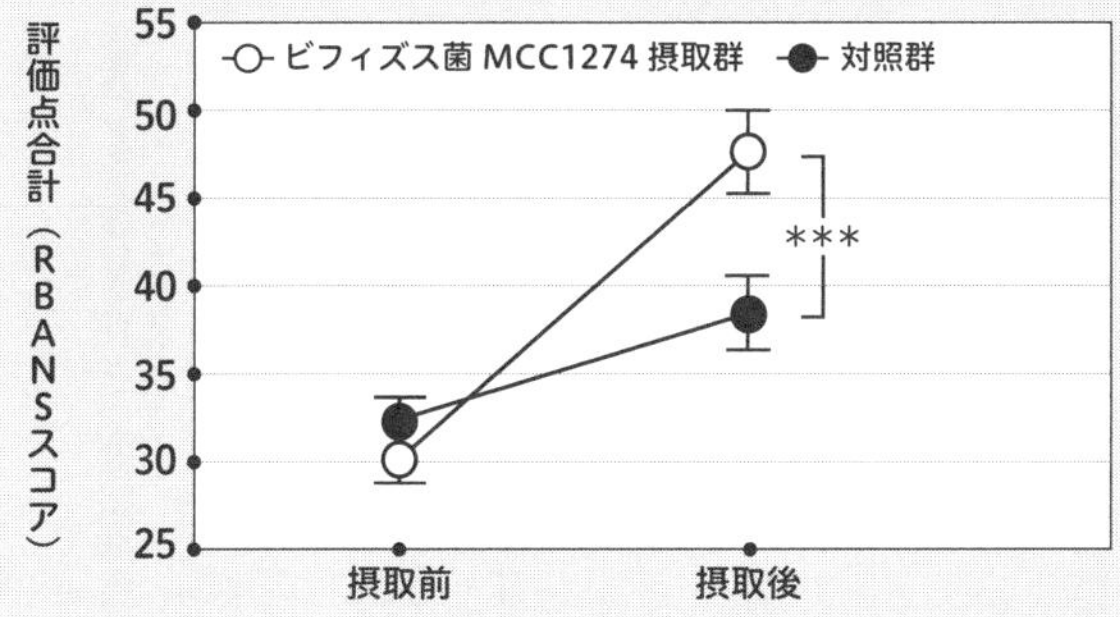

出典：Xiao et al., Journal of Alzheimer's Disease, 2020 より作図

ビフィズスMCC1274摂取による認知機能の変化

即時記憶や遅延記憶を評価するRBANS（アーバンス）スコアを、摂取前と後で実施。ビフィズス菌MCC1274摂取群は、17.4ポイントと大幅な上昇が見られた。

けが16週間ビフィズス菌MCC1274を摂取。摂取期間の始まりと終わりに神経心理学検査を受けたところ、**ビフィズス菌MCC1274を摂取したグループは、17・4ポイント、点数が上昇**したのです。

名古屋市立大学の研究でも、アルツハイマー病マウスにビフィズス菌MCC1274を与えたところ、記憶障害を予防したという研究結果が挙がるなど、さまざまな研究で効果が報告されています。

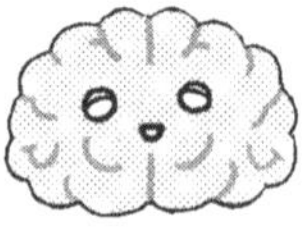

日本人には日本人の理想とすべき腸がある

31ページで紹介した腸内細菌叢のタイプを3つに分類するエンテロタイプは、欧米で考え出された腸内細菌叢の分類法。この分類法に日本人の腸を当てはめるのは無理があると考える研究者もいます。

日本、中国、欧米など12か国の人の腸内細菌叢を調べた調査では、**日本人の腸内細菌だけが他の国の人とは大きく異なっていた**という結果も挙がっていました。

周囲を海に囲まれて日常的に魚や海藻を食べ、なおかつ、納豆やみそなどの発酵食品が身近である和食文化が、ほかの国の食文化と比べ独特であることが理由の一つと考えられます。

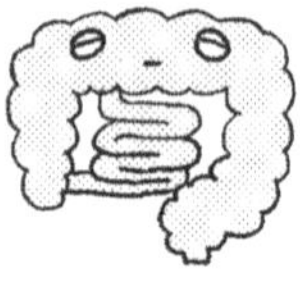

そこで、日本人に合う新たな腸内細菌叢の分類方法づくりに着手したのが、京都府立医科大学の内藤裕二教授です。内藤教授たち研究グループは、1803人の人の便を解析し、5つのエンテロタイプに大別しました。

この中には、健康な人も、さまざまな疾病を持つ人もおり、**エンテロタイプによってどんな病気にかかりやすいかが明らかになりました**。

また、食事調査や過去に行った長寿研究の結果などと照らし合わせることで、タイプごとにどんな食事をしているか、といったことも分かってきました。

詳しくは次ページで紹介しますが、5タイプのうち病気が少なかったのは、野菜や魚をよく摂取していた「ヘルシー食タイプ」と、3大栄養素の摂取バランスが整っていた「バランス食タイプ」。

この**2タイプの腸内細菌叢になるような食事習慣を身につければ、さまざまな病気のリスクを減らせると考えられます**。

バランス食タイプ

腸内細菌叢の特徴

日和見菌であるバクテロイデス属や、炎症を抑える働きがある酪酸をつくるフィーカリバクテリウム属が多い。ヘルシー食タイプに比べると疾病リスクはやや高いが、健康な人が多い。

食事傾向

炭水化物、たんぱく質、脂質の3大栄養素をバランスよく摂取。ごはんやパンなどの糖質摂取は抑え気味で、豆類などの植物性たんぱく質を多めにとっている傾向がある。

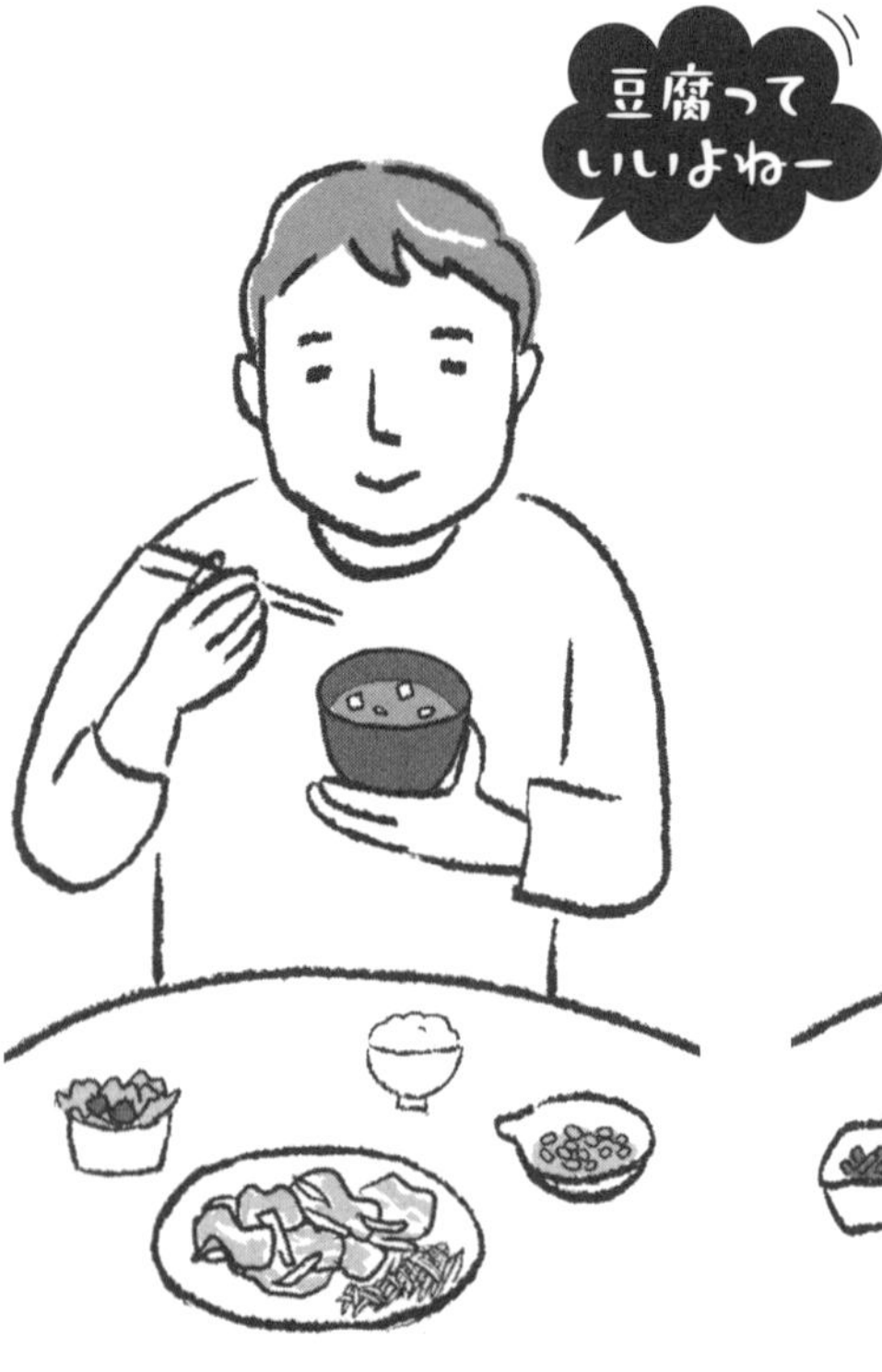

ヘルシー食タイプ

腸内細菌叢の特徴

5タイプの中で最も健康的で、疾病リスクが低い。食物繊維の摂取と関係が深い、プレボテラ属の菌が多いのが特徴。この腸内細菌バランスは、「農村型」といわれる。

食事傾向

脂質からとるエネルギーが、5タイプ中最も少ない。肉をあまり食べず、野菜が多い。3大栄養素やミネラル、食物繊維など、栄養バランスのいい食事をとれている。

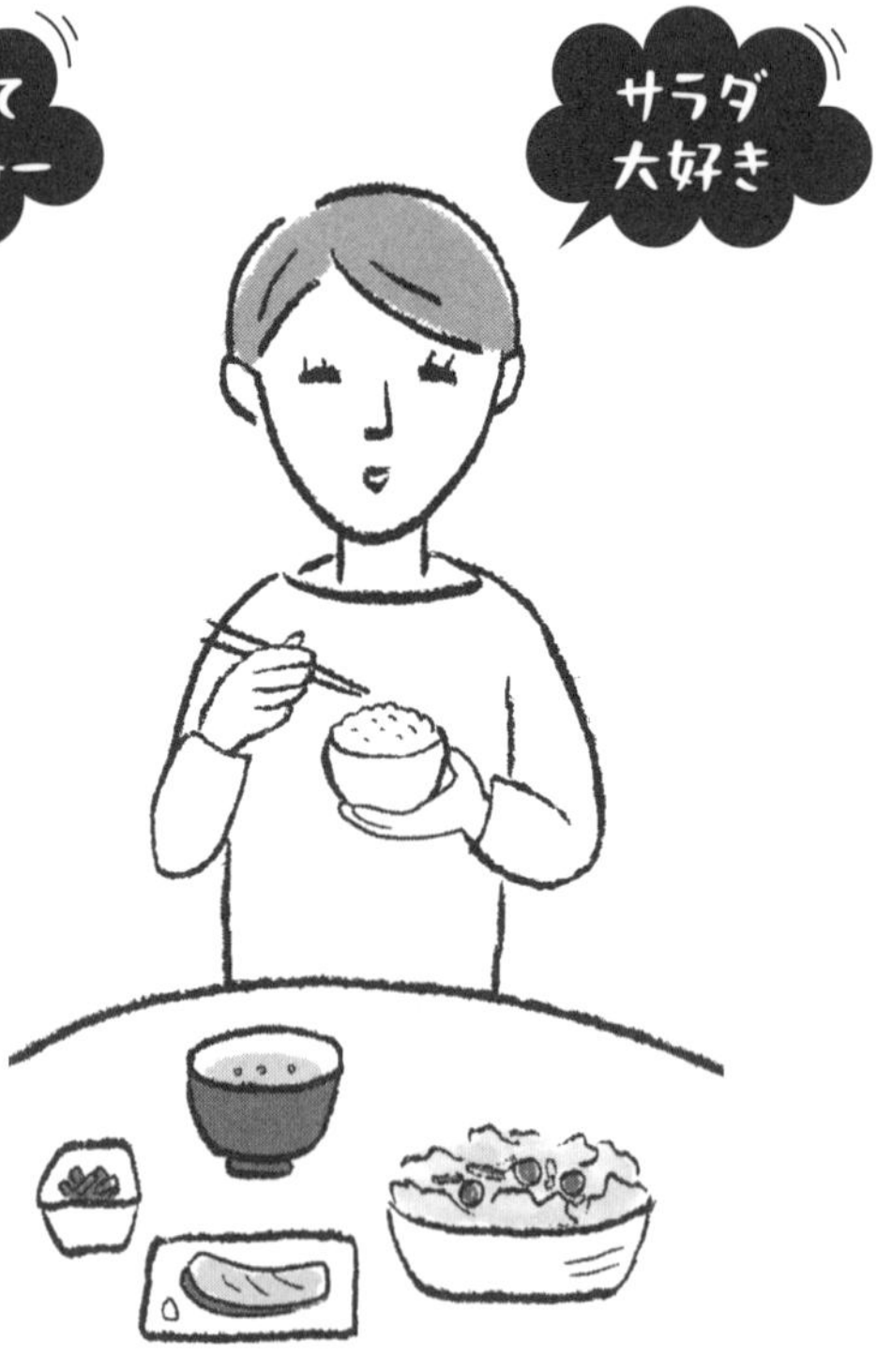

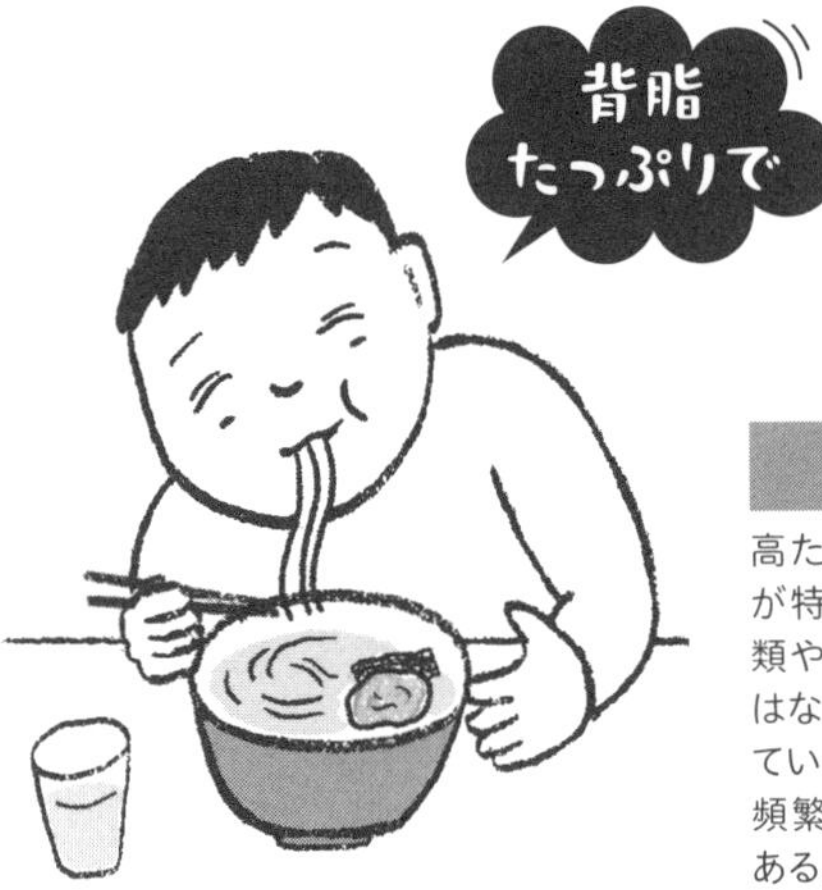
背脂たっぷりで

たんぱく・脂肪タイプ

食事傾向

高たんぱく、高脂質なのが特徴。たんぱく質は豆類や豆腐などの植物性ではなく、動物性を多くとっている。肉類やラーメンを頻繁に食べている傾向がある。

腸内細菌叢の特徴

ルミノコッカス科やストレプトコッカス属が多い。ヘルシー食タイプに比べ、高血圧は11倍、糖尿病は12.5倍、リスクが高まる。心疾患、肝疾患なども高リスク。

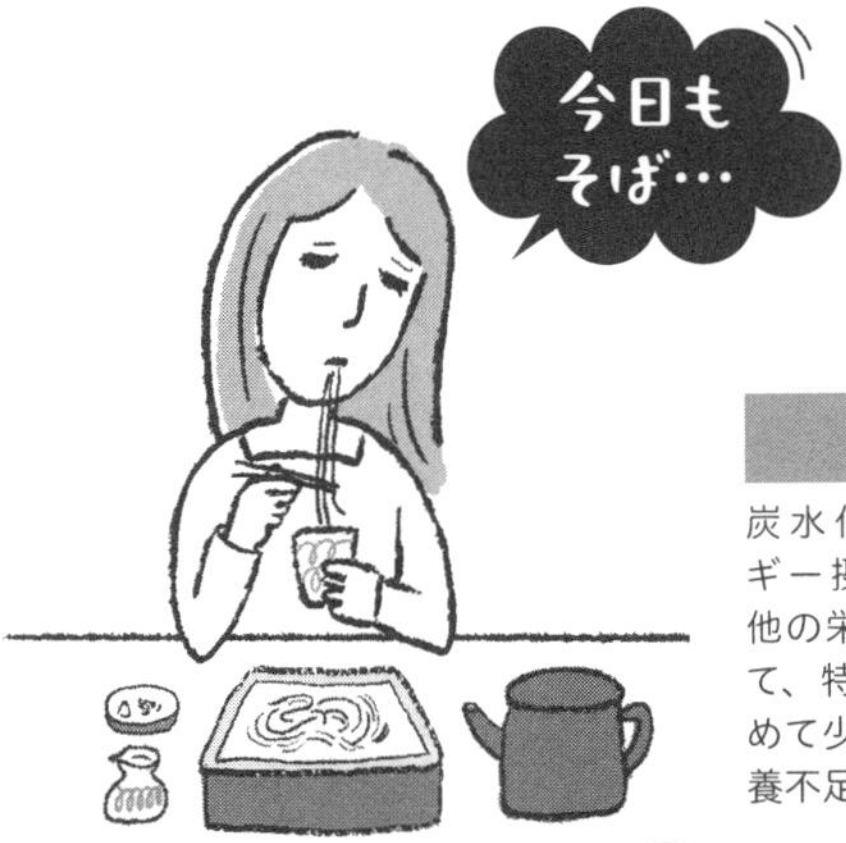
今日もそば…

アンバランスタイプ

食事傾向

炭水化物からのエネルギー摂取に偏っている。他の栄養素が不足していて、特に脂質の摂取が極めて少ない。全体的に栄養不足の傾向が強い。

腸内細菌叢の特徴

バランス食タイプと同様、バクテロイデス属が多い。ただし、バランス食タイプには多かった、炎症抑制に関係しているフィーカリバクテリウム属は少ない。

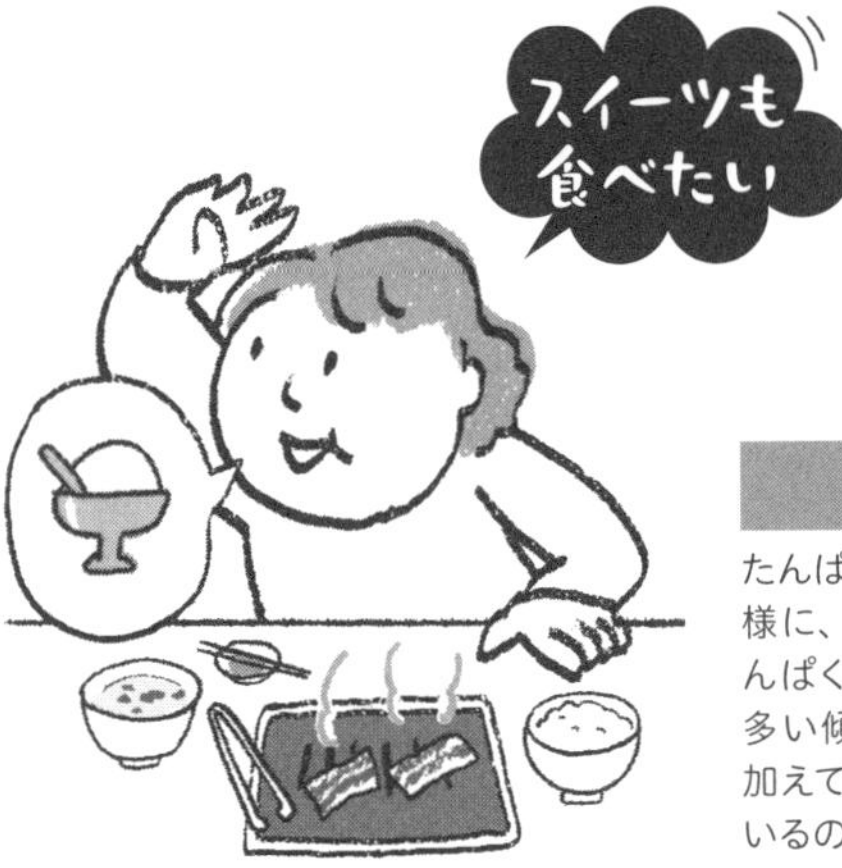
スイーツも食べたい

たんぱく・脂肪・糖タイプ

食事傾向

たんぱく・脂質タイプと同様に、肉などの動物性たんぱく質や脂質の摂取が多い傾向がある。それに加えて、砂糖を多くとっているのも特徴。

腸内細菌叢の特徴

ルミノコッカス属、ストレプトコッカス属、ビフィドバクテリウム属が多い。ヘルシー食と比べると、肝臓の病気になるリスクが11倍高くなっている。

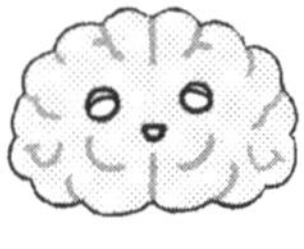

脳と腸にいい食事に変えると腸内細菌が味覚を変化させる

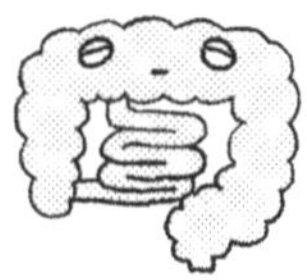

腸内細菌叢と病気のリスクの関係。肉や油のこってりしたメニューが好きな人にとっては、「この食生活のままでは、病気になりやすいのか……」と、がっかりされたかもしれません。でも心配はご無用。というのも、最初は好みでなくても、食べ続けていればその食べ物が好きになる可能性があるからです。

というのも、実は腸内細菌は、自分が他の菌との生存競争に勝つために、宿主に働きかけている可能性があるという説が、カリフォルニア大学マーレイ教授の研究グループによって提唱されています。

それによると、**腸内細菌は宿主の味覚を変化させて、自分の仲間の菌が**

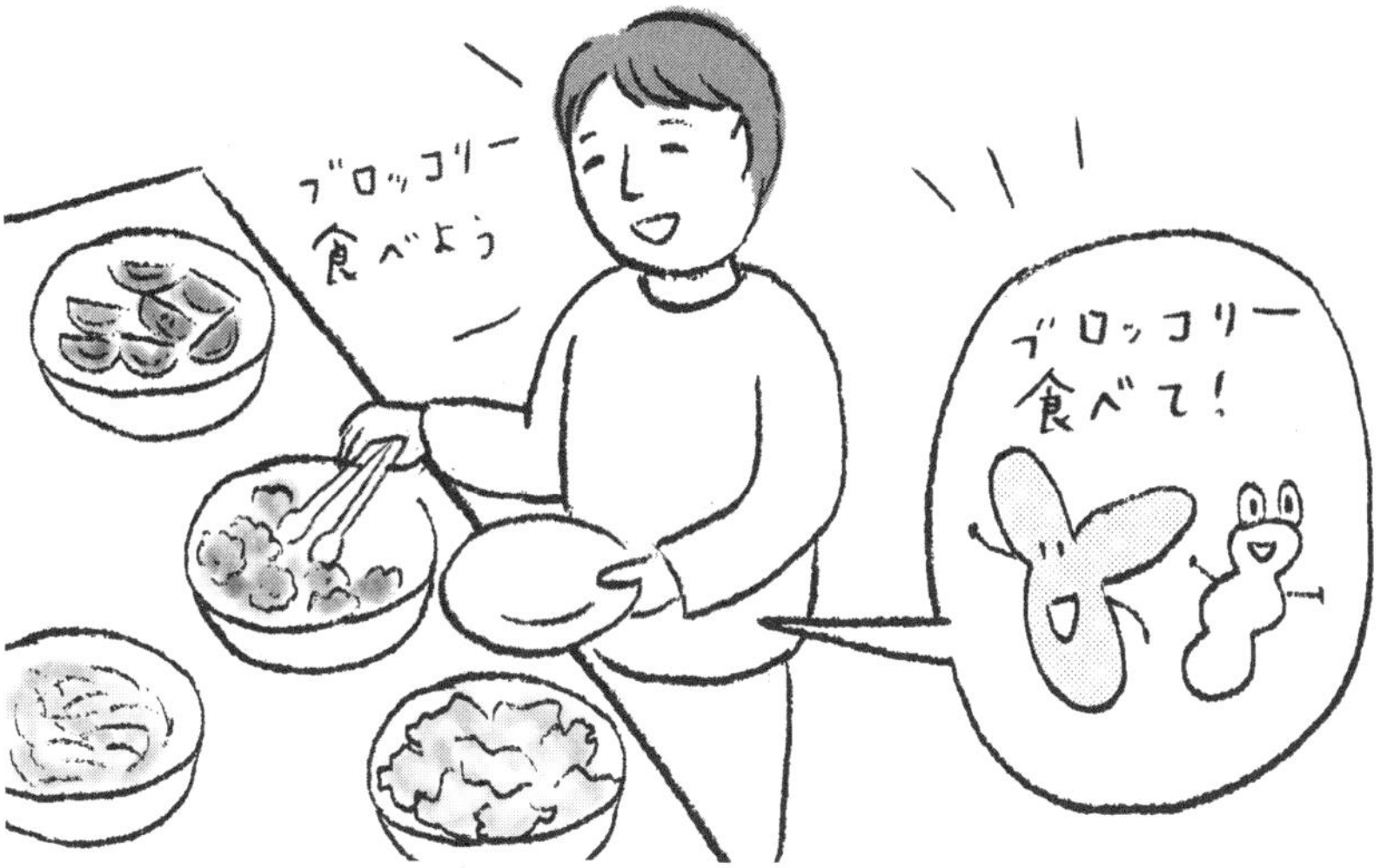

増えたり自分を成長させる食品をおいしく感じさせているというのです。

つまり、腸と脳にいい食事に変えると、腸内細菌の比率が変化。増えた菌が仲間の腸内細菌を増やせる食品を「おいしい」と感じさせるため、やがて最初は物足りなかった魚や野菜中心のあっさりメニューを好きになる可能性が高いということです。

高血圧を気にして減塩食にした人が、最初は味が薄いと感じた食事を、おいしく食べられるようになるのに似ていますね。「認知症を防ぐために」と食べていた体にいいメニューが、腸内細菌が脳に働きかけることで好物になっていくという好循環になりそうです。

認知機能が低下する症状。高齢者の3分の1が認知症とその予備軍

「認知症とアルツハイマーは同じ病気？」「予防薬はある？」など、認知症についてあいまいにしか知らない人も多いのでは。ここで認知症の基礎情報をおさらいしておきましょう。

認知症とは、脳の細胞が障害を受けて記憶や判断力などの認知機能が低下し、生活に支障が出ている状態。**日本の65歳以上の高齢者のうち、3人に1人は認知症か、MCI（軽度認知障害）**という調査結果があります。

認知症は、「忘れっぽくなってきたけれど、年齢のせいかな」というのが実は第一歩。じょじょに他の症状も出て進行していくケースが多数です。

認知症高齢者の現状

☑ 認知症：有病率 15%、有病者約 440 万人
☑ MCI：有病率 13%、有病者約 380 万人

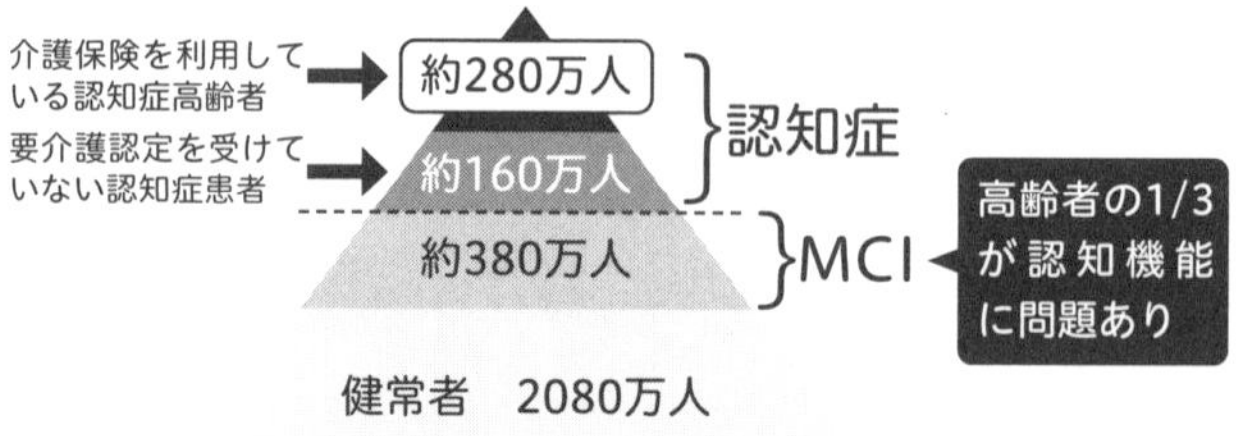

65歳以上の高齢者およそ2900万人

出典：「都市部における認知症有病率と認知症の生活機能障害への対応」（H25.5 報告）及び『「認知症高齢者の日常生活自立度」Ⅱ以上の高齢者数について』（H24.8 公表）を引用

認知症の有病者は 440 万人。認知機能は低下しているものの日常生活はできる MCI の有病者は 380 万人。ただしこれは受診した人の数で、実際にはもっと多いと考えられる。

認知症によるもの忘れと加齢による忘れっぽさ。初期症状では判別しにくいですが、記憶の一部が抜け落ちているのか、体験そのものを忘れているのかが異なる点。例えば「朝ごはんに何を食べたっけ？」と思い出せないのは加齢によるもの忘れ、朝食を食べたこと自体を忘れているのは認知症の可能性が高いのです。

「認知症になったら薬をのめばいい」と考えている人もいるかもしれません。残念ながら、今現在、認知症の根治薬は存在しません。進行を遅らせる薬はありますが、処方できるのは認知症と診断されてから。**予防に使える薬は、今はまだない**のです。

大事なのは、認知症を疑った時点で専門医による治療を受け、早期治療につなげること。さらにその前段階、**認知機能が正常なうちから、食事の栄養バランスを整える、運動する、社会活動に積極的に参加するといった習慣をつけておく**ことが最大の予防策です。

認知症の進行とできる対策

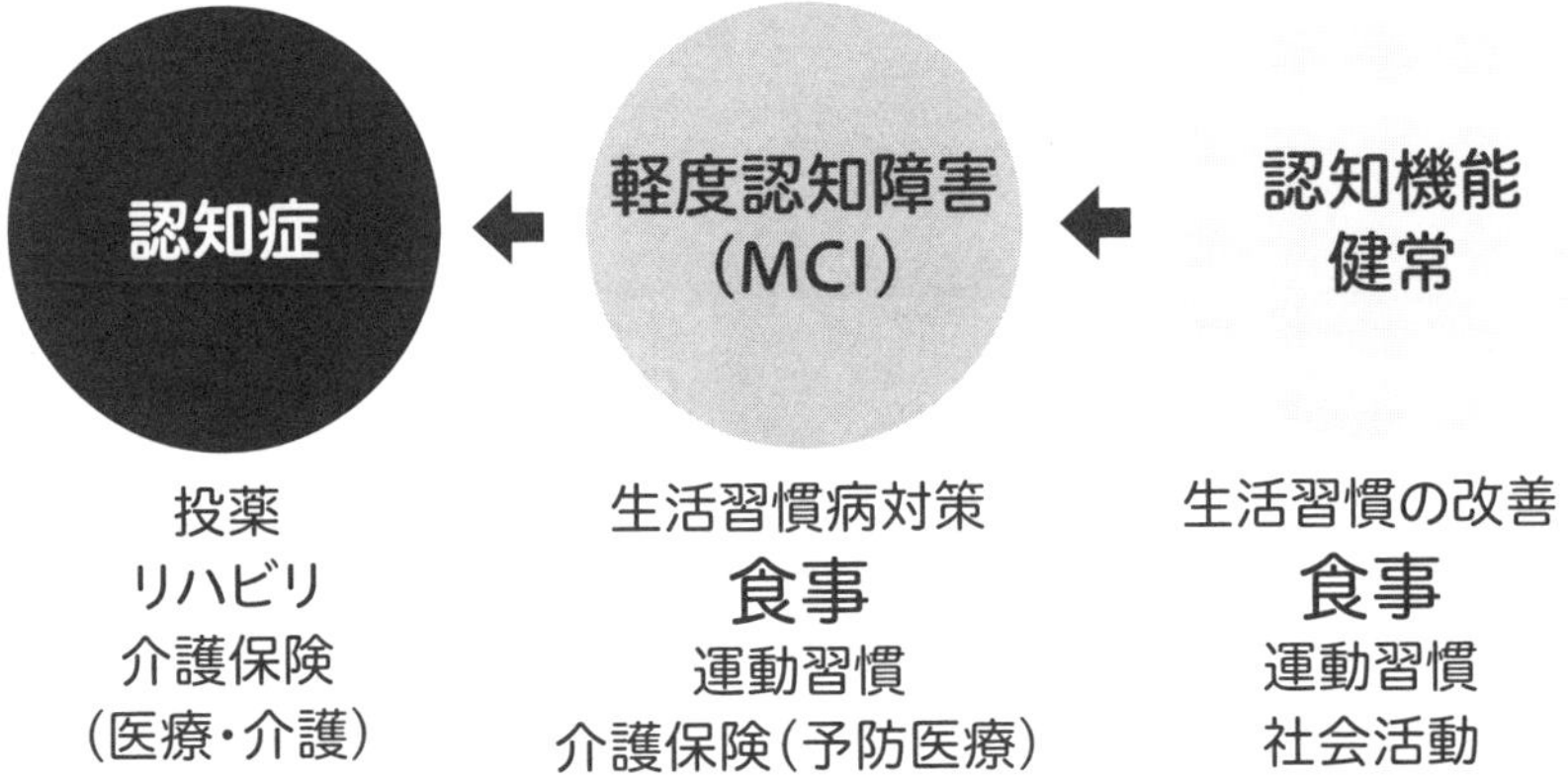

認知症の進行を遅らせる薬を使えるのは、認知症と診断されてから。診断された時点でかなり進行している人も多い。予防で大事なのは、もの忘れが増えてきたと感じた時点で生活習慣や食事を改善すること。

認知症の種類

大きく分けて4つ。最も多いのはアルツハイマー型

認知症には、原因や症状、脳の中で異常があらわれている場所などによって、大きく4種類に分かれます。**日本で最も多いのは、「アルツハイマー型認知症」**。初期症状はちょっとしたもの忘れのため、認知症と気づきにくいという特性があります。次に多いのは、脳梗塞や脳出血が原因で起きる「血管性認知症」。3番目はパーキンソン病と似た症状が出る「レビー小体型認知症」。そして前頭葉や側頭葉が縮む「前頭側頭型認知症」です。認知症は高齢者がなるものと考えがちですが、65歳未満で発症する「若年性認知症」も存在。**若くても認知症のリスクはある**のです。

認知症高齢者の現状

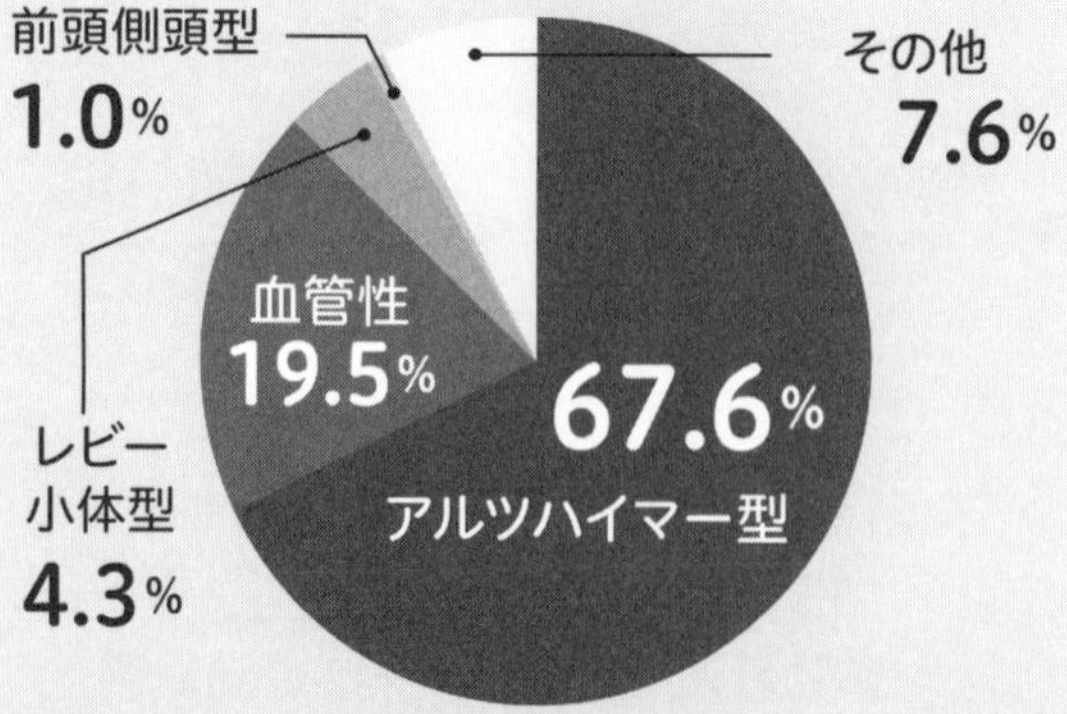

上記の4種類が、4大認知症と呼ばれている。その中で最も多いのが、全体の約7割を占めるアルツハイマー型認知症。

出典：厚生労働科学研究「都市部における認知症有病率と認知症の生活機能障害への対応」（平成23年度～平成24年度 総合研究報告書 研究代表者 朝田 隆）を加工して作成

アルツハイマー型認知症

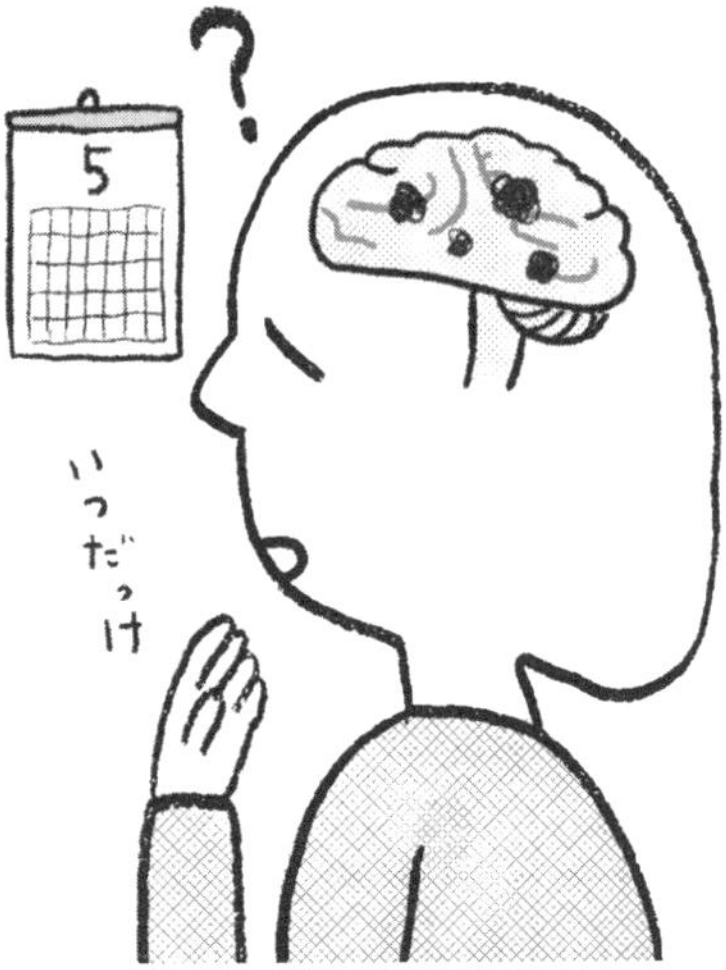

原因

脳の神経細胞の間に、アミロイドβ（ベータ）というたんぱく質の一種がたまり、脳細胞が死滅することで起きるという説が有力。最初に記憶をつかさどる海馬から死滅していき、次第に大脳全体が縮んでいく。

主な症状

最初はもの忘れから症状が始まり、新しいことが覚えられなかったり、できごと自体を忘れるようになる。進行すると今がいつで、どこにいるかなど、時間や場所の判断がつかない「見当識障害」が出やすい。徘徊する、怒りっぽくなる、片付けが苦手になる、趣味に興味がなくなるなどの症状が出ることも。

血管性認知症

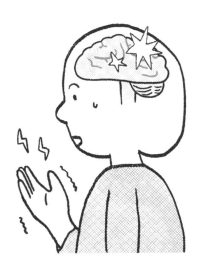

原因

脳梗塞や脳出血などの脳血管障害により、脳の神経細胞に栄養や酸素が行きわたらなくなることで、脳の働きが低下する。脳血管障害は、高血圧や糖尿病、心疾患によって引き起こされることも多い。

主な症状

脳血管障害を起こした場所や程度、回数によって、出る症状や進行具合は異なる。記憶障害はひどいのに判断力は保たれているなど、「まだら認知症」が出やすいのが特徴。アルツハイマー型認知症を合併するケースもある。認知機能の低下以外に、手足のまひや言語障害などが出ることも。

レビー小体型認知症

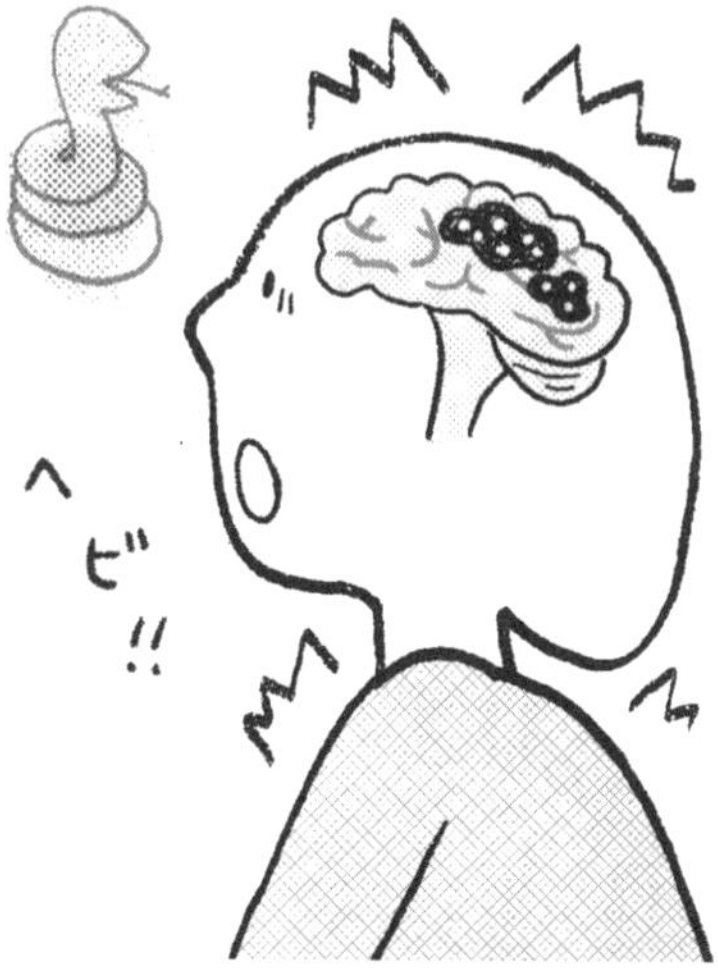

原因

α（アルファ）シヌクレインというたんぱく質がたまってできるレビー小体という異常物質が原因。レビー小体が大脳皮質で蓄積し、神経細胞が障害を受けることで、神経細胞の機能が低下したり、大脳が萎縮していく。

主な症状

一日のうちでも認知機能に変動が出やすいのが特徴。実際には存在しないものが見える幻視や睡眠中に夢を見て叫ぶ症状のほか、歩幅が小さくなる、動作が鈍くなる、体が小刻みに震えるなどのパーキンソン症状が出ることも。これらの症状が一度に出はじめるわけではない。どんな症状が先に出るかは、さまざま。

前頭側頭型認知症

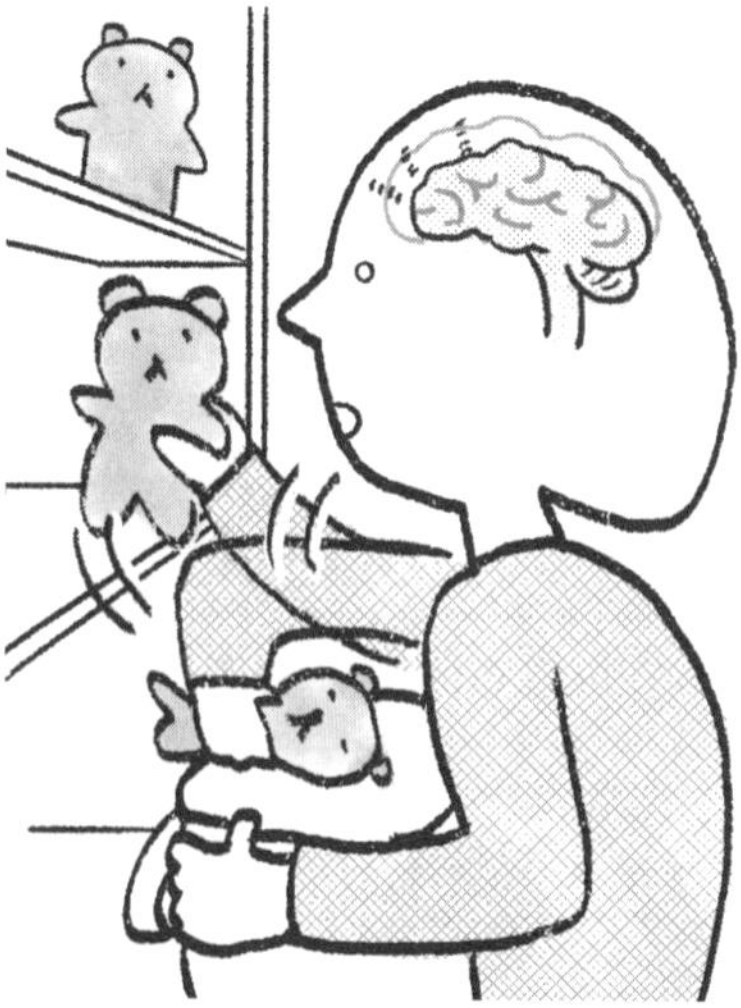

原因

異常なたんぱく質がたまり、脳の前方にある前頭葉や、脳の両側にある側頭葉が萎縮することで起きる。前頭葉は感情を抑える、側頭葉は聴覚を処理するなどの働きがある場所。発症は 45 ～ 65 歳の比較的若い人が多い。

主な症状

じっと我慢したり、社会のルールを守ることが苦手になる、食の好みが突然ガラリと変わる、同じ行動パターンをくり返す、意欲がなくなって自発的に行動しなくなるなどの症状が出やすい。言葉がうまく出なくなる言語障害が起こることもある。症状は、年単位でゆっくりと進行するのが特徴。

どこに
異常
が出る？

認知症で異常があらわれやすい部分

認知症の原因は脳の障害で、**異常があらわれた場所と、症状の出方には深い関連があります**。アルツハイマー型の場合、記憶をつかさどる海馬に異常があらわれやすいため、初期症状としてもの忘れが出てきます。また、位置や空間を把握する頭頂葉で障害が起きると、見当識障害が出やすくなります。レビー小体型はアルツハイマー型と同じく海馬で障害が起こるほか、視覚の情報処理を担当する後頭葉に異常があらわれやすいのが特徴。前頭側頭型では、感情を抑える前頭葉や、耳からの情報を処理する側頭葉で異常があらわれやすく、血管性は脳のどこでも起こります。

認知症で異常があらわれやすい部位

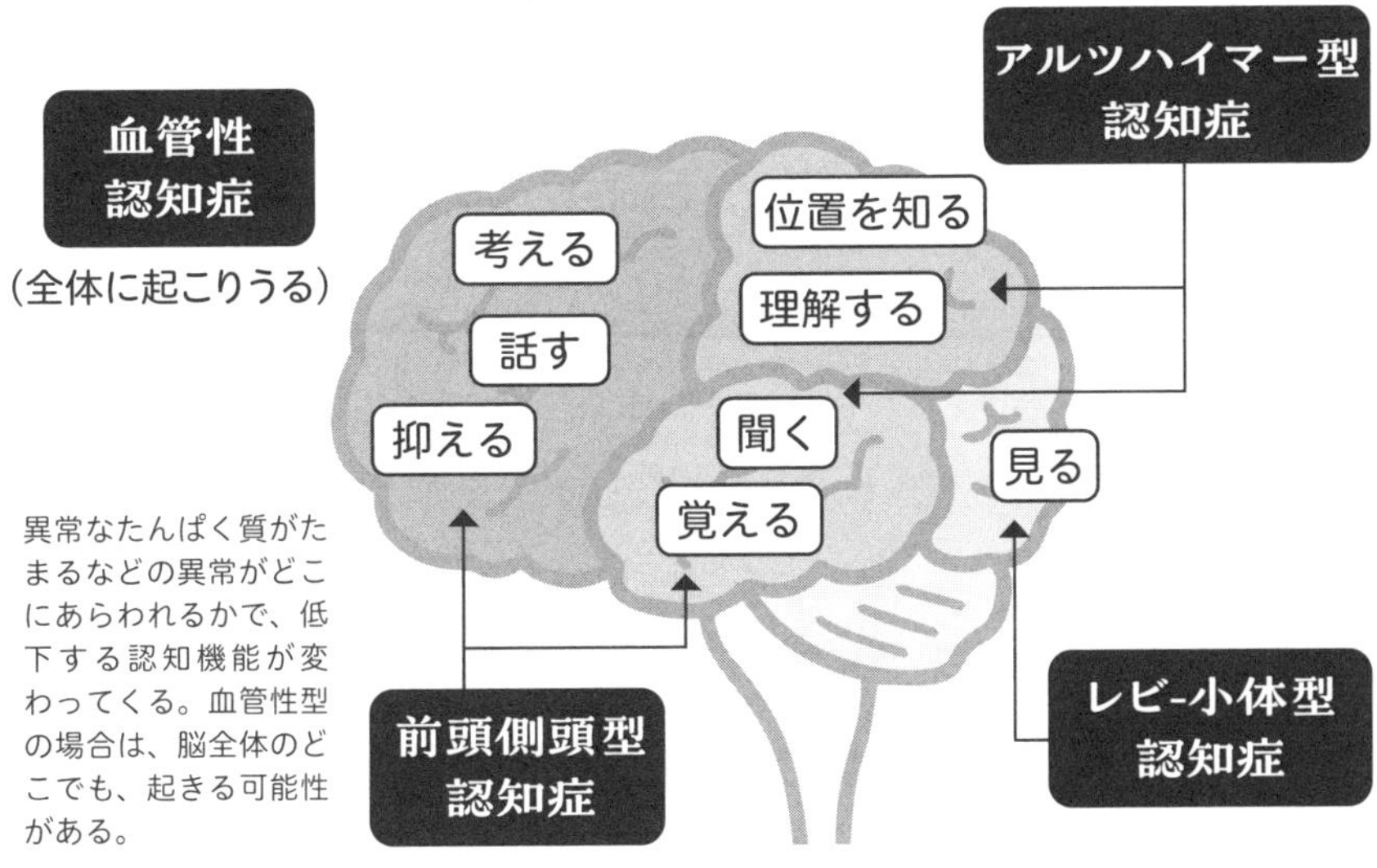

異常なたんぱく質がたまるなどの異常がどこにあらわれるかで、低下する認知機能が変わってくる。血管性型の場合は、脳全体のどこでも、起きる可能性がある。

＼ 認知症の第一歩を踏み出していない？ ／

SCDチェックリストで確認

ちょっとしたもの忘れから始まり、認知機能の低下に至るまでの間に、本人は認知機能の低下に気づいている「SCD／主観的認知機能低下」という段階があります。20代～30代のころと比べて、思い当たることがあれば要注意。定期的にチェックしていきましょう。

1	今、やろうとしていたことを忘れることがある
2	同僚や友人など、身近な知り合いの名前を思い出せないことがある
3	以前買ったことを忘れて、同じものを買ってしまうことがある
4	表現したい言葉が、すぐに出てこないことがある
5	相手に話を聞き返すことが多くなった
6	先のことを予測したり、計画を立てるのが苦手になってきた
7	うっかりミスをすることが多くなった
8	買い物のときのおつりなど、簡単な計算が面倒になってきた
9	別々の作業を同時進行で行うことが、うまくできなくなってきた
10	新しい家電の操作などが覚えられなくなってきた
11	ちょっとしたことで怒ったり、気分が落ち込むことが増えた
12	趣味などにあまり関心がなくなってきた

出典：40代からの認知症リスク低減機構

2章

脳のごみをためない食事術

アルツハイマー型認知症は、認知症の中でも最も多い症状です。その原因と考えられているのが「脳のごみ」。その正体や、脳のごみをそうじするために何をすればいいのかを、ひもといていきましょう。

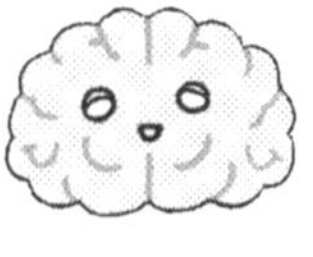

アルツハイマー型の犯人は「脳のごみ」！

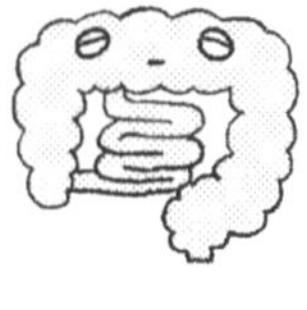

認知症の中でも最も多いアルツハイマー型。その原因の一つに加齢が挙げられますが、認知症と無縁の高齢者もいます。はたしてアルツハイマー型認知症の原因は何なのか。現時点で最も有力なのは、**「アミロイドβ（ベータ）犯人説」**です。アルツハイマー型認知症の患者さんの脳には、アミロイドβが蓄積した「老人斑」というシミが、多く見られるのです。

アミロイドβは、正確にはアミロイドβペプチドといい、脳でつくられたたんぱく質。アミロイドβそのものが悪いわけではありません。脳を使っていれば当たり前に出てくるもので、認知症のない人や、若い人の脳でもつくられています。通常は短時間のうちに分解されて排出されていくのですが、これが脳にたまってしまうと大問題。アミロイドβがたまることで、脳の神経細胞内のタウたんぱく質も蓄積。それが脳の神経細胞の死滅を引き起こし、認知機能に支障が出てくるのです。

たまってしまうとやっかいなことから、**アミロイドβは「脳のごみ」や「脳のしみ」と呼ばれています。**

アミロイドβがなぜたまるのかは、はっきりと分かっていません。過剰に産生されるのか、あるいはくっつきやすい性質に変異するのか、もしくは排泄がうまくいかないのかなど、さまざまな可能性が考えられます。いずれにせよくっつき合ってたまっていけば、ま

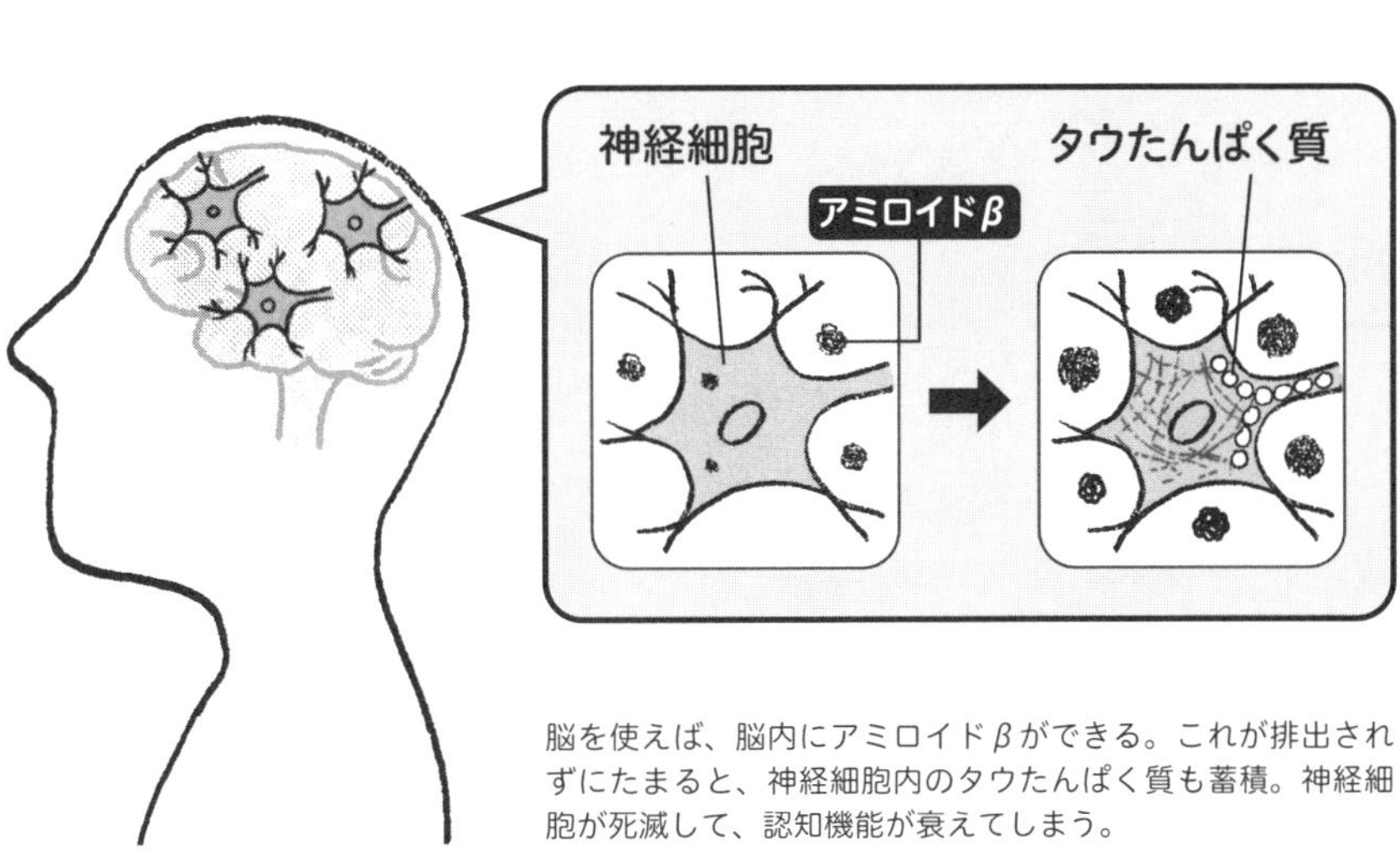

脳を使えば、脳内にアミロイドβができる。これが排出されずにたまると、神経細胞内のタウたんぱく質も蓄積。神経細胞が死滅して、認知機能が衰えてしまう。

すます排泄が困難になって大きくなり、認知症を引き起こすと考えられているのです。

アミロイドβが原因なら、たまらないようにする薬や、排出させる薬をつくればいいと思えますが、これがなかなかうまくいきません。かつてワクチン療法が試みられましたが、脳の髄膜に炎症が起きる副作用がみられ、臨床試験は中止されました。現在の認知症治療では、弱った神経細胞の働きを助ける薬や、神経細胞が死滅するのを遅らせる薬が使われています。

ちなみにアメリカでは、アミロイドβの排出に作用する「アデュカヌマブ」や「レカネマブ」という薬が承認されていますが、日本では今のところ承認されていません。

新薬の開発は待ち遠しいところですが、アミロイドβをためない方法は薬以外にもあります。研究や臨床を重ねた結果、**どんな生活習慣や食事を心がければアミロイドβをためずに排出できるのかが、だんだんと分かってきている**のです。

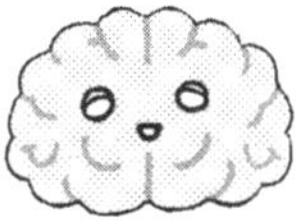

脳のごみそうじは認知症になってからでは遅い！

若いころはスムーズに排出できていたアミロイドβは、いつからたまり始めるのでしょう。実は、認知症発症のはるか昔、20年前からたまりはじめます。**60代後半で発症した人の場合、アミロイドβがたまり始めたのは40代**ということです。

ゆっくりと時間をかけてアミロイドβはたまっていき、いざ認知症と診断されるころには後戻りはできません。何だか怖いようにも思えますが、逆に考えれば、認知症はある日突然発症するわけではなく、予防手段を講じる猶予の時間があるということです。

認知症はちょっとしたもの忘れから始まり、「大切な約束だったのに忘

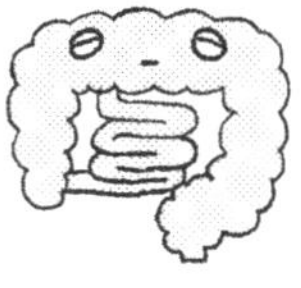

れてしまった」「ものの名前だけでなく、何を言おうとしていたかが分からない」というように、症状が進行していきます。予兆であるちょっとしたもの忘れの段階でアミロイドβをためない生活を始めれば、認知症の発症を遅らせることができます。うまくいけば、天寿を全うするまで発症させないことだってできるかもしれません。

　では何をすれば、40代から始まるアミロイドβの蓄積を防げるのか。

　詳しくは後述しますが、**糖尿病や高血圧などの生活習慣病を予防することが非常に有効**です。というのも、生活習慣病があると、アミロイドβ蓄積のリスクが跳ね上がることが

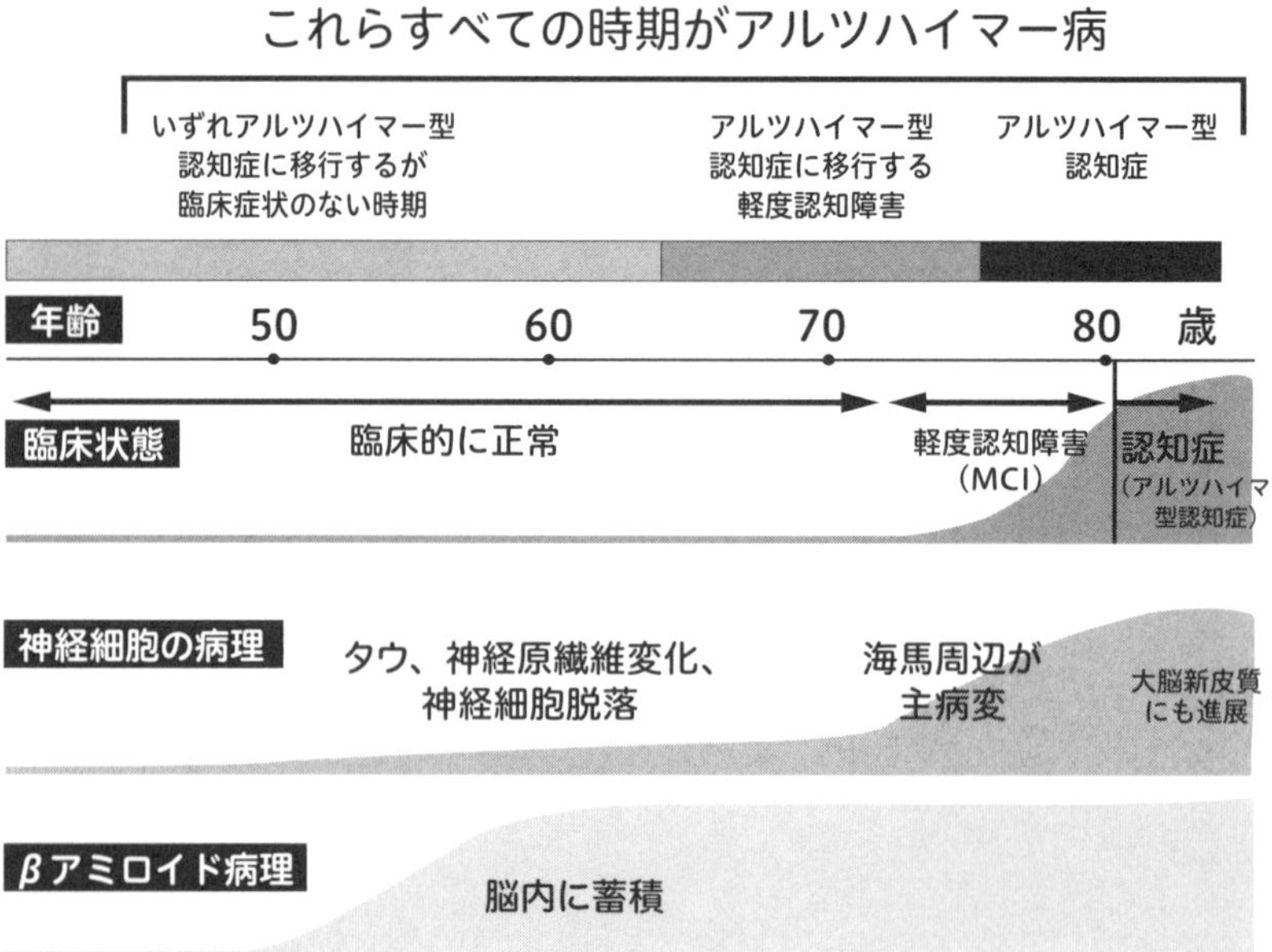

認知症やその手前のMCI（軽度認知障害）と診断されるはるか前の40代からアミロイドβの蓄積は始まっている。アミロイドβがたまり、タウたんぱく質がたまり、その後で認知症の症状が出る。

分かっているからです。特に中壮年期に生活習慣病を患っていたり、複数の疾患があると、リスクがより高まることも分かっています。また、**睡眠の質を高めることも、アミロイドβの蓄積予防に効果があります**。

40~60代の働き盛りのみなさんは、ご自身のことは後回しに、仕事や家族のために働いてきた世代だと考えます。ここでいったん、ご自身の健康を見つめ直し、健康的な生活習慣へと軌道修正することで、認知症の予防や健康寿命の延長を目指していただきたいと思うのです。

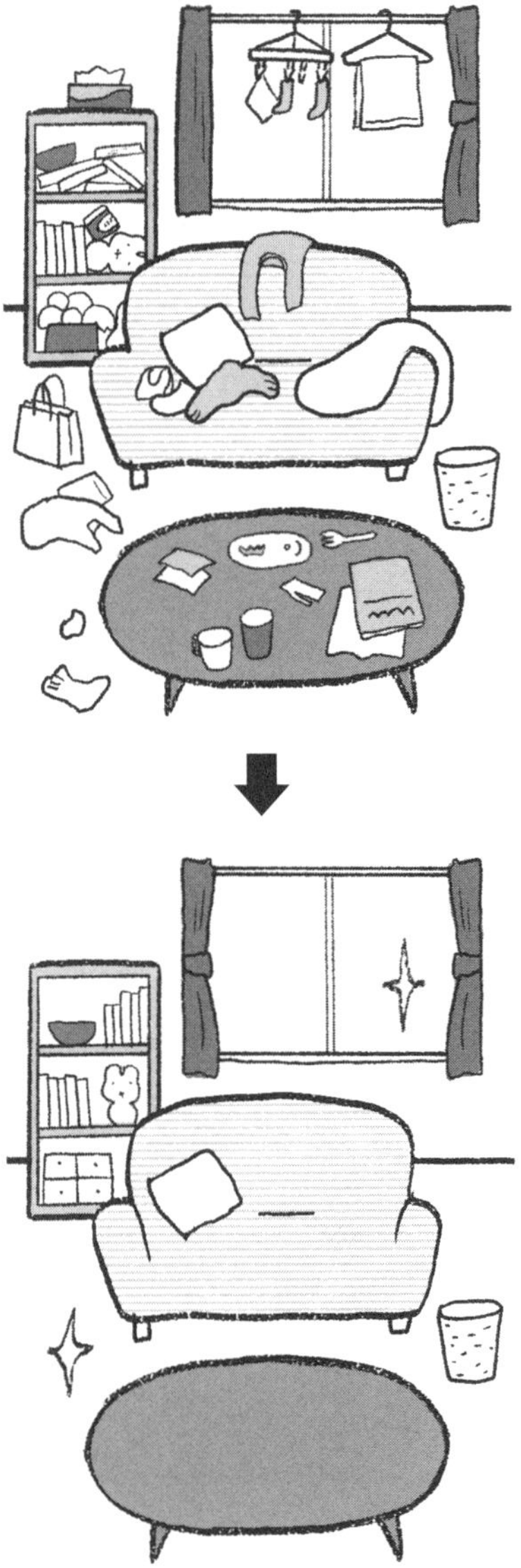

アミロイドβがたまり、ゴミ屋敷状態になると、そうじは大変。少ないうちからためない習慣をつけて脳のごみ屋敷化を防ごう。

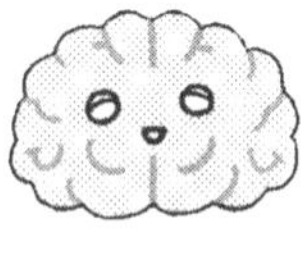

アミロイドβをためないコツ①

糖尿病を防ぐ

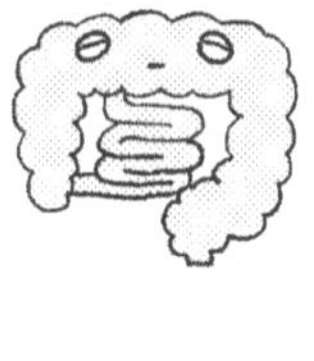

アミロイドβの蓄積と深く関係している生活習慣病に糖尿病が挙げられます。糖尿病は、血液の中のブドウ糖濃度が高くなる病気。本来、ブドウ糖は、すい臓から出るインスリンというホルモンの働きで細胞に取り込まれますが、インスリンの働きが悪くなったり、分泌が減ったりすると、血中に残ってしまい、高血糖に。やがて血液中のブドウ糖が、血管を傷つけてしまいます。

糖尿病だとアミロイドβがたまりやすい理由は、「インスリン分解酵素」の消費。分泌されたインスリンは、インスリン分解酵素によって分解されます。インスリン分解酵素は、アミロイドβを分解する役割も兼任しているので、**血中のブドウ糖が増えてインスリンの分泌が増えると、インスリン分解酵素は、アミロイドβの分解にまで手が回らなくなってしまいます。**また、インスリンの働きが悪い状態だと、インスリン分解酵素の働きが抑制されるという特性があるため、アミロイドβがたまりやすくなることに。

ちなみに、糖尿病と診断される手前の耐糖能異常の段階ではアミロイドβの蓄積割合は高く、糖尿病になると蓄積割合が低くなったという研究結果も。これは、糖尿病の治療を始めて薬の効果が出たことで、アミロイドβの分解が復活したためと考えられます。

インスリンの量が増えすぎると…

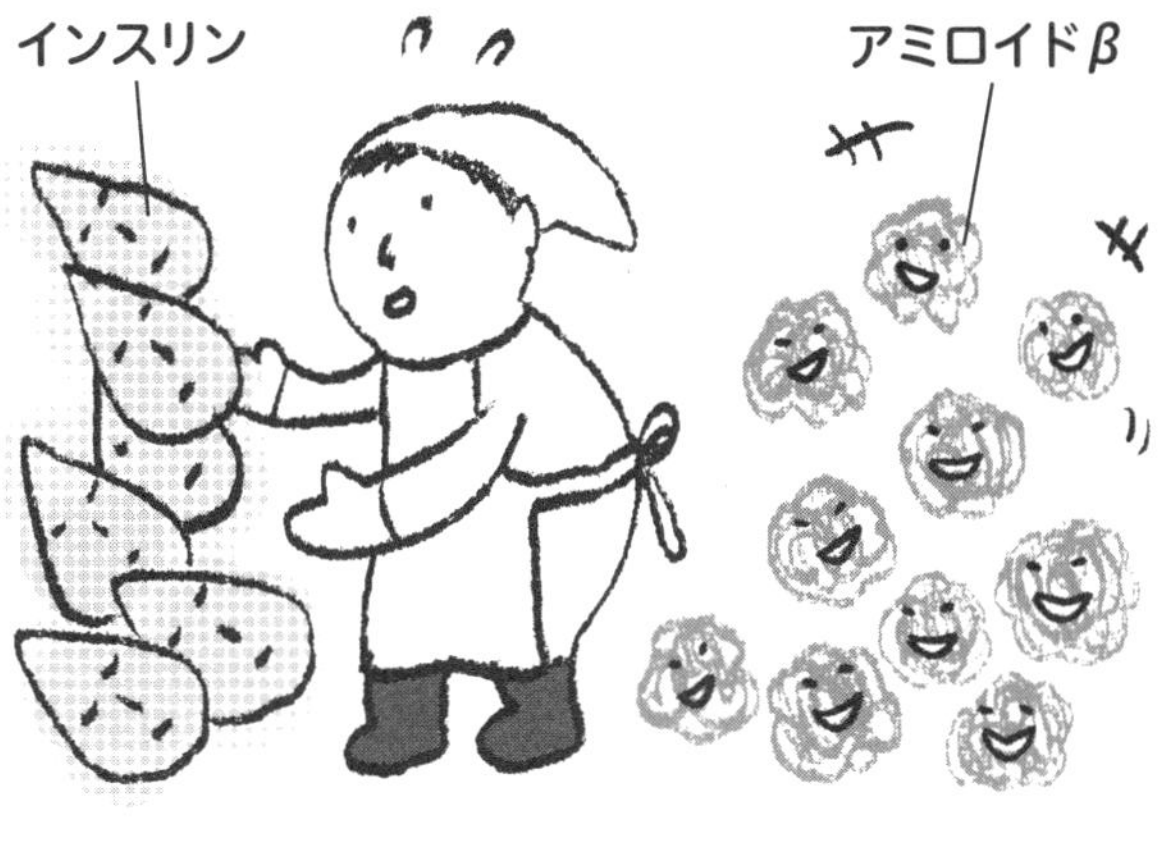

アミロイドβをそうじするインスリン分解酵素は、インスリンを分解するのも仕事。血糖値が高い状態が続くと、インスリンの分解に追われることになり、アミロイドβを分解できなくなる。

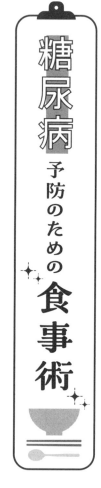

糖尿病 予防のための食事術

糖尿病を予防するには、血糖値を上げないことが大事。基本となるのは、必要以上のエネルギーをとらないこと、糖質のとりすぎを控えることです。

ポイント① ひと皿ものではなく定食型の献立を心がける

血糖値を上げる糖質は、ごはんや麺などの主食に多く含まれます。ラーメンやカレーライスなどのひと皿ものだと糖質過多になりがち。主食、主菜、副菜がそろった定食型の献立に整えましょう。

ポイント② 食物繊維を積極的にとる

食物繊維には、糖質の消化吸収を遅らせるという働きが。きのこ類や豆類、海藻類など、食物繊維を豊富に含む食材を、たっぷりとりましょう。

ポイント③ 欠食せず3食バランスよく食べる

食事と食事の間隔が空く

と、次にとった食事で血糖値が急上昇しやすくなります。また、おなかがすいて必要以上に食べすぎてしまうのも血糖値を上げる原因。3食の間隔や量を均一にすることで、血糖値の乱高下を防げます。

ポイント④　血糖値を上げにくい食べ順を習慣化する　最初に食物繊維を摂取すると血糖値の上昇が緩やかに。副菜（野菜や海藻類）→汁もの→主菜→主食の順で食べることを心がけましょう。

ポイント⑤　よくかむ　よくかむと、食べ物が消化される前にインスリンが分泌され、血糖値の上昇を抑えられます。1口30〜40回を目標に、よくかんで食べましょう。

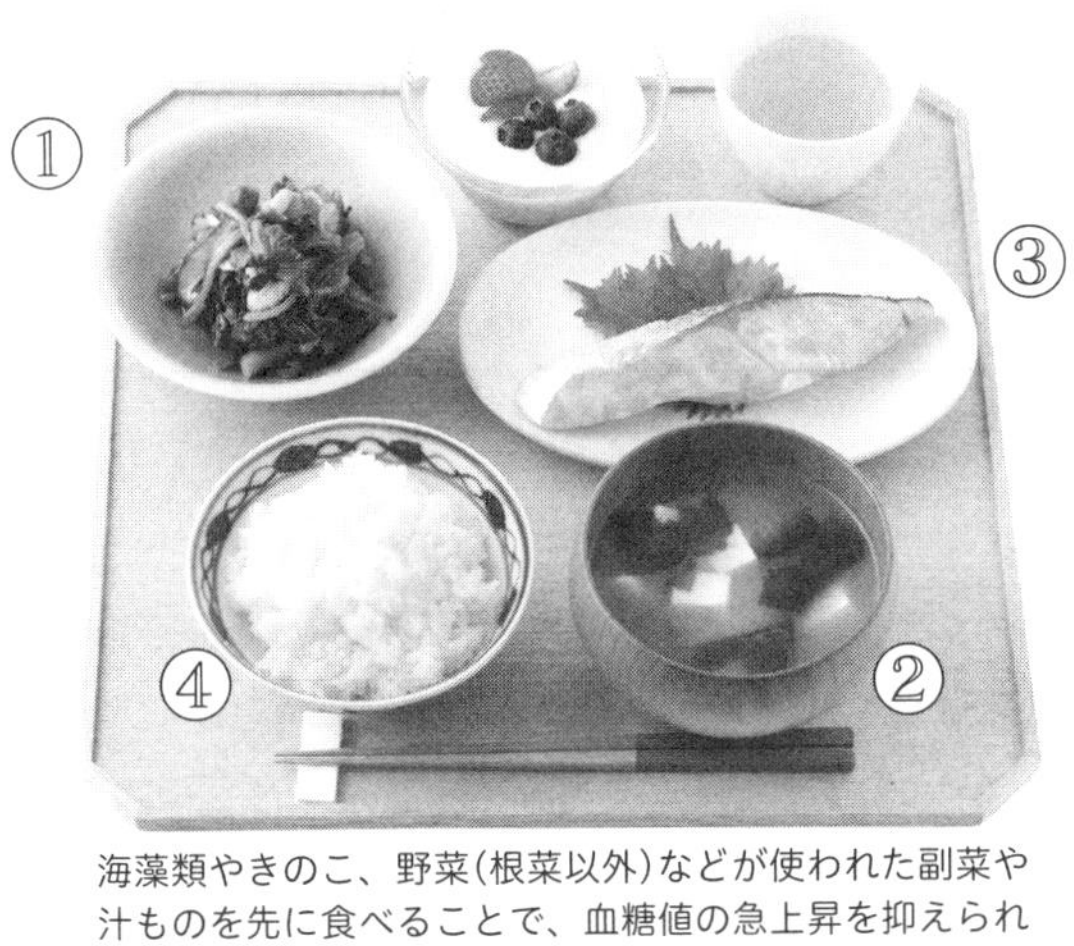

血糖値を上げにくい食べ順

海藻類やきのこ、野菜（根菜以外）などが使われた副菜や汁ものを先に食べることで、血糖値の急上昇を抑えられる。糖質の多い主食や根菜は、最後に食べる習慣をつけて。

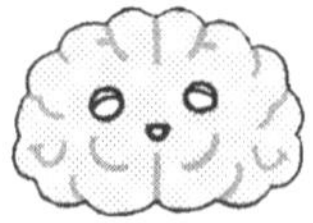

アミロイドβをためないコツ②

高血圧を防ぐ

認知症の患者さんには、高血圧の人が多くいます。下のグラフは、認知症の有無、高血圧症の有無によって、アミロイドβの蓄積と脳の皮質の厚さにはどんな違いがあるかを調査した結果です。認知症の人はアミロイドβの蓄積が多く、脳皮質は薄くなり脳が委縮します。認知症群の中でも**高血圧のほうがアミロイドβの蓄積が多く**、また、**高血圧だと認知症でなくても脳の皮質が薄い**ことが分かります。

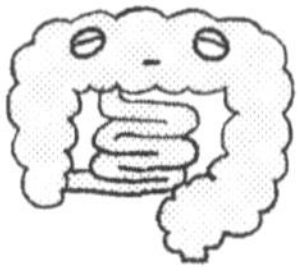

認知症と高血圧：アミロイドβ蓄積の関連

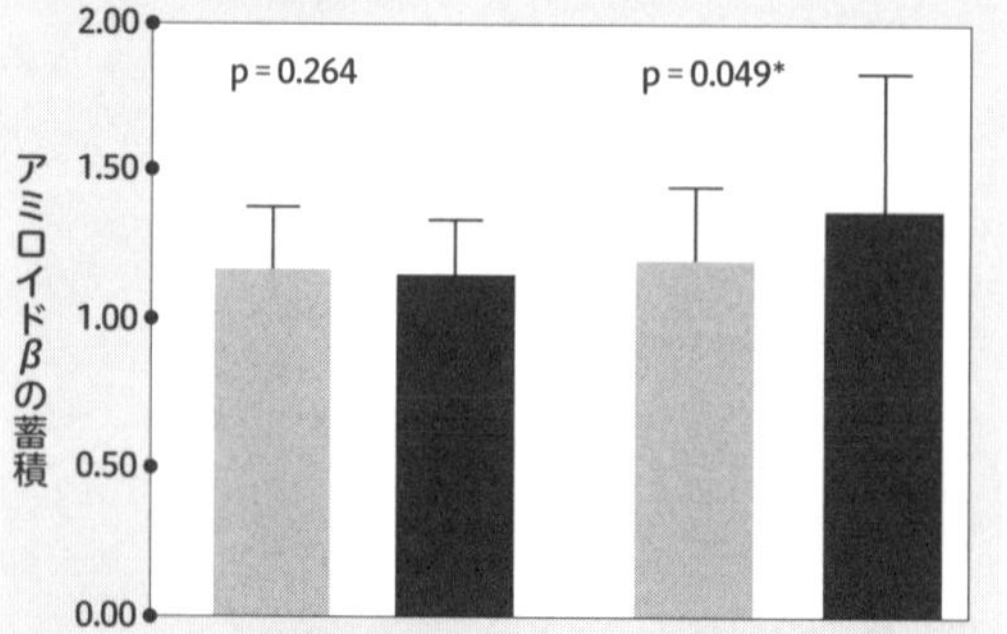

出典：Jeon SY, et al. Neurobiol Aging. 2019 Mar;75:62-70.

なぜ、高血圧だとアミロイドβがたまりやすいのか。高血圧により動脈硬化が進むと、アミロイドβの蓄積が進むからだと考えられます。また、アミロイドβは分解されたあと血液やリンパにのって排出されるため、血流が悪ければアミロイドβの排出も低下します。つまり**脳内の血流が悪くなることで、アミロイドβができやすく、そうじしにくくなる**というわけです。

また、高血圧を放置すると、血管性認知症のリスクも高まります。認知症を予防するために、血圧のコントロールは必須といえるのです。

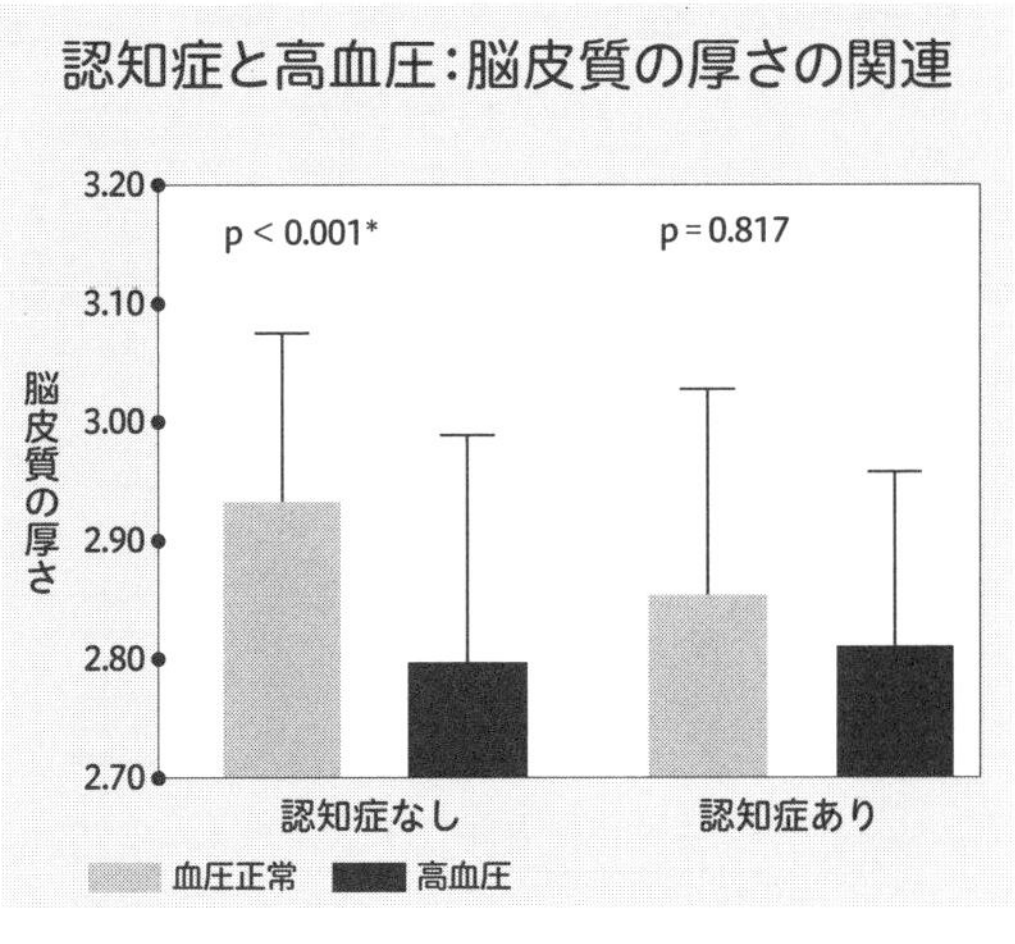

右　認知症の中でも、高血圧群のほうがアミロイドβの蓄積は多い。

左　認知症になっていなくても、血圧が高いと脳皮質は薄くなっている。高血圧が認知症の進行に悪影響を与えているとうかがえる。

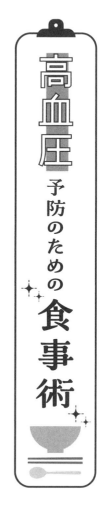

高血圧予防のための食事術

血圧を上げる要因は、食塩です。塩分を多くとれば、血液の塩分濃度を一定にするために、体内にため込む水分量が増加。血液の量が増え、大量の血液を送り出すために血圧が上がります。そして、常に血圧が高く血液量が多ければ、その圧に耐える負担から血管が硬くなり動脈硬化が進むのです。一日の塩分摂取量を6g未満に抑えることを目指しましょう。

ポイント① しょっぱいものを控える

味が濃ければ、塩分は高いです。ラーメンに含まれる塩分量は、1杯分で4~5g。また、意外に見落としがちなのが、ハムやソーセージ、ちくわなどの練り物。これらを控えることが、減塩の第一歩です。

ポイント② 塩分に頼らない味つけを

塩やしょうゆ、ソースなど塩分が

高い調味料は避けましょう。おすすめは、酢やからし、わさびなど塩分の低い調味料。だしをしっかりとってうま味を強くしたり、香味野菜を使うのもおすすめです。また、新鮮な素材を選び素材そのものの味を楽しむと、塩分が低くても満足できます。ちなみにしょうゆやたれを使うときは、食材にかけずにつけることで、使用量を減らせます。

ポイント③ 食物繊維を積極的にとる 糖尿病予防に効果のある食物繊維は、血圧降下にも役立ちます。というのも、食物繊維にはナトリウムを吸着し排出する特性があるから。きのこ類や海藻類、穀類をとりましょう。

ポイント④ 青背魚を食べる 青背魚に含まれる脂質、EPAやDHAには、血液をサラサラにする働きが。動脈硬化の予防に役立ちます。さばやさんま、まぐろなどに多く含まれています。

ポイント⑤ ミネラルをとる 野菜や海藻、果物に多く含まれるカリウムには、ナトリウムを排出する働きが。小魚に多いカルシウムや、穀類に多いマグネシウムは、降圧効果が高いといわれています。

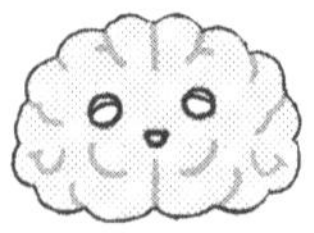

アミロイドβをためないコツ③

睡眠の質を向上させる

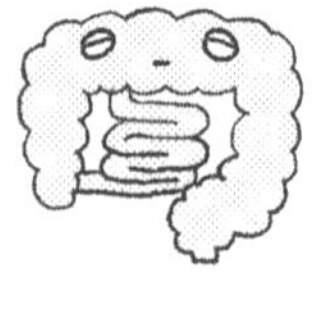

アミロイドβをためないためには、睡眠も大切。十分な睡眠時間を確保し、睡眠の質を上げることが理想です。睡眠時間が足りなかったり、眠りが浅かったりすると、肥満や生活習慣病、うつ病などに悪影響をもたらすことは証明されていましたが、最近になり、アミロイドβの蓄積にも問題があることが分かってきました。

実際、軽度アルツハイマー型認知症の患者さんの6割以上に、寝つきが悪い、睡眠時無呼吸症候群など、何らかの睡眠障害があったという研究結果もあります。

なぜ、よく眠れないとアミロイドβがたまってしまうのか。それは、ア

ミロイドβの多くが、眠っているときに排出されるからです。

睡眠には、比較的眠りが浅いレム睡眠と、深く眠るノンレム睡眠があります。レム睡眠では体の疲れが修復されますが、脳の疲れはとれません。しっかり深く、ノンレム睡眠で休むことで、脳の疲労が修復されます。**ノンレム睡眠に入ると脳の神経細胞同士の間にあるすき間が広がり、たまったアミロイドβが流されるのではないかと考えられています。**

眠っている間、約90分間隔でノンレム睡眠とレム睡眠をくり返していることはよく知られています。寝入るとまず一気

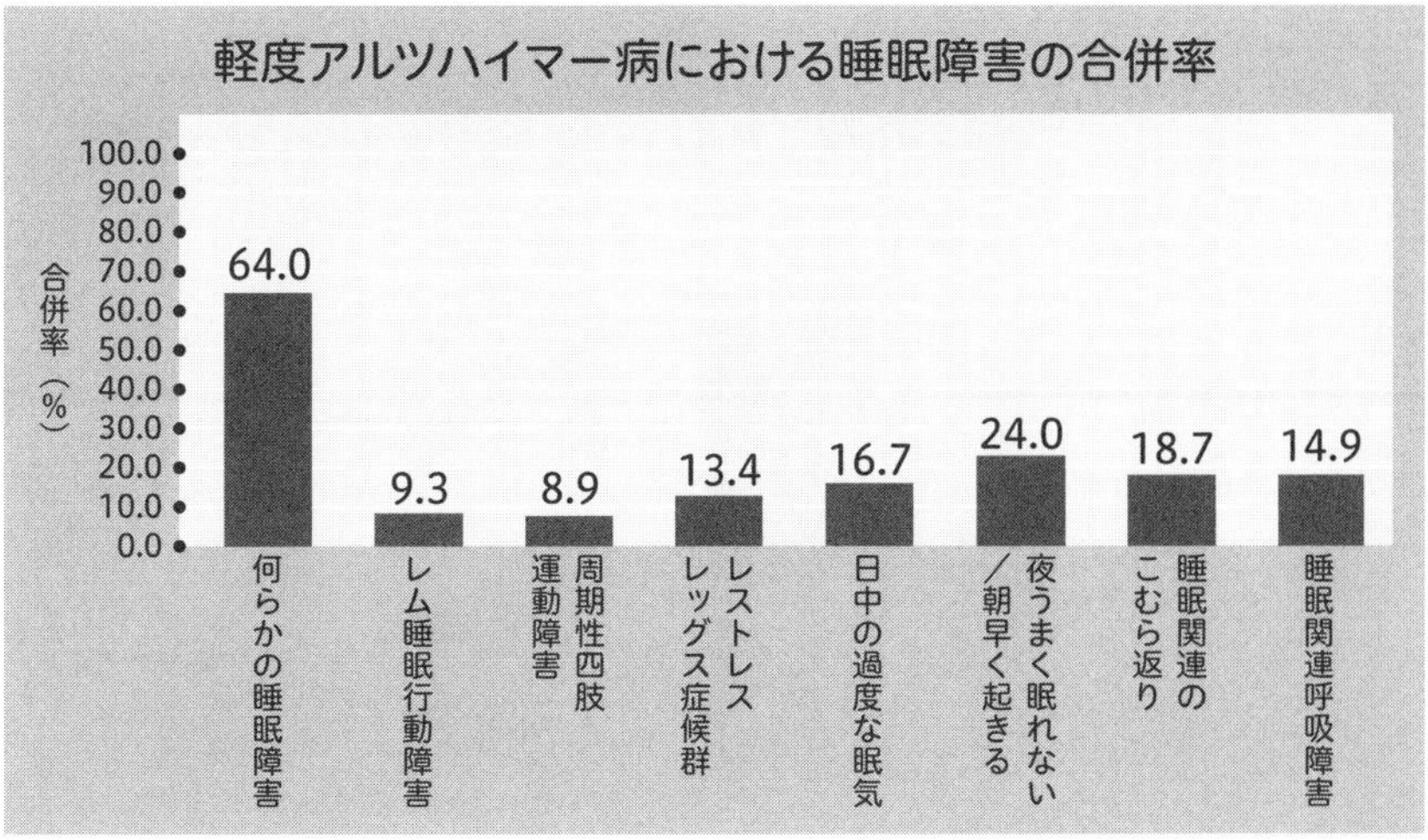

出典：国立精神・神経医療センターＨＰのデータから作図

イタリアで行われた調査の結果を示すグラフ。うまく寝つけない、予定より早く目覚めてしまうなど、さまざまな症状が出ていて、６割以上の人が何らかの睡眠障害を抱えている。

に深いノンレム睡眠に。ノンレム睡眠とレム睡眠をくり返しながらだんだん睡眠が浅くなり、やがて目覚めるわけです。つまり質のよい睡眠を得るには、ストンと深い睡眠に入ることが理想です。

睡眠の長さも肝心です。アメリカのブリガム・アンド・ウイメンズ病院の研究では、**睡眠時間が5時間未満の高齢者は、7~9時間の高齢者と比べて、認知症発症リスクが2倍**という数値を報告しています。認知症になったからうまく眠れないのかもしれません。ただし、8時間以上寝るとかえって認知症のリスクが高くなるというデータもあります。それらを踏まえても7時間の睡眠時間は確保し

睡眠の質とアミロイドβペプチドの蓄積の関係

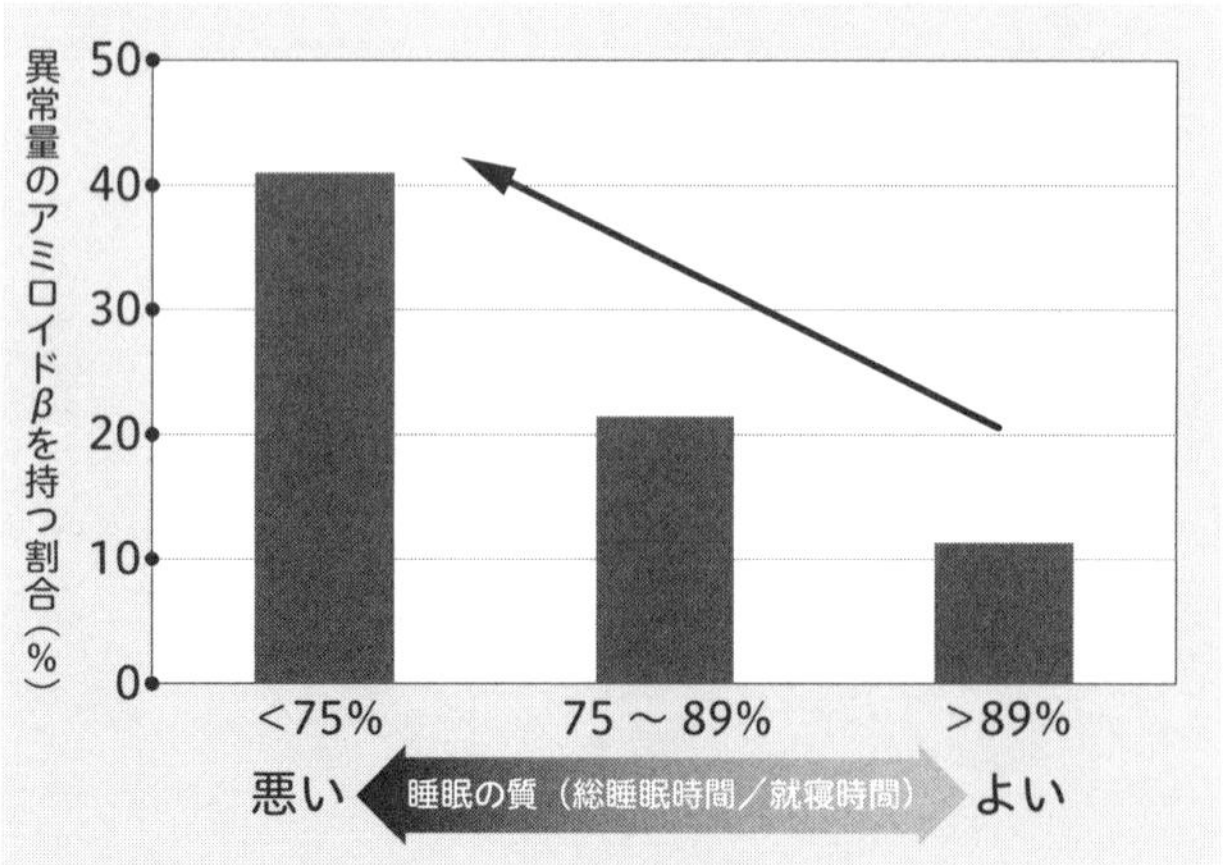

ベッドにいる時間と、実際に眠った時間の割合で睡眠の質を判定。スッと寝つけた人ほど、アミロイドβの蓄積は少なく、寝つきが悪い人ほどアミロイドβがたまっている。

出典：Yo-El S Ju, Sleep quality and preclinical Alzheimer disease, JAMA Neurol.

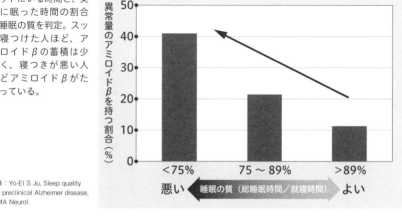

たいところです。

ここで注目したいのは、現代の日本人の睡眠時間は、世界でも最短レベルだということ。2021年の調査では、経済協力開発機構（OECD）に加盟している33か国中、日本の睡眠時間は最短でした。

睡眠時間を捻出するのは難しいかもしれません。まずは深く眠ることを心がけてみましょう。

寝酒は睡眠を浅くする原因。寝ている途中で目が覚めやすく、いったん覚醒すると寝つくのが難しくなります。アルコールには耐性があるので、寝酒に頼っていると、だんだん量が増える危険もあります。

休日だからと寝だめをせず普段と同じ時間に起きるといった心がけも、睡眠のリズムを整えるのに役立ちます。

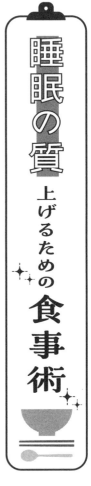

睡眠の質上げるための食事術

睡眠のために必要な栄養素の代表が、豆腐や納豆などの大豆製品、牛乳やヨーグルト、バナナなどに豊富に含まれているトリプトファンです。

トリプトファンが睡眠にとって大事なのは、セロトニン、メラトニンという2つのホルモンの原料となるからです。セロトニンは私たちの体をスッキリ目覚めさせ、昼間活動的に過ごすのに働くホルモン。一方のメラトニンには、視床下部に働きかけて、眠気を誘う役割があります。セロトニンとメラトニンが働くことで昼間起きて夜眠るというリズムが整うのです。

寝酒はNGと前述しましたが、眠れない夜は、トリプトファンを多く含む牛乳がおすすめ。ホットミルクにすれば、体も温まり、リラックスして眠りにつきやすくなります。

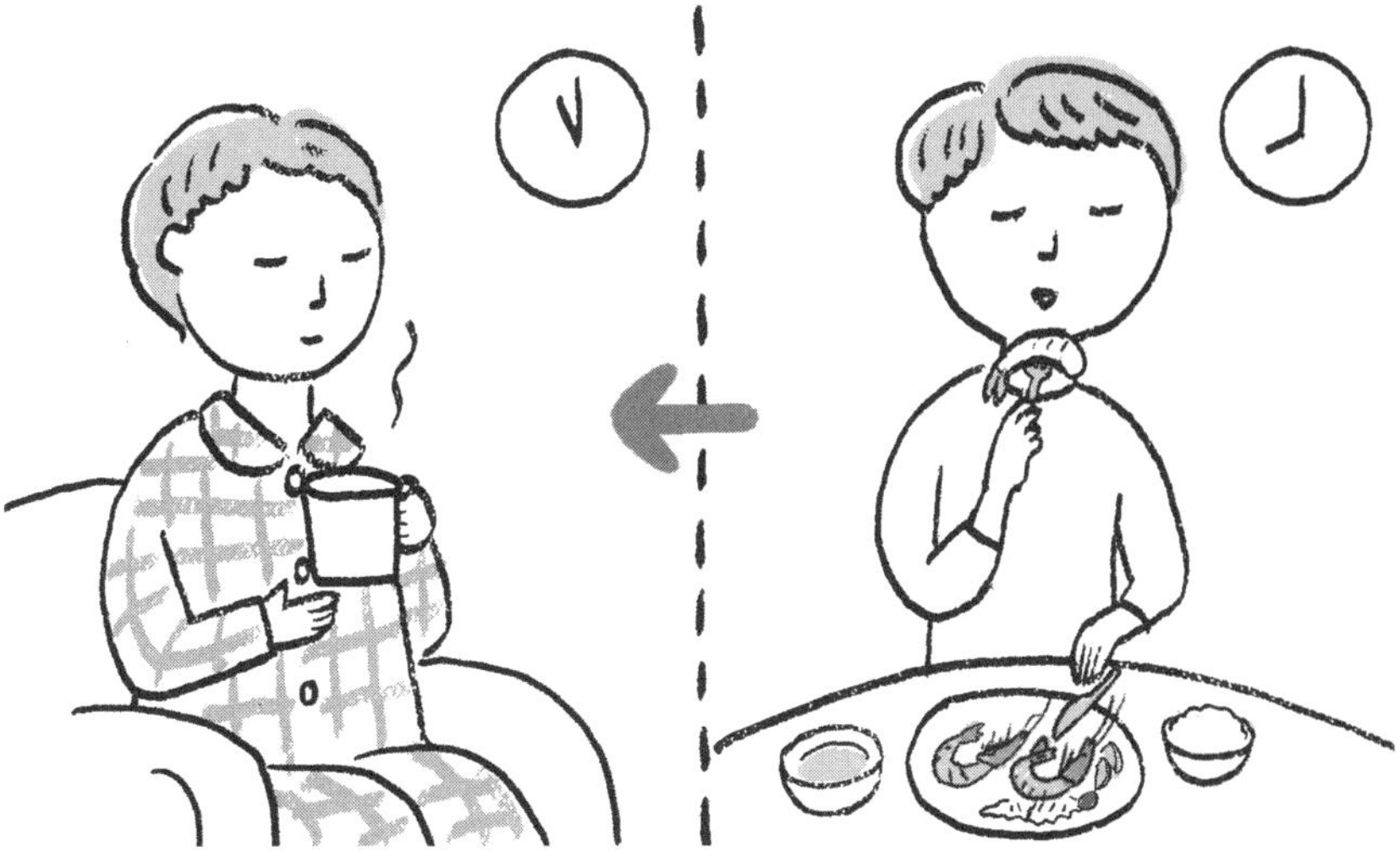

きのこ類や緑黄色野菜、果物に豊富なGABAは、**イライラや怒りなどの興奮を抑え、心身をリラックスさせる**効果があります。

魚介類に含まれる**グリシンという栄養素は、深部体温を下げることで、ぐっすり快眠へ導く**ことで知られています。

食事のタイミングも大切。寝る直前に食べると、胃がいつまでも働くため脳は休まりません。**ベッドに入る2～3時間前には夕食を終える**のが理想です。仕事などでどうしても夕食が遅くなる人は、夕方に主食や主菜などを食べておき、寝る前はスープなど、軽いものをとるようにすると、消化によって眠りが浅くなるのを防ぐことができます。

食事の見直しだけじゃない

ストレスなく取り組める認知症予防の生活習慣を増やそう！

現在の時点で、「これをすれば、絶対に認知症にならない」という予防策はありません。ただし、認知症のリスクを下げるためにできることは、明確になってきています。世界的評価の高い医学誌『ランセット』のレポートでは、**12の危険因子を排除することにより、世界の認知症の40%を防ぐことが理論的に可能**と報告されています。

年代によって危険リスクの比率は変わっており、例えば中年期においては、認知症リスクのトップは難聴。耳鼻科を受診する、補聴器を使用するなどして難聴に対応すれば、認知症になるリスクを8%減らせると考えられるのです。

12の危険因子に対応するためには、禁煙や高血圧、糖尿病の管理、うつ病への対応などさまざまな取り組みが推奨されていますが、すべてを実行するのは難しいもの。まずは、**どんなことがリスクになるのかを知るだけでもOK**。できることから少しずつ、生活習慣や意識を変えていきましょう。

認知症のリスク因子

12の危険因子は以下の通り。その因子が取り除かれることで認知症の有病率がどの程度減少するかが分析されていて、これらをすべて取り除くと、認知症のリスクを40%減らすことが可能。

時期	危険因子	修正可能なリスク因子 40%	修正不可能なリスク因子 60%
若年期（45歳未満）	・教育不足（7％）		
中年期（45～65歳）	・難聴（8％） ・外傷性脳損傷（3％） ・高血圧（2％） ・肥満（1％） ・飲酒（1％）		
高齢期（65歳以上）	・喫煙（5％） ・うつ（4％） ・社会的孤立（4％） ・運動不足（2％） ・大気汚染（2％） ・糖尿病（1％）		

出典：Lancet. 2020 Aug 8;396(10248):413-446.

難聴を予防する

聞こえにくさを放置しない

前述した通り、45～65歳における認知症リスク因子の中で、最もリスクが高いのが難聴です。**難聴の程度が重くなるほど、認知症のリスクが高くなる**という研究結果も挙がっています。

なぜ難聴だと認知症になりやすくなるのでしょう。そのメカニズムがだんだんと分かってきました。

私たちの脳は、耳から入ってきた情報を常に処理しています。ところが難聴により音の情報量が少なくなると、脳への刺激が減少。音の情報を処理する部位の神経細胞が、うまく働かなくなってくるのです。

加齢による聴力の低下は、40代から始まります。自覚の

難聴を放置した場合の認知症リスク率

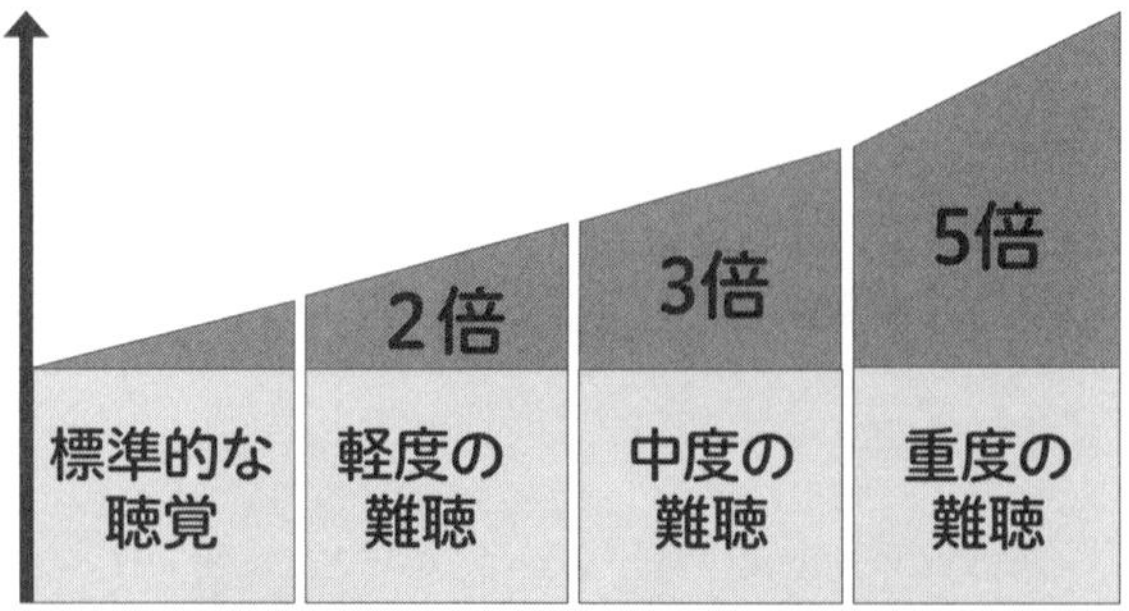

認知症がなかった639人を11年追跡調査した結果、聴覚が正常だった人と比べ、難聴があった人のほうが認知症になりやすく、難聴が重度なほどリスクは高かった。

出典：Frank R Lin.,et al.Hearing Loss and Incident Dementia.Arch Neurol.(2011)

ない人がほとんどだと思われますが、実は高音域は聞き取りにくくなっています。そして、75歳以上の約半数は、難聴に悩んでいるといわれています。

進行を遅らせたり、加齢以外の原因を避けるために、大音量でヘッドホンを使用しない、静かな場所で耳を休ませる時間をつくる、といったことが有効。また、動脈硬化も難聴のリスクを高めるので、脂質の多い食事を控えたり、運動することも予防につながります。

加齢による難聴が進んでいるのであれば、補聴器でサポートするのも手。**補聴器を使うことで聞こえにくさは改善し、認知症のリスクも抑えられます**。

ところが、日本は諸外国と比べると、補聴器の普及率が低いのが現状。聞こえにくさを感じたとき「年だから仕方ない」と放置せず、早めに耳鼻科を受診。必要であれば積極的に補聴器を使い、認知症のリスクを減らしましょう。

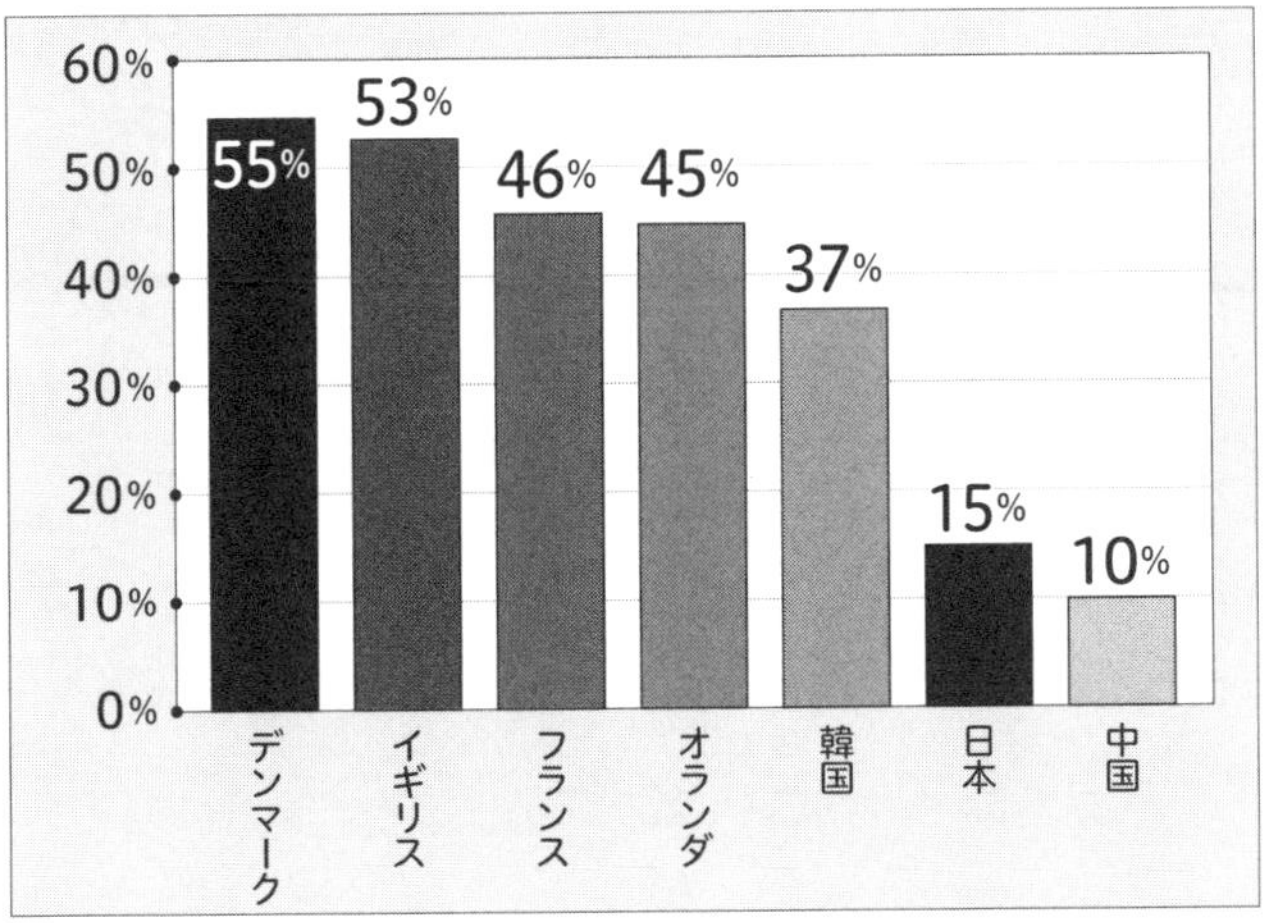

各国の補聴器普及率比較（自己申告）

諸外国と比べると、日本での補聴器普及率は非常に低い。広く普及しているヨーロッパ諸国と比べると、3分の1以下となっている。

出典：JapanTrak 2022 調査報告をもとに作成

睡眠の質を上げる

スマホを寝室に持ち込まず寝るときは豆電球を消す

アルツハイマー型認知症の原因物質といわれるアミロイドβをためないためには睡眠が大切です。夜になると自然と眠くなり、朝はスッキリ目覚め、日中活動的に動ける、というリズムをつくるのが理想。そのためには、朝起きたら朝日を浴びる、寝る2～3時間前にぬるめのお風呂にゆったりつかる、寝心地のいい寝具を選ぶといった工夫が役立ちます。

そしてそれ以上に、ぜひ取り組んでいただきたいのが、**深い眠りを邪魔するＮＧ習慣をやめる**こと。その一つが寝る前スマホです。スマホのライトは非常に明るく、脳は昼間だと勘違い。睡眠のために必要なホルモン・メラトニンの分泌量が減ってしまいます。スマホは寝室とは別の部屋に置いておくのがおすすめ。

二つ目は豆電球です。豆電球をつけて寝ると肥満や動脈硬化の進行に悪影響という研究結果が挙がっています。**小さな明かりも生体リズムを狂わせる**と考えられるのです。天井ではなく足元に明かりを置く、人感センサー内臓のフットライトを設置するなどして、暗い寝室づくりを心がけてください。

運動を習慣づける

「一日30分歩く」「歩きながらしりとりする」できることから始めよう

65歳以上では、運動習慣があれば認知症の有病率を2％減らすことができます（71ページ参照）。運動することで脳の海馬の機能が高まるといわれていますが、それだけではありません。認知症のリスク要因となる高血圧や糖尿病の予防・改善になりますし、同じく認知症のリスク要因であるうつも、運動で予防できることが分かっています。

運動習慣がなかった人にとっては、ジョギングや筋トレに取り組むのは、ハードルが高いもの。**まずは「一日30分、細切れでいいので歩く」「いつもより早足で歩く」**など、無理のない運動を習慣化していきましょう。

ちなみに国立長寿医療研究センターでは、運動と認知課題を組み合わせた「コグニサイズ」というプログラムを開発しました。やり方は、**軽く息が弾む程度の運動をしながら、頭で計算やしりとりをすればＯＫ**。計算は例えば１００から順に7を引いていくといった引き算などがおすすめです。脳と体の機能を同時に鍛えられるのでぜひ実践を！

かむことで
脳を刺激
する

いつもより5回多くかむ。年2、3回は歯のクリーニングを

咀嚼《そしゃく》と脳の機能は、深いつながりがあります。なぜなら、あごや顔面の筋肉をフル稼働することで、脳が刺激されるから。その刺激によって、脳の血流も増えます。**よくかめば、それだけ脳内に血液が送り込まれる**のです。一口30回かむのが理想ですが、なかなか難しいのも実情。「いつもより5回多くかむ」と意識することから始めてみましょう。

よくかむために必要なのは、歯が残っていることです。実際、認知症と歯の本数には、密接な関係があります。スウェーデンで1万4439人を対象に行われた調査によると、**歯の残存本数が多い人は、少ない人と比べて、認知症リスクが大幅に減った**という結果が報告されています。ちなみに、自前の歯がなくても義歯を入れていれば、認知症の発症リスクに差はないといわれています。

歯がないと認知症になりやすい理由としては、脳への刺激が減る以外に、硬いものを食べにくいことも挙げられるでしょう。栄養に偏りが出て、低栄養になったり、腸内細菌叢のバランスが悪くなったりしてしまいます。

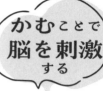

もう一つ。口腔と認知症の関係で見逃せないのが歯周病の存在です。歯周病は歯垢の中に潜んでいる歯周病菌が原因。進行すると、歯ぐきがはれたり、歯が抜けたりします。さらに歯周病菌は毛細血管に入り込み全身に拡散。九州大学大学院の研究では、**歯周病菌を投与したマウスの脳内では、アミロイドβが10倍に増えた**という報告も挙がっています。

　健康な歯を保つために大切なのはやはり歯磨き。歯ブラシだけでなく、デンタルフロスや歯間ブラシを使って磨き残しを減らしましょう。利き手で磨いたあと、反対の手でも磨くのもおすすめ。ブラシが当たる角度が変わることで、まんべんなく磨くことができます。また、かかりつけ歯科医を持つことも大切。歯磨きでは取りきれない歯垢の除去や、入れ歯の状態のチェックなど、定期的にメンテナンスしてもらいましょう。

歯周病が認知症のリスクを高める

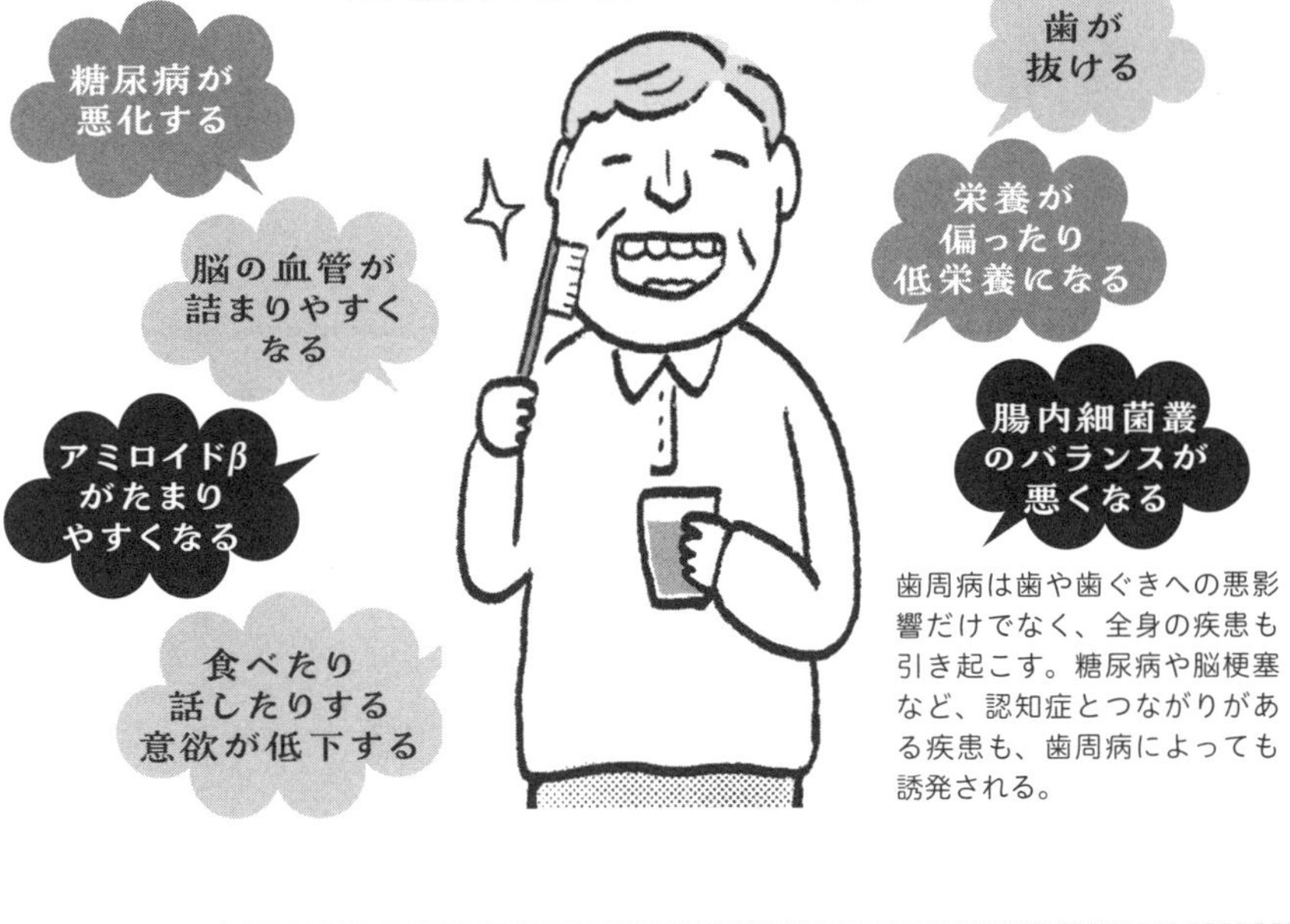
糖尿病が悪化する
脳の血管が詰まりやすくなる
アミロイドβがたまりやすくなる
食べたり話したりする意欲が低下する
歯が抜ける
栄養が偏ったり低栄養になる
腸内細菌叢のバランスが悪くなる

歯周病は歯や歯ぐきへの悪影響だけでなく、全身の疾患も引き起こす。糖尿病や脳梗塞など、認知症とつながりがある疾患も、歯周病によっても誘発される。

むやみに
薬に
頼らない

抗生物質は諸刃の剣！軽い風邪では使わない

腸内細菌の多様性を守ることが、腸と脳の健康につながると、1章でお伝えしました。腸内細菌の多様性にダメージを与える原因の一つに、抗生物質があります。抗生物質をのむと、病原菌だけでなくほかの腸内細菌も排除されることがあるからです。

アメリカで行われた看護師の健康について調べた研究では、**2か月以上抗生物質を使った人は、認知機能がわずかに低下していた**という報告が。この研究では、抗生物質を使用することは、3〜4年分の老化にあたると試算されています。

もちろん、抗生物質は病気を治療するうえでとても大切な薬です。問題なのは、ちょっとした風邪など、本来は抗生物質が必要ない治療に乱用すること。抗生物質は細菌を殺す薬であり、ウイルスには効かないのです。抗生物質の使いすぎは、その薬に対する耐性菌を発生させるという問題も起きています。正しい知識を持ち、処方されたときには、本当に必要な状態なのか、医師に相談しましょう。

3章

日本人に合う認知症予防の最強食材

「認知症予防に食事に気をつけることが有効」ということが分かってきました。では何を食べればいいのか。そして、日本人の食生活に合う認知症予防食はどんなものなのか。研究の結果分かった、10品目の食材をご紹介！

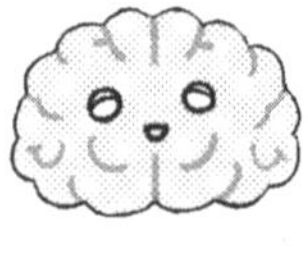

食べるのを面倒くさがる人ほど認知症になりやすい！

認知症予防のためには、乳酸菌やビフィズス菌などの善玉菌を増やして、腸内環境をよりよく保つこと、そして脳のごみであるアミロイドβがたまらないように、糖尿病や高血圧を防ぐ食事をすることなどをお伝えしてきました。では、どんなものを食べればいいのか。この章では、具体的な食事内容について紹介したいと思います。

認知症予防食の手がかりになるのは、認知機能を維持している高齢者の食事です。国立長寿医療研究センターでは、20年以上にわたって老化に関する疫学調査を行っていて、調査結果からさまざまなヒントが見えてきました。その一つが**「食の多様性」がとても重要**だということです。

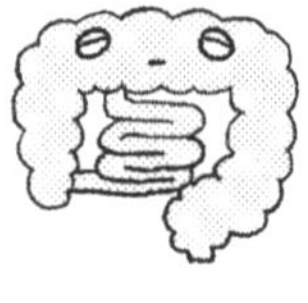

朝はパン、昼はそばかラーメン、夜はカレーというように単品メニュー中心に似たようなものばかり食べるのが、多様性の低い食事。肉や魚、卵など毎食さまざまな主菜をとり、副菜や汁ものなど多数の食材を食べているのが、多様性が高い食事です。

食の多様性の高さによって4つのグループに分けたうえでMMSE（ミニメンタルステート検査）という認知症の進行具合を確かめるテストをした調査では、食の多様性が低いグループと比べ、**高いグループは、認知症低下のリスクが44％も低かった**という結果が出ました。

食品摂取の多様性と認知機能の関係

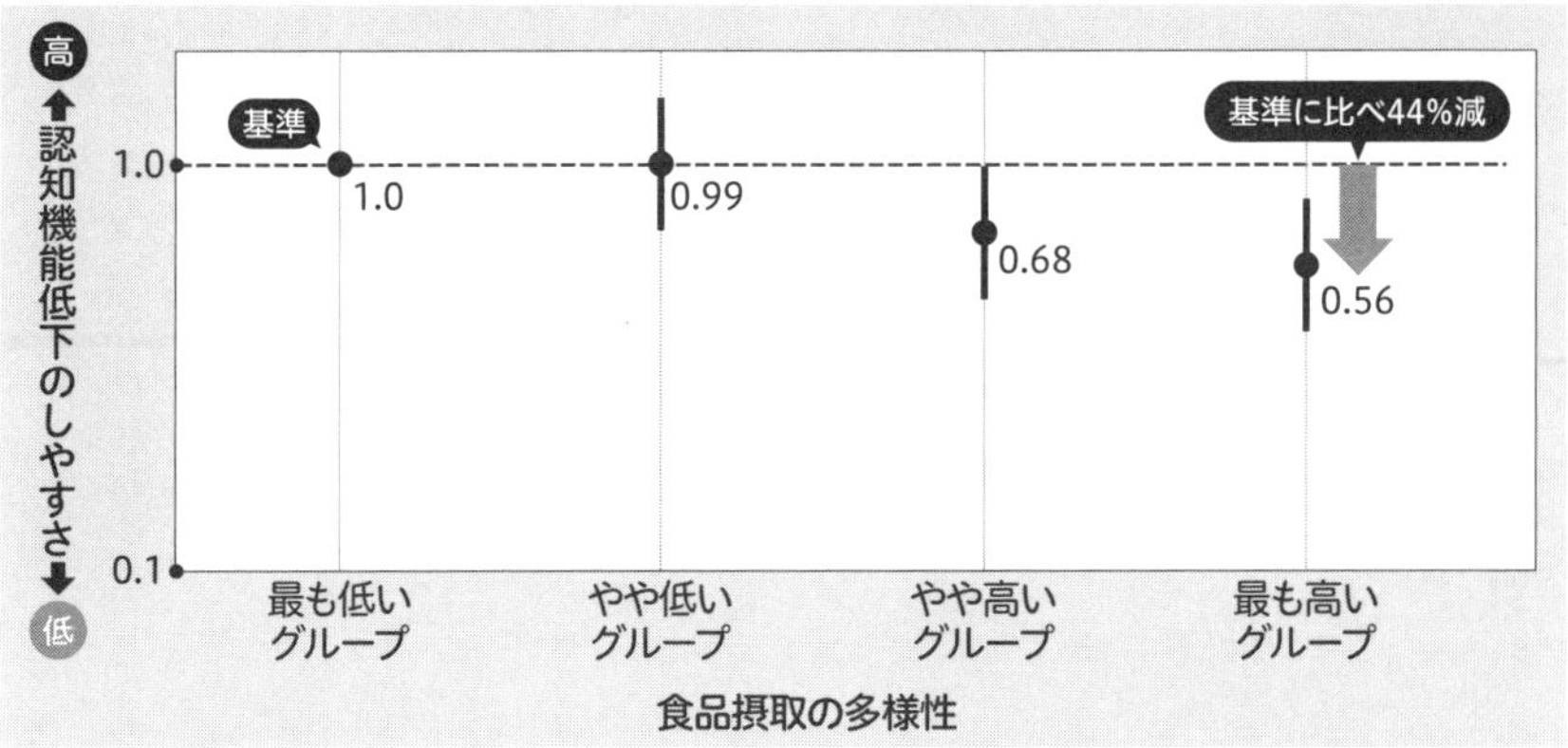

出典：Otsuka R, et al. Geriatr Gerontol Int. 2017 Jun;17(6):937-944.

食品摂取の多様性を点数化。点数によって４つのグループに分け、MMSEを実施。食の多様性が高いグループは低いグループと比べ「問題あり」と評価される27点以下になるリスクが、44％低かった。

また、2年間追跡調査をしたところ、脳の中で記憶をつかさどる海馬の容積にも変化があることが分かりました。食の多様性が高いグループは、低いグループと比べると、海馬が萎縮しにくかったのです。この調査結果の分析では、**食の多様性が低い人が、多様性の高い人と同じような食事に改善できれば、脳の萎縮を1年遅らせる可能性がある**と推察されています。

さまざまな食品を食べている人は、栄養価が高い食生活を送れています。カロリーはとれていても栄養バランスが悪い食事と比べると、腸内細菌叢の悪化や、生活習慣病のリスクといった認知症の要因を回避できるのです。ほかにも、多様性の高い献立を調える習慣、すなわち、さまざまな食材を使った数種類のおかずのある食卓を準備することも、認知症予防に役立っているようです。食べるだけではないその工程が、認知症予防のトレーニングにもなるのです。

まずは認知症予防食の第一歩として、「何を食べるか考えるのは面倒くさい」「いつもと同じでいい」といった、食に対する意識の低さを改めてみましょう。

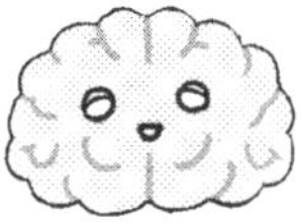

海外の認知症予防食「マインド食」とは？

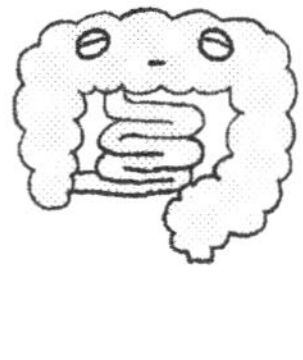

認知症予防食について世界中で研究が進められていて、認知症にいいといわれる食事法もさまざまあります。

まずは**生活習慣病を予防できる健康食として知られている「地中海式食事法」**。認知機能の維持にも効果があるといわれている食事法で、地中海沿岸の伝統食を体系化したもの。全粒粉など精製されていない穀物や魚介類、緑黄色野菜、オリーブ油をとることなどが特徴です。

「ダッシュ（DASH）食」は高血圧を防ぐ食事法として広まっている食事法で、穀物や野菜、果物やナッツ類などをとること、脂質の多い肉や砂糖の摂取を減らすことがポイントです。

地中海式食事法とダッシュ食のハイブリッド食事法として誕生したのが、「マインド（MIND）食」です。アメリカのラッシュ大学が提唱した比較的新しい食事法で、積極的にとるべき10品目と、控えたい5品目が定められています。ラッシュ大学では、4年半かけて食事とアルツハイマー型認知症の関係を調査。ピックアップされている15品目のうち9品目以上達成したチームは、達成率が5品目以下だったグループと比べて、**アルツハイマー型認知症の発症率が53％減少した**という報告が挙がっています。

地中海式食事法

地中海沿岸の国の食事は高脂質なのに、心臓病による死亡率が低いことから注目された食事法。全粒粉やいも類、野菜、海藻、ナッツ類、オリーブ油などを積極的にとり、赤身の肉類は週に数回の摂取に抑えることを推奨している。

DASH食

高血圧を予防する食事法。血圧を抑える効果があるカリウムやマグネシウム、カルシウムや食物繊維をとり、コレステロールを減らしていく。全粒穀物や野菜、ナッツ類を積極的にとり、肉類や砂糖を減らすのがポイント。

マインド食

地中海食事法とダッシュ食を組み合わせた認知症予防食。
10 品目の食材を積極に食べ、5 つの食材を控える食事法です。

積極的にとりたい食材 10

- 緑黄色野菜
- その他の野菜
- ナッツ類
- ベリー類
- 豆類
- 全粒穀物
- 青背魚
- 鶏肉
- ワイン
- オリーブ油

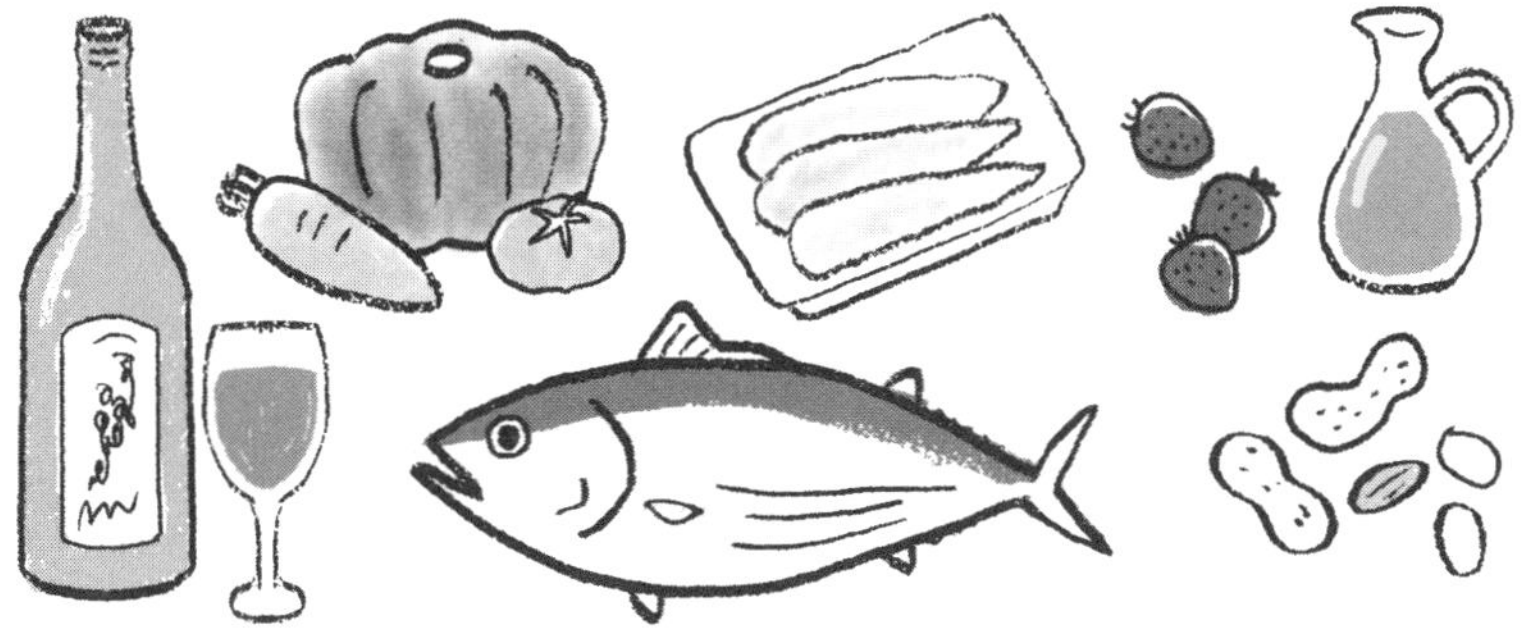

避けたい食材 5

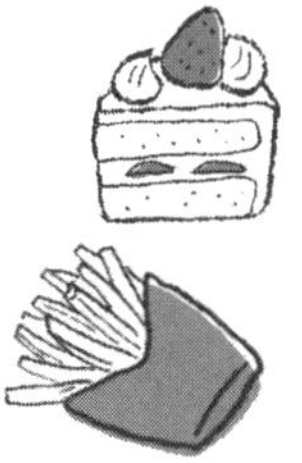

- 赤身の肉
- バター
- チーズ
- お菓子
- ファストフード

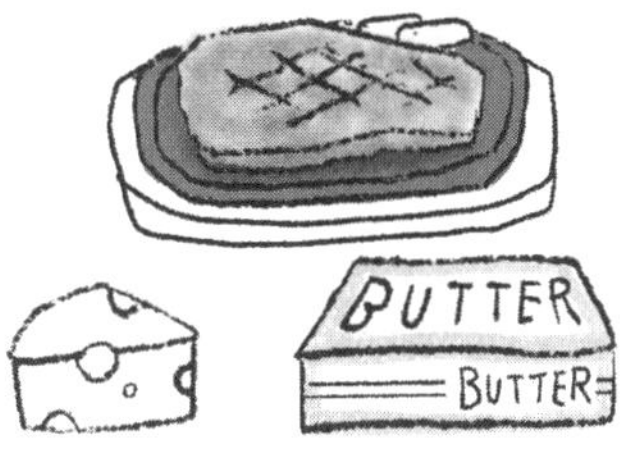

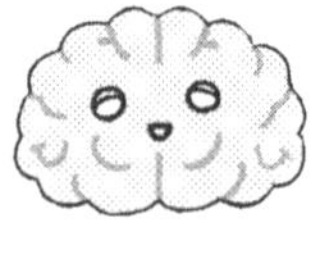

日本人の認知症を防ぐ最適の食材を探せ！

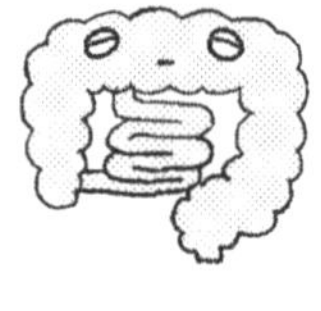

調査結果からも、マインド食が認知症予防に役立ちそうなのは確かです。ただし、私たち日本人が実践しようとすると、なかなか難しい面もあります。積極的にとることを推奨されているナッツ類やベリー類、ワイン、オリーブ油などに、あまり縁がない人も多いでしょう。

日本人が認知症を予防するにはどんな食事をすればいいのか。その手がかりの一つが、1万4402人の高齢者の食事と認知症の関連性を追った東北大学のコホート研究です。この研究では、食事のアンケートから「日本食パターン」「動物性食品パターン」「高乳製品パターン」という3つのグループに分け、追跡調査。すると、**日本食スコアが高かった群は、低か**

った群と比べて、認知症リスクが20％減少していたことが判明しました。

和食をとれば認知症になりにくいことまでは明らかになったわけです。では和食の中でもどんな食品をとれば、認知症のリスクを低下させられるのか。それをより詳しく研究するべく、国立長寿医療研究センターでも調査を実施。もの忘れ外来を受診した方を対象に食品摂取アンケートや、検便サンプルの解析を行いました。

食事スコアは「伝統的和食スコア」、これに現代風の和食でよく使われる豆類、きのこ類、果物類を加えた「今どき和食スコア」、さらにコーヒーを加えた「今どき和食＋コーヒースコア」で算出。コーヒーが認知症予防にいいという研究は複数挙がっていたので、コーヒーを飲むとプラス１点加算されるパターンでも、スコアを算出しました。

この3区分でそれぞれ、認知症の有無や、腸内細菌の代謝産物の濃度などを比較することで、認知症予防に効果のある食材が見えてきました。

日本食と認知症の関係調査

３つのパターンで食事のスコアを算出。どのグループに認知症が少なかったかを調べることで、予防に効く食材をあぶり出した。

	伝統的和食スコア	今どき和食スコア	今どき和食＋コーヒースコア
食べると加点	・穀類 ・みそ ・魚介類 ・緑黄色野菜 ・海藻類 ・漬け物 ・緑茶	・穀類 ・みそ ・魚介類 ・緑黄色野菜 ・海藻類 ・漬け物 ・緑茶 ・豆類・大豆製品 ・きのこ類 ・果物	・穀類 ・みそ ・魚介類 ・緑黄色野菜 ・海藻類 ・漬け物 ・緑茶 ・豆類・大豆製品 ・きのこ類 ・果物 ・コーヒー
食べると減点	・牛肉 ・豚肉 ・コーヒー	・牛肉 ・豚肉 ・コーヒー	・牛肉 ・豚肉

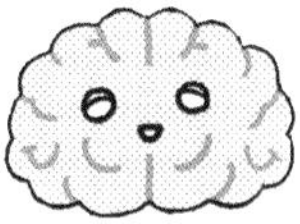

結論！〝今どき和食＋コーヒー〟が認知症予防の最強食

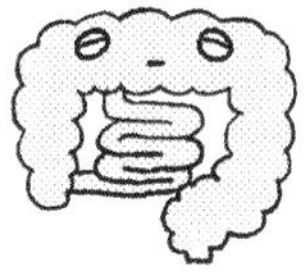

「伝統的和食スコア」「今どき和食スコア」「今どき和食＋コーヒースコア」。

この**3つの区分いずれも、スコアが高い群では認知症の人が少なく、スコアが低い群では認知症の人が多い**という結果が出ました。

中でも「今どき和食スコア」「今どき和食＋コーヒースコア」では、点数が高くなるほど認知症の有病率が低下。

そして「今どき和食＋コーヒースコア」の点数が高かった群が、最も認知症が少なかったのです。

こうした結果から、「伝統的和食スコア」では加点対象になっていなかった**豆類・大豆製品、きのこ類、果物、コーヒーが、認知症になりにくい**

食材だということが、はっきり見えてきました。認知症でない群の人がよく食べていた食材として挙がってきたのも、魚介類、きのこ類、豆類・大豆製品、コーヒーだったのです。

魚介類、きのこ類、豆類・大豆製品、コーヒーをよくとっていると、なぜ認知症率が低かったのか。この調査では、検便サンプルから腸内細菌叢の状態も調べたのですが、**4食材をよく食べていた人たちは、腸内細菌がつくる発がん促進物質である、P‐クレゾールやインドールの濃度が低い**傾向がありました。

食べるものによって腸内細菌の種類が変わり、腸内細菌が出す代謝産物によって脳の機能が左右され、認知症を抑えられる。1章で

日本食スコアの３区分と認知症の有病率比較

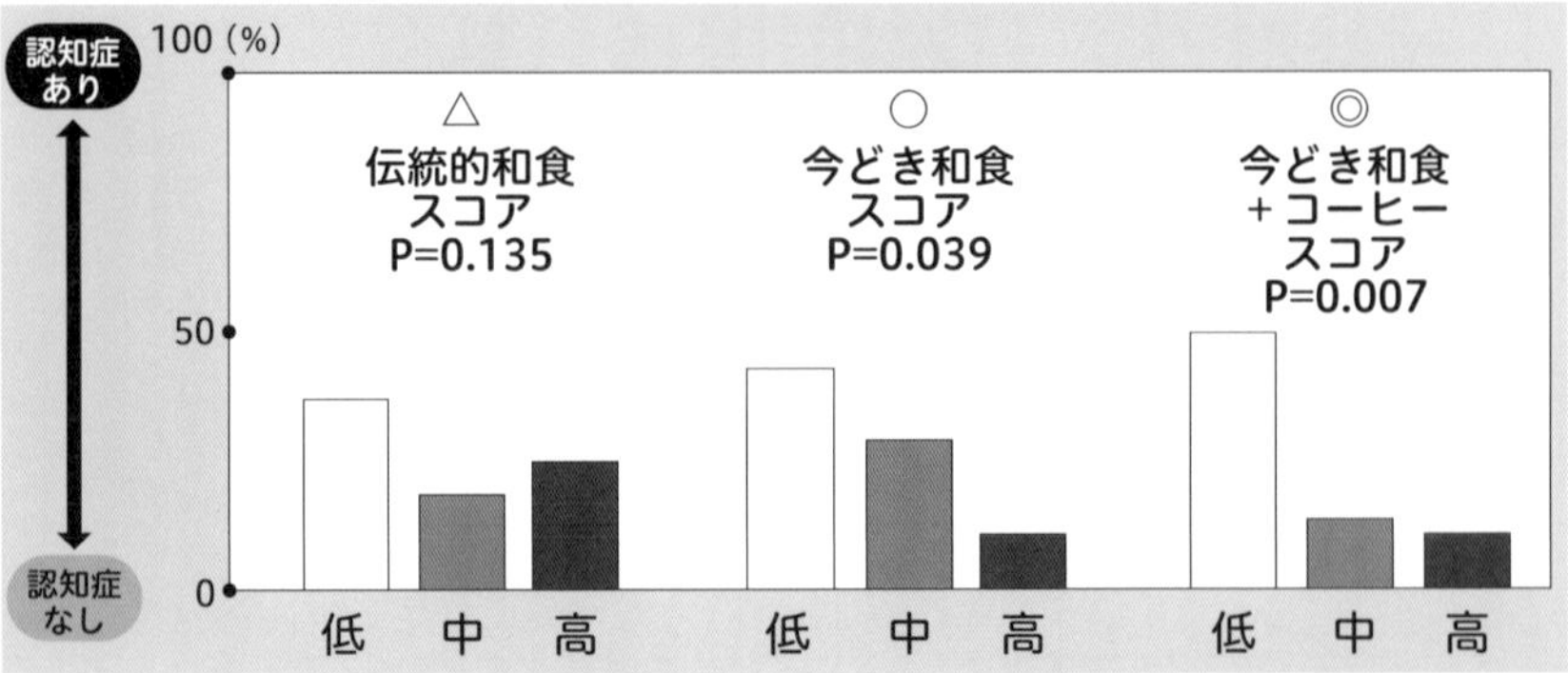

出典：Saji N, et al. Nutrition. 2022 Feb;94:111524.

３区分いずれも、スコアが低い群は認知症の有病率が高い。和食が認知症予防に有効であることを裏付ける結果が出ている。最も認知症が少なかったのは「今どき和食＋コーヒースコア」が高かった群。

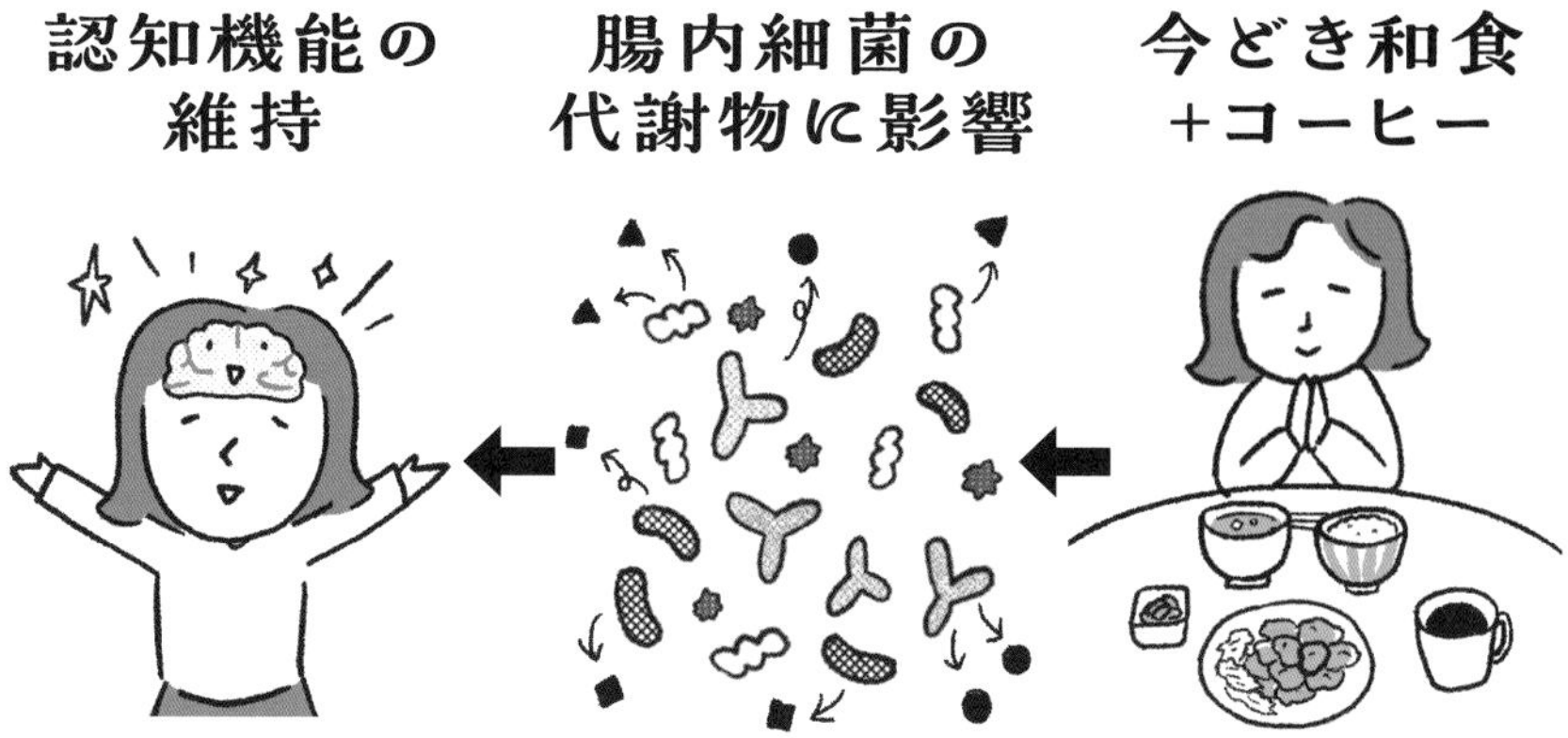

魚介類、きのこ類、豆類・大豆製品、コーヒーをよくとっていた人は、悪玉菌が出す代謝産物が少ない。
食事によって認知症リスクの低い腸内細菌叢になり、その結果、認知症予防につながると考えられる。

お伝えした話は、このような調査から導き出した仮説だったわけです。

すでに認知症が進行している人が、「今どき和食＋コーヒー」の食事をしたからといって、認知症を止められるかは分かりません。

しかし、**認知機能が正常な40～60代の方、しかもこれまで、炭水化物のひと皿ものや肉食中心だった食生活の方が「今どき和食＋コーヒー」の食事に切り替えれば、将来の認知症を防ぐ可能性は大いに高まる**と考えられます。

認知症は、糖尿病や高血圧との関連が高いことは前述の通り。認知症予防の食生活を心がけることで、これらの生活習慣病の予防も同時にかなうのです。

認知症になっていない人が食べていた食材10品目リスト

認知症でない人がよく食べていた10品目の食材は以下の通り。毎日とって脳の機能を維持したい！

	認知症あり	認知症なし	P値
魚介類	39%	65%	0.048
きのこ類	30%	61%	0.015
大豆・大豆製品	30%	63%	0.013
コーヒー	44%	71%	0.024

出典／ Saji N., et al. Nutrition. 2022
P値は統計学上の数値で0.05未満だと、統計学的に有意であるということ。

認知症でないの人の65%は、魚介類を多く食べていたのに対し、認知症の人で魚介類を多く食べていたのは39%しかいなかった。

1 魚介類

食べてるCHECK □

脳の潤滑油、
ＤＨＡを補給して
脳細胞を活性化

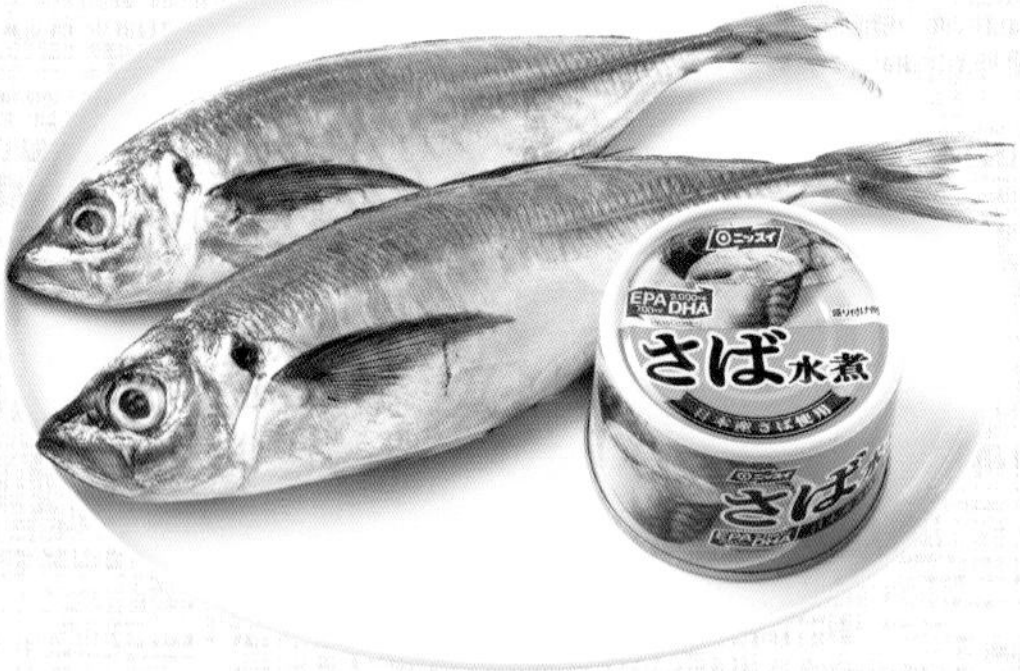

2 きのこ類

食べてるCHECK □

豊富な食物繊維が
腸内環境を改善！
腸脳相関に好影響

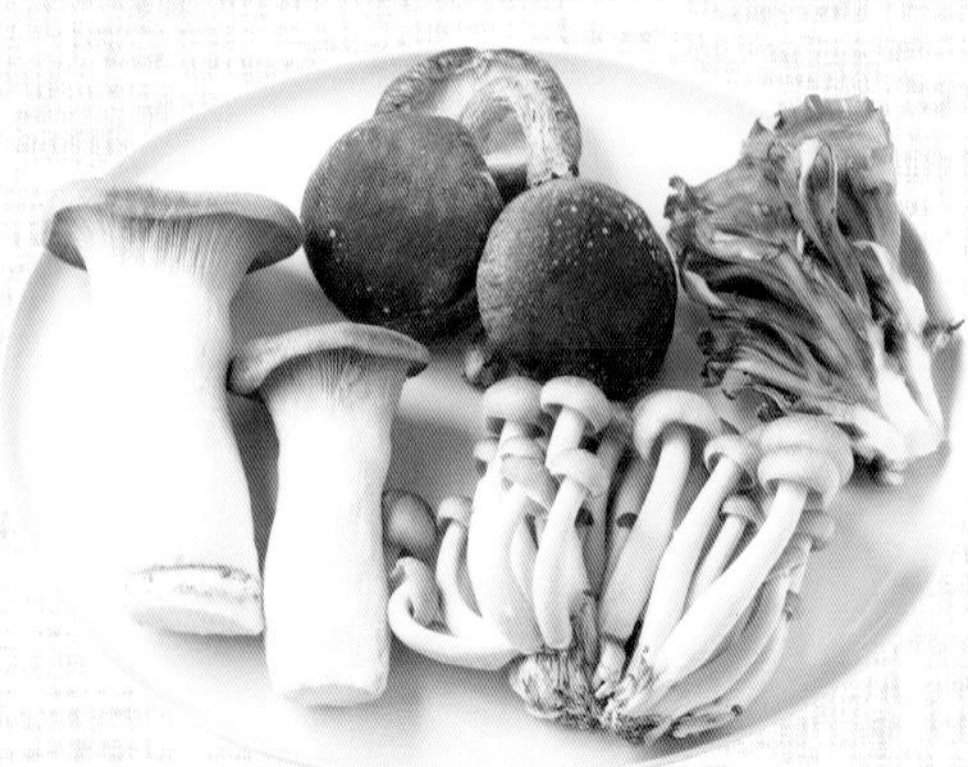

3 豆類・大豆製品

食べてるCHECK □

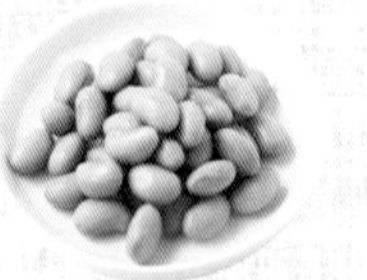

特に女性の
認知機能維持に
力を発揮！

4 コーヒー・緑茶

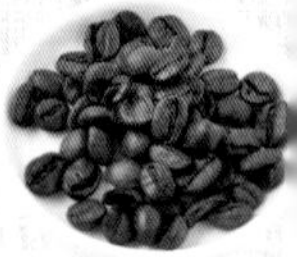

食べてるCHECK □

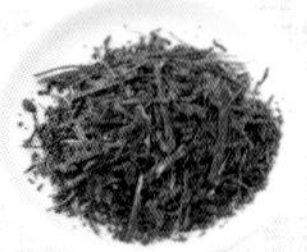

クロロゲン酸や
カテキンが
脳のサビを抑制

5 穀類

食べてるCHECK □

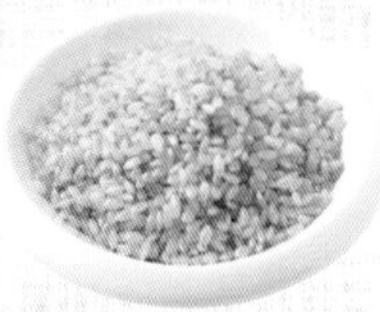

食物繊維で腸活！
茶色い穀類だと
さらにベター

6 緑黄色野菜

食べてるCHECK □

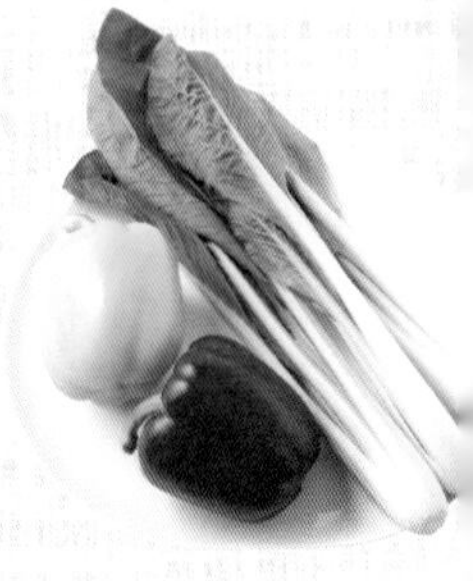

ビタミンA・C・Eが
細胞の老化を予防、
脳の健康を守る

7 海藻類

食べてるCHECK □

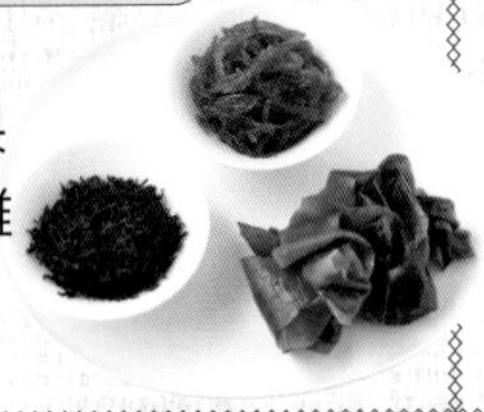

善玉菌が好きな
水溶性食物繊維
をたっぷり含有

8 みそ

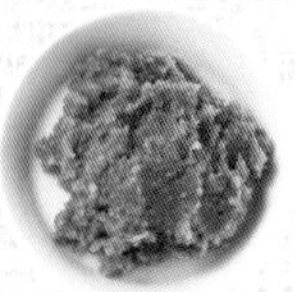

食べてるCHECK □

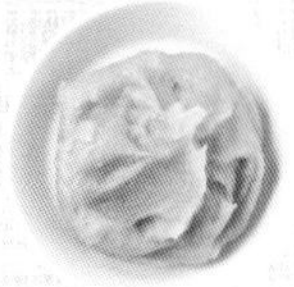

植物性乳酸菌と
９種類のアミノ酸
をおいしくとれる

9 漬け物

食べてるCHECK □

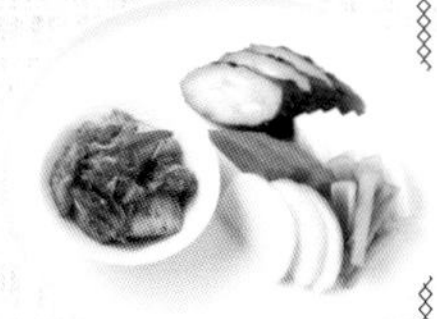

シンバイオ
ティクスの力で
腸が整う！

10 果物

食べてるCHECK □

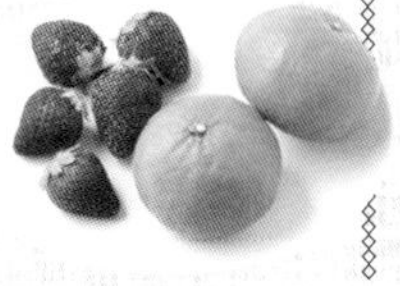

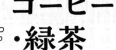

高い抗酸化力で
脳も体も
老けさせない！

1 魚介類

DHAが脳の働きを高め動脈硬化を予防する

「魚を食べると頭がよくなる」といわれるのは、いわしやさば、さんまなどの青背魚に含まれるDHA（ドコサヘキサエン酸）という油のおかげ。記憶をつかさどる脳の海馬にはDHAが多く、DHAを摂取することでその神経細胞が活性化すると考えられているからです。

実際に、60歳以上の人を対象にした血液中のDHA濃度と認知症の関連調査でも、DHA濃度が高い人は、10年後の認知機能低下リスクが抑えられたという結果が出ました。

DHAや、同じく青背魚に多く含まれるEPA（エイコサペンタエン酸）という油は、いずれも動脈硬化を防ぐ働きが。魚介類を食べて血管を若く保つことが、認知症予防につながると考えられます。

もう一つ。魚介類を食べると、血液中のLPS（リポポリサッカライド）の濃度が低くなる点もポイント。LPSは炎症の原因になる菌体成分で、MCI（軽度認知障害）になると血液中のLPS濃度が高まります。そして、血液中のLPS濃度は、魚介類の摂取が多い人は低い傾向があるのです。

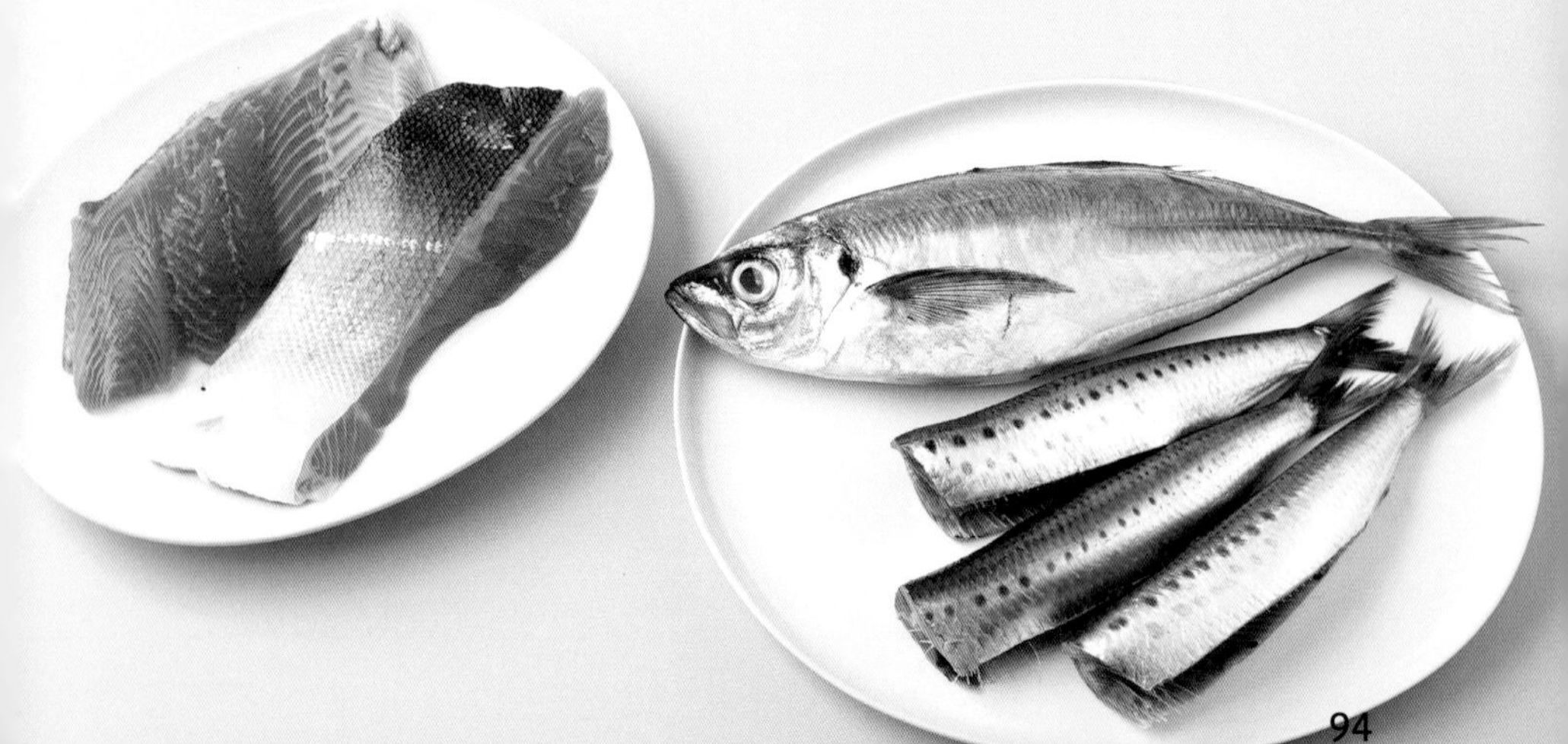

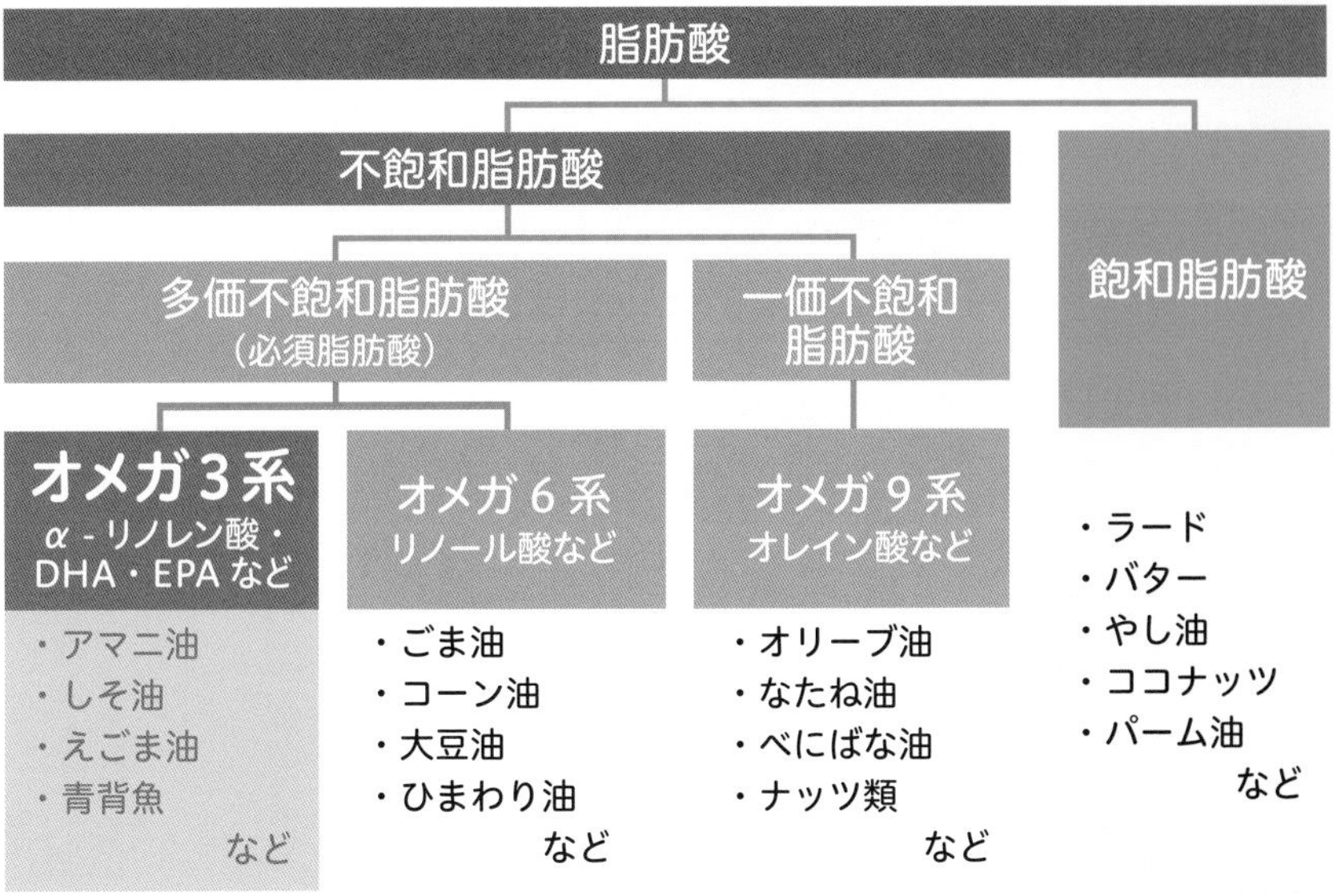

油を構成する元になる「脂肪酸」は、性質や特徴から4つに分類でき、青背魚の油が分類されるのは「オメガ3系脂肪酸」。認知症のほか、心疾患や高血圧のリスクの低下にも効果を発揮する。

血液中のDHA濃度が高い人と低い人を10年間追跡。DHA濃度が低かった人と比べると、認知機能低下のリスクは濃度が中程度の人で0.11倍、高かった人で0.17倍だと分かった。

DHA濃度と認知機能低下のリスク

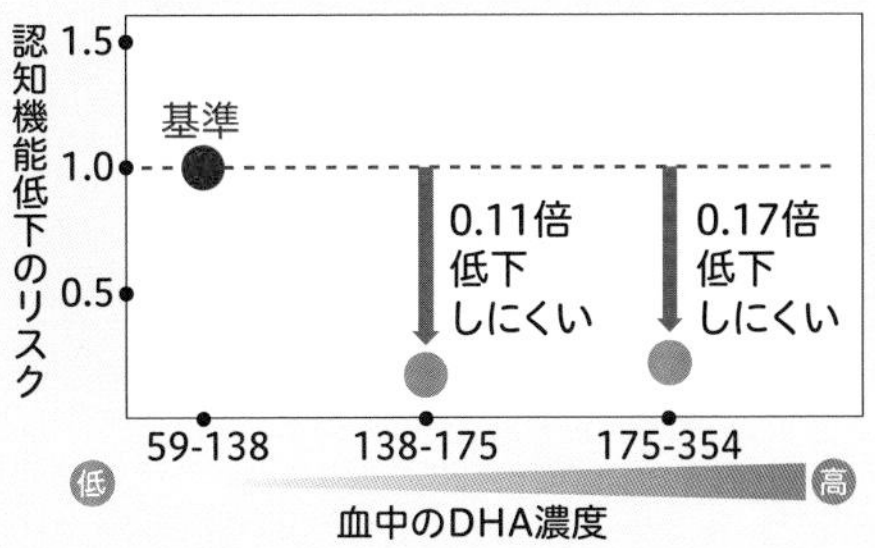

出典／ Otsuka R, et al.Eur J Clin Nutr. 2014 Apr;68(4):503-509.

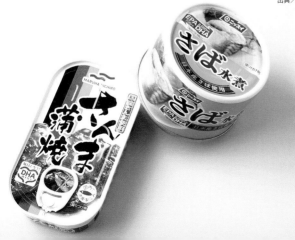

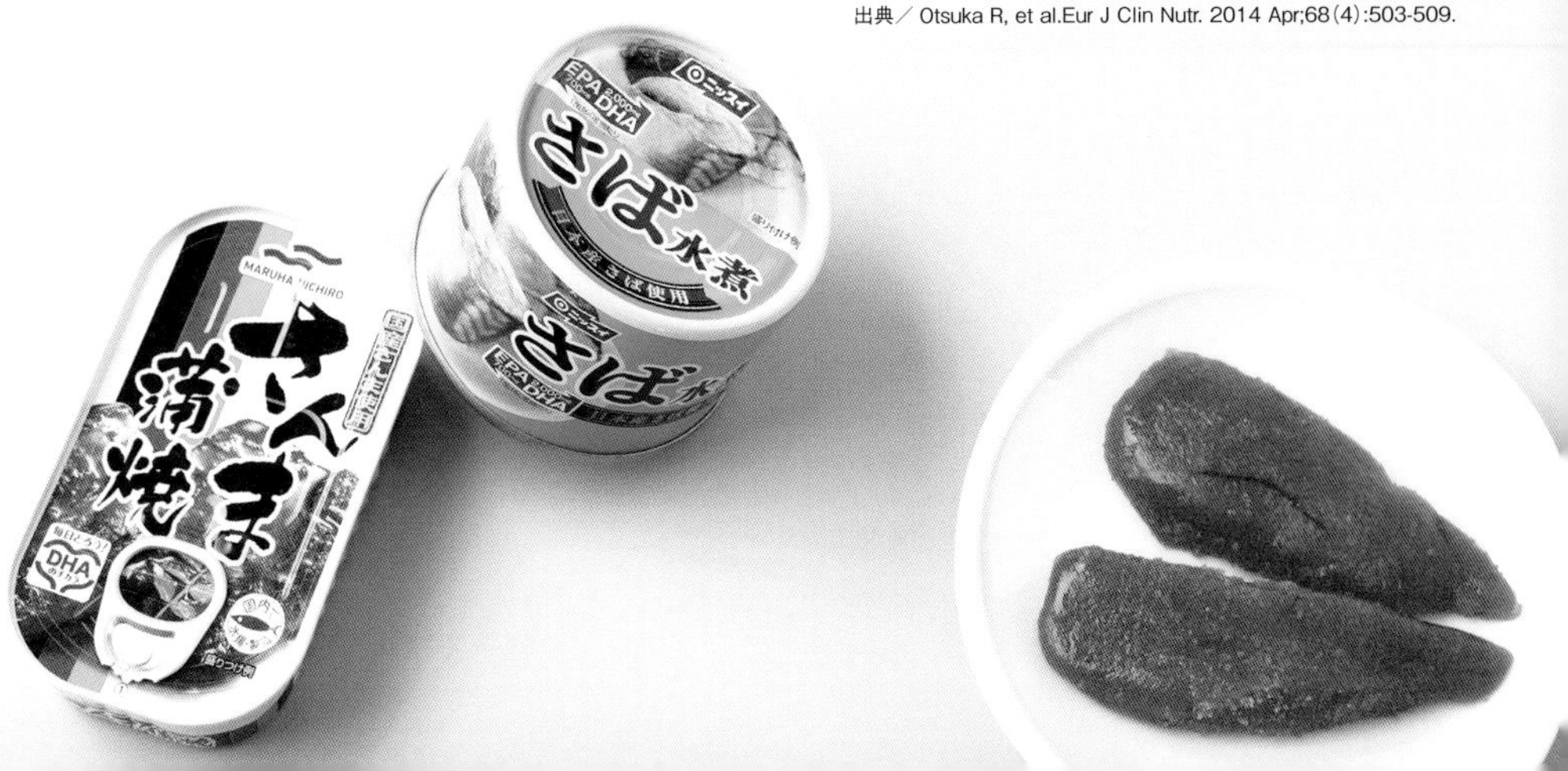

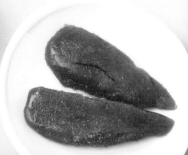

2 きのこ類

食物繊維が豊富！
腸活＆生活習慣病の予防に

きのこ類は、日本食と腸内細菌、認知症との関係を調べた調査で、日常的に食べている人と食べない人の差が大きな食材でした。調査では、きのこをよく食べる人の糞便には、発がん促進物質であるP-クレゾールやインドールが少なかったことも判明。これも、きのこ類の摂取が多いと認知症になりにくいことと関係していると考えられます。

また、宮城県・大崎市の市民を対象に行われている大崎コホート研究でも、きのこ類が認知症リスクの低減に役立つという結果が出ています。きのこ類の摂取が多かった人は、少なかった人に比べて、5年後の認知症発症率が0・81倍に抑えられていたのです。

きのこ類は食物繊維が豊富なのが特徴です。食物繊維は、大腸で善玉菌のえさになったり、便のかさを増やしたりすることで、腸内環境を改善、糖尿病や高血圧の予防にも役立ちます。健康長寿のために積極的にとりたい栄養素なのです。しいたけやエリンギ、ぶなしめじなどきのこによって含まれる栄養素は変わってくるので、さまざまな種類のきのこをとるのが理想です。

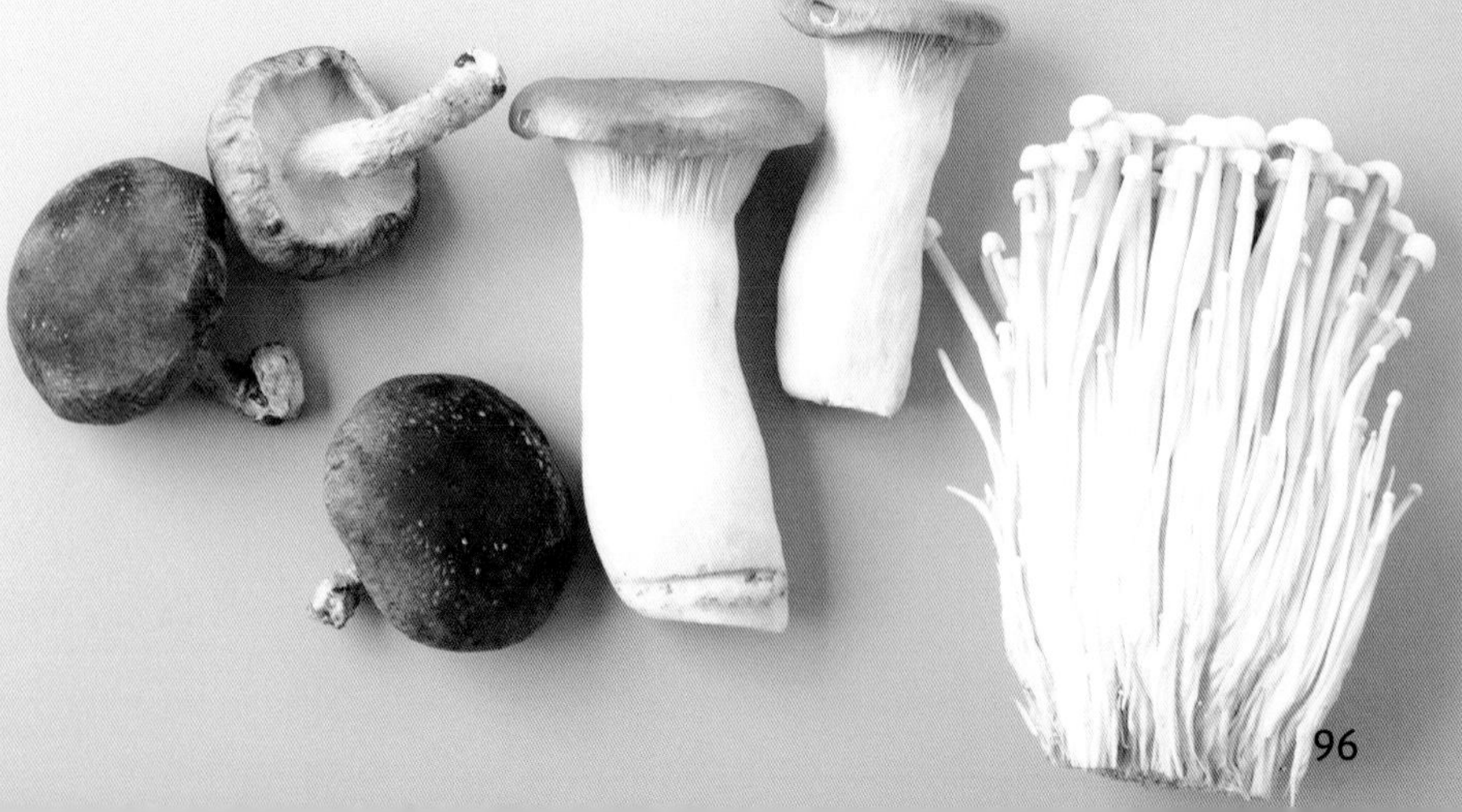

きのこを摂取すると発がん促進物質が減少

	多い人(45人)	少ない人(40人)	P値
P-クレゾール中央値（μg/g）	0.21	3.10	0.492
インドール中央値（μg/g）	0.37	4.51	0.729

出典：Saji N, et al. Nutrition. 2022 Feb;94:111524.

腸内の悪玉菌が産生する P-クレゾールや、インドールが、きのこ類をよく食べている人の糞便には少なく、あまり食べていない人の糞便には多い傾向があった。

ちなみに、近ごろ、きのこ類に含まれる「エルゴチオネイン」という物質が、認知症の予防に効果があると注目を集めています。認知症の人と認知症でない人の血液を比べたところ、認知症の人の血液にはエルゴチオネインが少なかったという調査結果が報告されたためです。エルゴチオネインを多く含有しているのは、タモギタケという種類のきのこ。ただし、しいたけやエリンギなどを食べることでも、摂取できます。

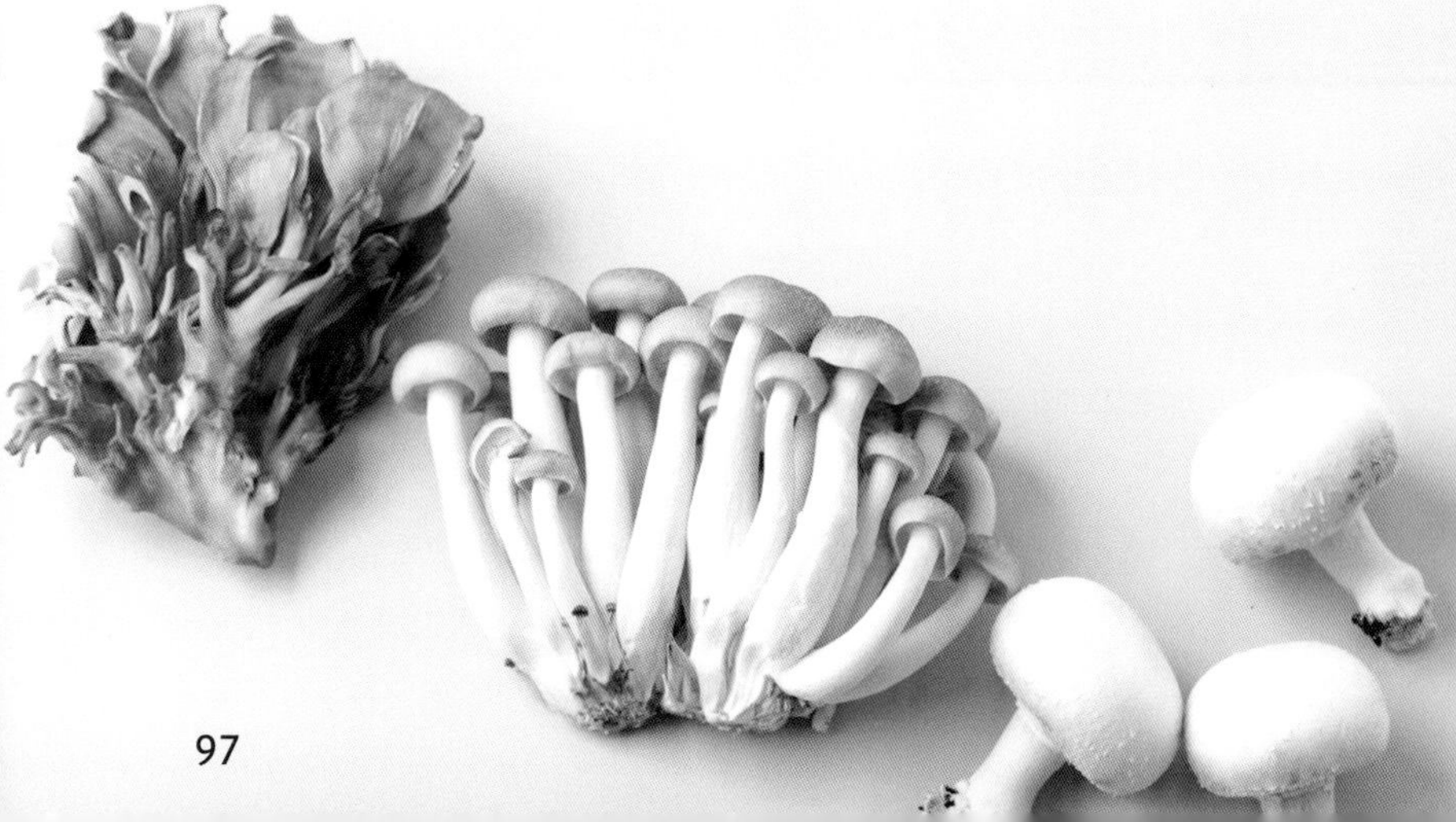

3 豆類・大豆製品

摂取が多い女性は 認知機能低下リスクが半減

豆類は、海外の認知症予防食であるマインド食でも、摂取が推奨されている食材です。そして納豆、豆腐などの大豆製品は、低脂質で高たんぱくな植物性たんぱく質源。イソフラボンや食物繊維、ビタミン、ミネラル、ポリフェノールなど、健康にいい栄養素がぎっしり詰まっています。

認知症予防にも好影響なことが研究でも明らかに。豆類、大豆製品の摂取と認知症の関連を調べた研究では、特に女性で、10年後の認知機能低下リスクを抑えられたという結果が挙がりました。

大豆製品に含まれるイソフラボンは、破骨細胞の働きや骨からのカルシウム溶出を抑え、骨粗しょう症の予防に役立つ栄養素。骨の健康を守るためにも、特に女性には積極的な摂取をおすすめします。

また、大豆を使った納豆やみそ、しょうゆは、いずれも発酵食品。乳酸菌が豊富で、腸内の善玉菌を活性化させ、腸内環境を整えるのにも役立ちます。

煮豆や油揚げ、高野豆腐など、食材のバリエーションも豊富。献立に1品、取り入れてみてください。

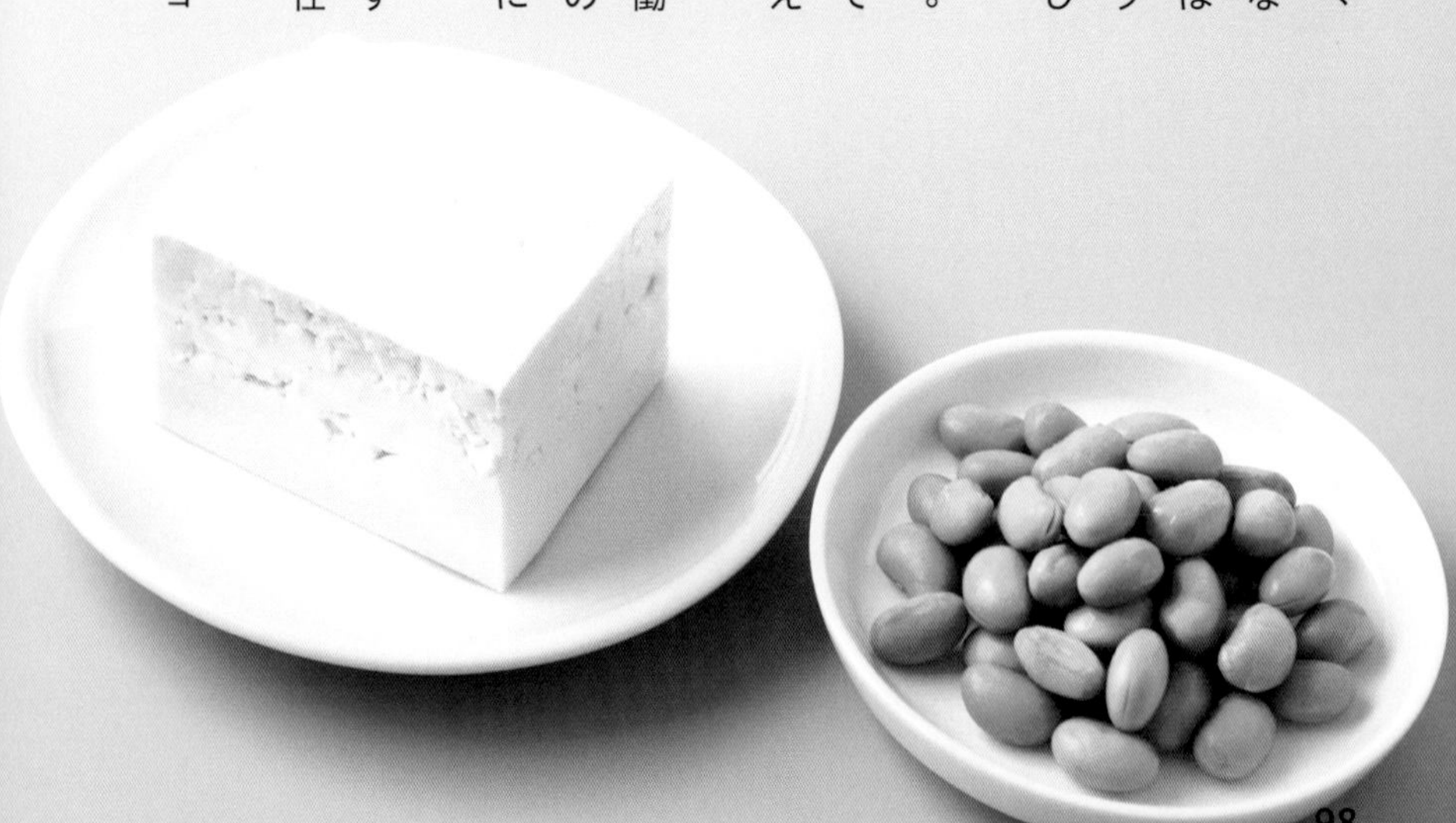

豆類・総イソフラボンの摂取と10年後の認知機能

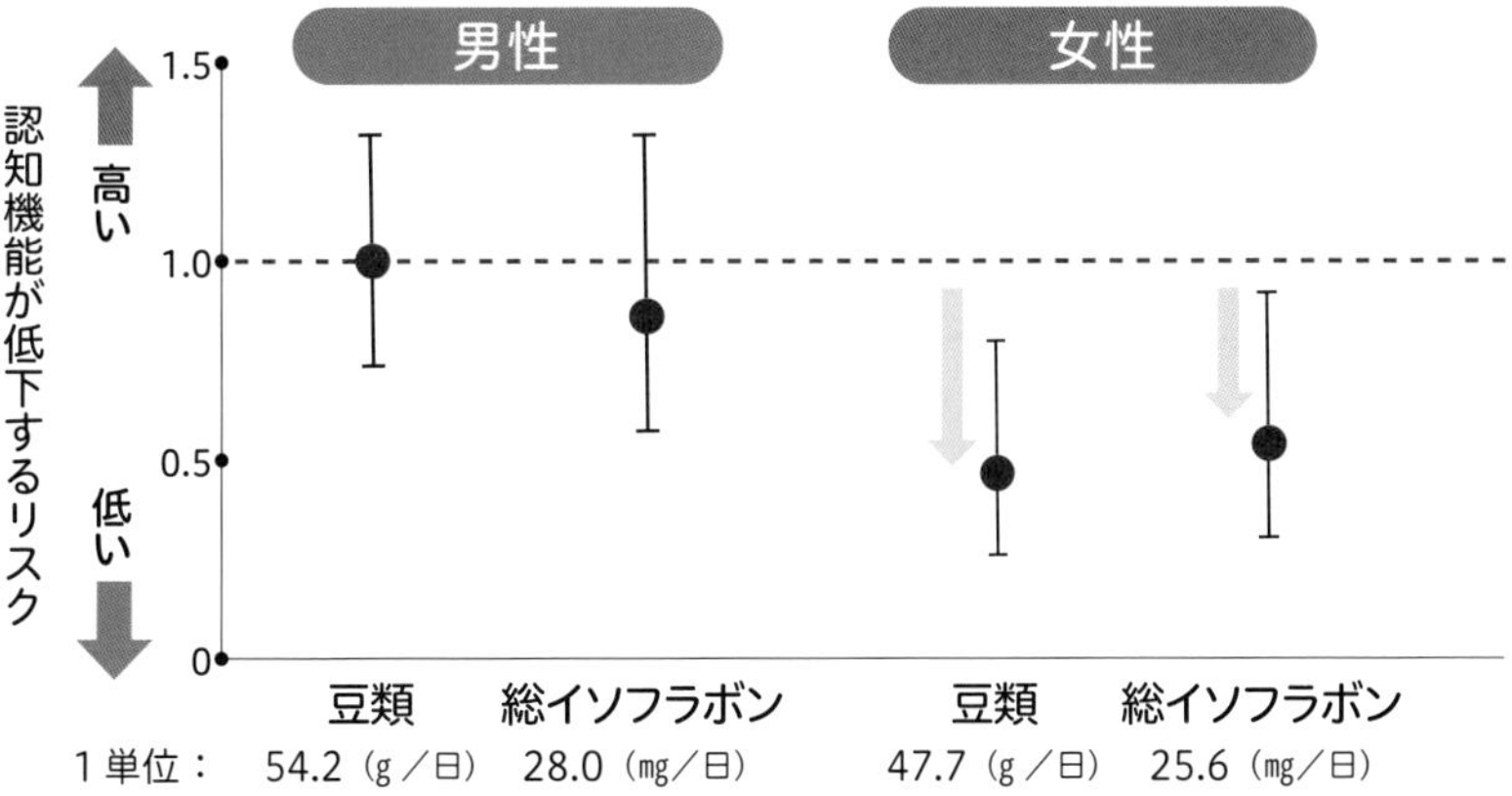

出典：Nakamoto M, et al. Eur J Clin Nutr. 2018 Oct;72(10):1458-1462.

豆類の摂取量や大豆製品に含まれるイソフラボンの摂取量が多かった人は、10 年後認知機能がどう変化しているかを調査。その結果、女性においてはリスクが半減していた。

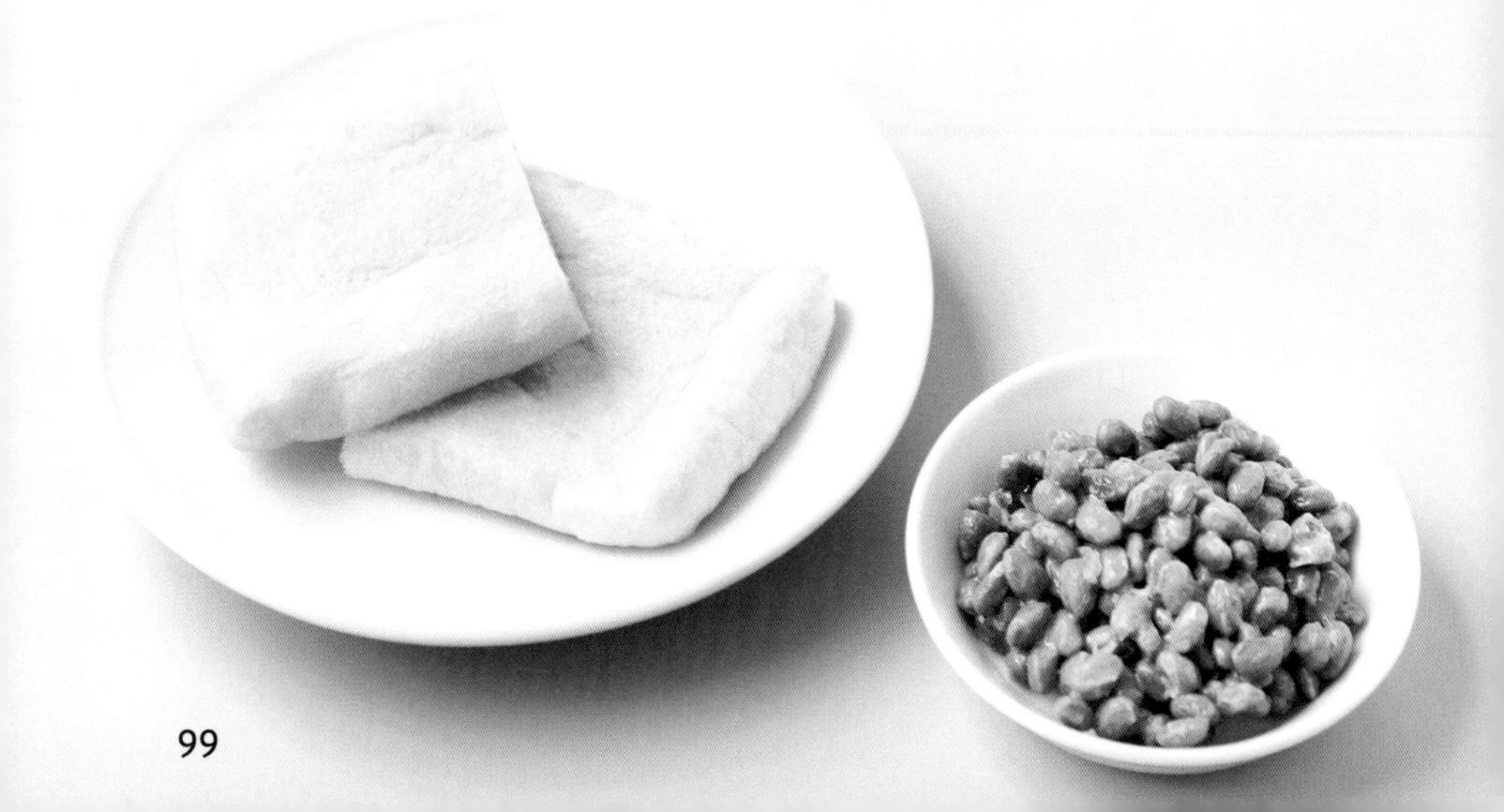

4 コーヒー・緑茶

コーヒー3杯で認知症発症率約半分に！

眠いときにコーヒーを飲んで頭がスッキリしたなど、コーヒーが脳の機能に好影響だと経験で感じている人も多いのではないでしょうか。

コーヒーが認知症予防にいいことは、世界中で研究成果が出ています。新潟大学大学院の研究チームでも、コーヒーを1日3杯以上摂取したグループは、0杯だったグループと比べ、8年後の認知症発症率が0・53倍だったという研究報告が。リスクが約半分に減っていたのです。コーヒーに含まれるカフェインは、動物実験において、脳のごみであるアミロイドβをたまりにくくする効果が報告されています。また、抗酸化力が高いクロロゲン酸というポリフェノールが、認知機能維持にひと役買っている可能性もあります。

コーヒーを飲むタイミングには、注意が必要です。眠気覚ましの効果がありますから、寝る直前はNG。寝つきが悪い、眠りが浅いなど睡眠にお悩みの人は、午後3時以降は飲むのを控えめに。また、胃酸の分泌を促す作用があるので、空腹時に飲むと胃酸過多で気持ち悪くなる恐れがあります。

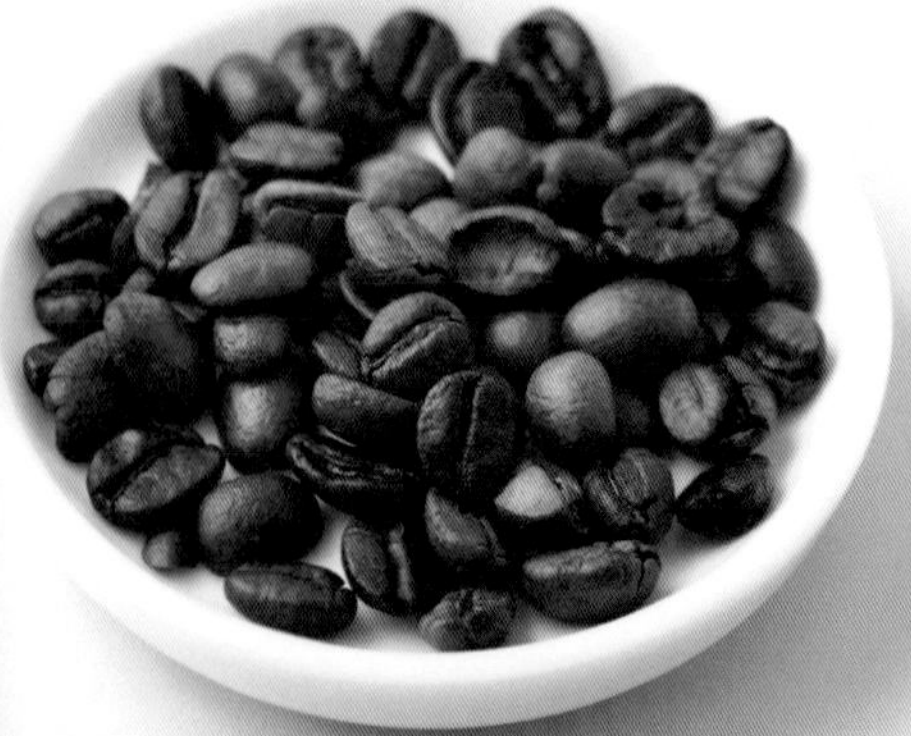

コーヒー摂取量と認知症のリスク

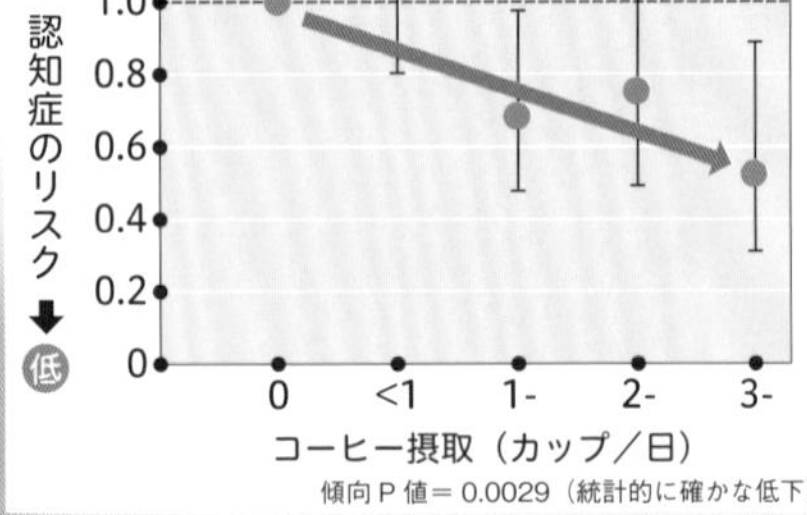

出典：Matsushita N,et al.J Am Geriatr Soc. 2021 Dec;69(12):3529-3544.

1日のコーヒー摂取量が異なる人を8年間追跡調査。3杯飲んでいた人は、0杯の人と比べ、認知症のリスクは約半分に低下していた。

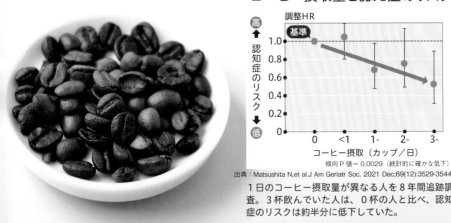

緑茶習慣で
脳の海馬が守られる

緑茶を飲む習慣も、認知症予防に効果があると考えられます。1日に2杯以上緑茶を飲んでいる人は、1杯未満の人と比べて、12年間で認知機能が低下するリスクが約0・7倍という研究結果が。これは、認知症リスクが約30％減っていることになります。

また別の調査では、1日当たりの緑茶の摂取量が1杯（100㎖）増えるごとに、記憶をつかさどる脳の海馬が萎縮する率が5％抑えられるという報告もされています。

緑茶に含まれる栄養素の中で、認知症予防に働いていると考えられるのがカテキンなどのポリフェノール。ポリフェノールの抗酸化作用や抗炎症作用が、細胞の酸化を抑えていると考えられるのです。

緑茶は、食後の団らんタイムに飲むことも多いもの。誰かと食事をしたり、食後のおしゃべりを楽しみながら緑茶を飲むという習慣が、認知機能の維持に役立っているという説もあります。ぜひ家族や友人とおしゃべりしながら、緑茶タイムを楽しんでください。

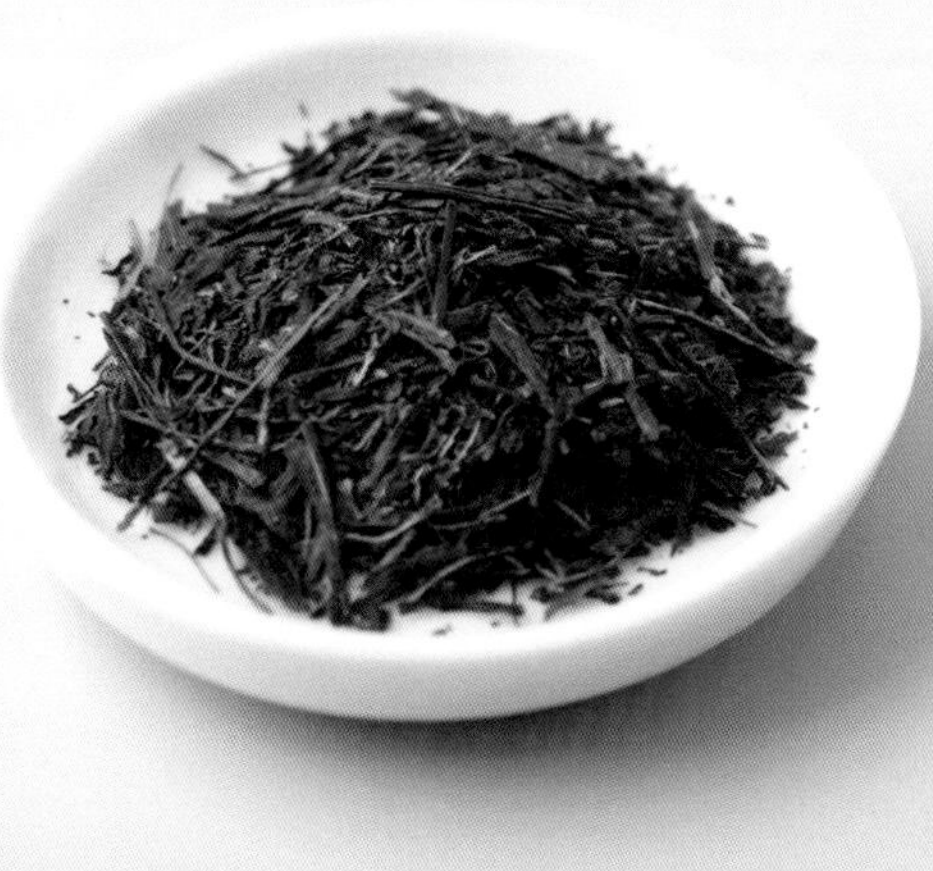

緑茶摂取と海馬萎縮の関係

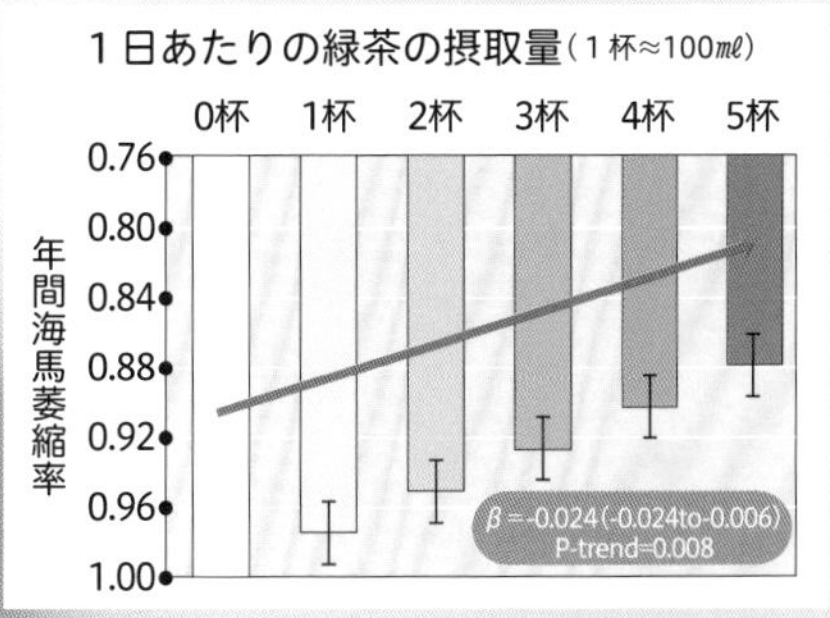

出典：Zhang S, et al. Arch Gerontol Geriatr. 2021Sep-Oct;96:104454.

MRI 検査で海馬の体積を測り、緑茶の摂取量との関係を調査。緑茶を多く飲むほど、脳の海馬が1年間に萎縮していく率が、5％ずつ減っていたという結果が出た。

5 穀類

玄米や雑穀、十割そばなど茶色っぽいものを選ぼう

和食の穀類といえばごはんです。食物繊維や、脳のエネルギー源である糖質がたっぷり。穀類は、色が真っ白なものよりも、茶色っぽい、精製されていないもののほうが、食物繊維が多くとれます。血糖値の上がりやすさを示すＧＩ値も低く、糖尿病予防につながりますから、できれば玄米や雑穀入りのごはんをチョイスしたいところ。そばであれば、つなぎの少ない十割を選ぶと、健康効果が高まります。

ちなみに、穀類の中でも、麺類の摂取が多いと認知症になりやすいというデータも。これは麺類だとおかずが少なくなり、食の多様性が低くなるからだと考えられます。麺類を食べるときも、具やおかずをそろえていっしょに食べるように心がけましょう。

GI値グラフ

食パン	91
白米	84
パスタ	65
そば	59
玄米	56

出典：日本ダイエットスペシャリスト協会 永田孝行

数値が高いほど、糖質の吸収度合いが高く、摂取後の血糖値が上がりやすいことを示している。ごはんは5分づき、3分づきなど、胚芽が残っているものや玄米がおすすめ。

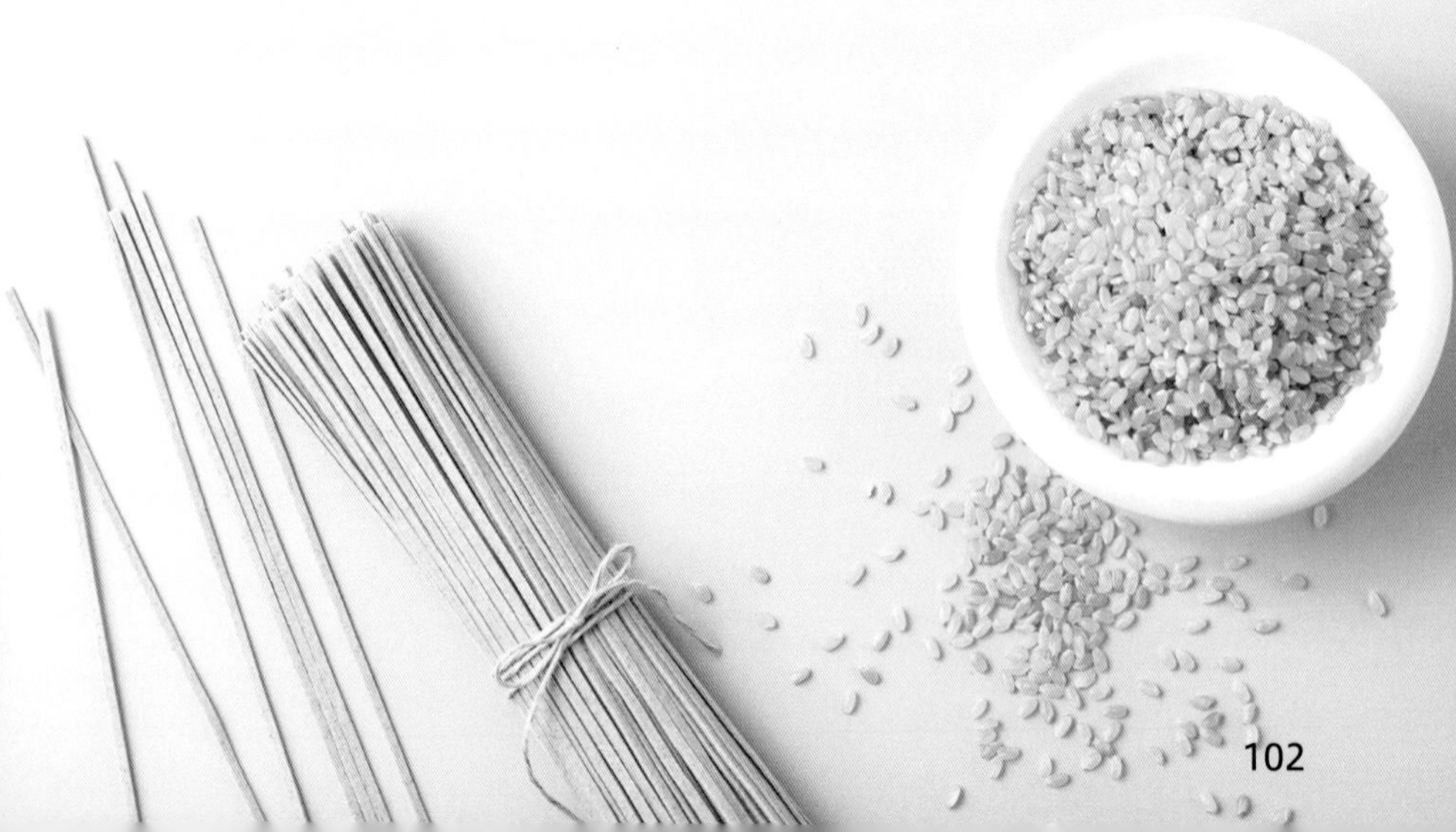

6 緑黄色野菜

ビタミンA・C・Eの抗酸化力で老化を食い止める！

酸素は生命活動に必要なものですが、取り込んだ酸素の数%は活性酸素に変化。これが細胞を傷つけ老化現象や糖尿病、動脈硬化の原因にもなります。

活性酸素を取り除く力が、抗酸化力。緑黄色野菜には、強い抗酸化力を持つビタミンA、C、E（エース）が豊富に含まれていて、生活習慣病の予防や、細胞のアンチエイジングに働いてくれるのです。

ビタミンAは鼻やのどの粘膜を守る、ビタミンCは病気への抵抗力を高める、ビタミンEは不飽和脂肪酸の酸化抑制など、ビタミンA、C、Eには抗酸化以外にも多くの健康効果があります。

また、緑黄色野菜は種類によって、食物繊維やビタミンK、ミネラル、葉酸など、さまざまな栄養素がたっぷり。複数種類の緑黄色野菜をいっしょに食べることで、とれる栄養素の種類が増え、相乗効果で抗酸化作用も高まります。

黄色、緑、赤など、色の異なる野菜をいっしょにとることが、バランスを調えるコツです。

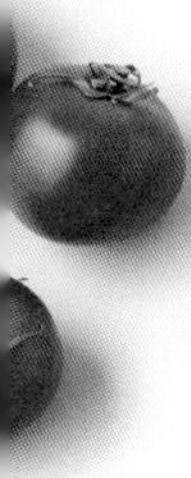

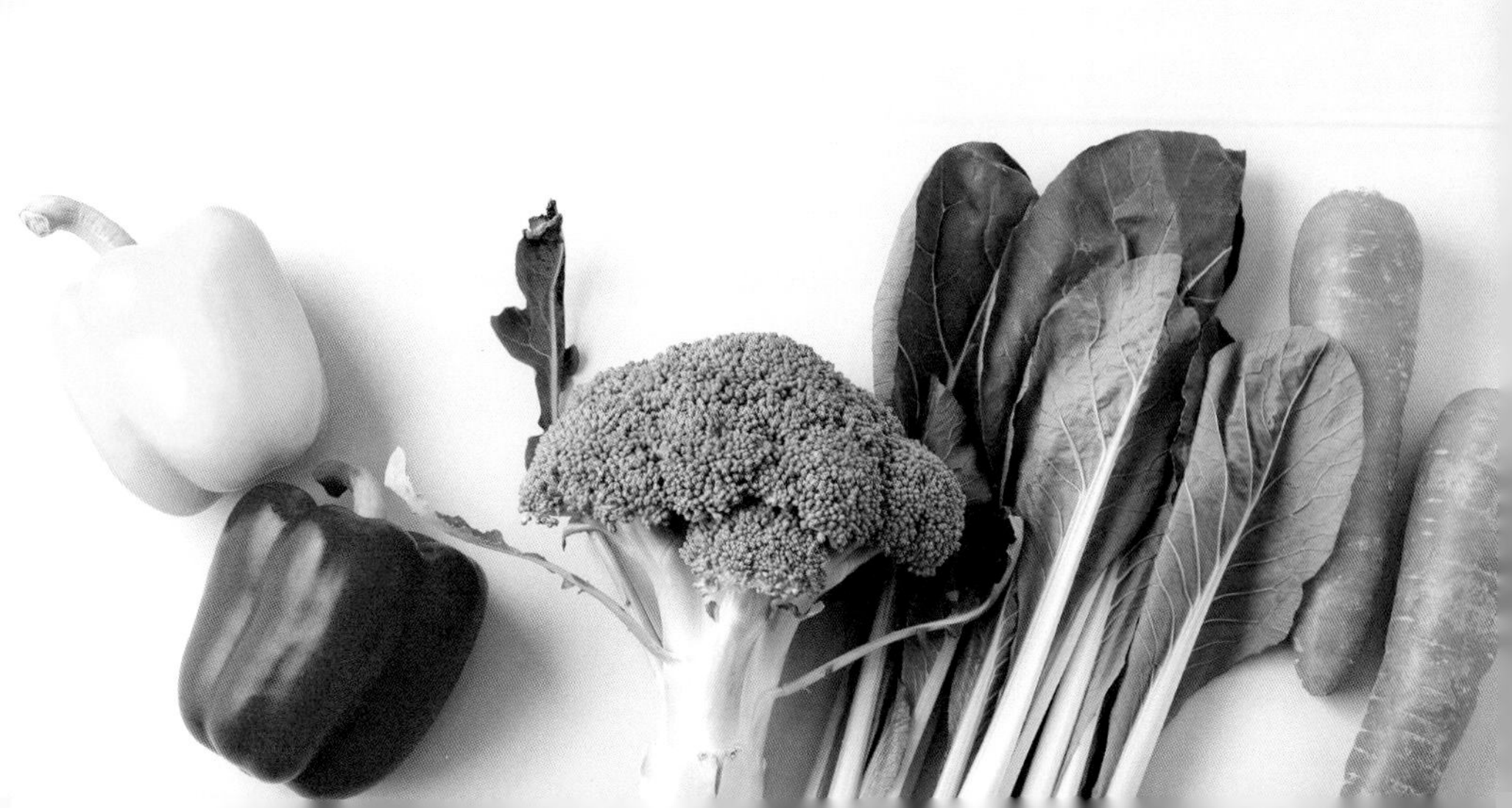

7 海藻類

善玉菌のえさになる水溶性食物繊維が豊富！

わかめやひじきなど、日常的に海藻類を食べるのは、世界中で日本人だけ。そのため日本人の腸内には、海藻の食物繊維を分解する腸内細菌がすんでいます。

そして海藻類には、ミネラルやヨウ素などの栄養が豊富。認知症予防との関連で特に注目なのが、海藻類に多く含まれる水溶性食物繊維です。というのも、水溶性食物繊維が認知症の発症リスクを抑えるという調査結果があるのです。

それは、日本人の健康に関する「CIRCS研究」という大規模な研究。40〜64歳の3739人を最大21年間にわたって追跡した調査で、水溶性食物繊維をよく食べていたグループは、少ないグループに比べて認知症リスクが0・61倍に抑えられていました。

水溶性食物繊維は、ビフィズス菌や乳酸菌など、善玉菌の大好物。また、水と結びついて便を柔らかくし、便の通りをスムーズにする働きもあります。血糖値の急上昇を抑えたり、高血圧予防にも働く栄養素。腸内環境を整え、生活習慣病を予防することで、認知症のリスク低減に役立ったと考えられます。

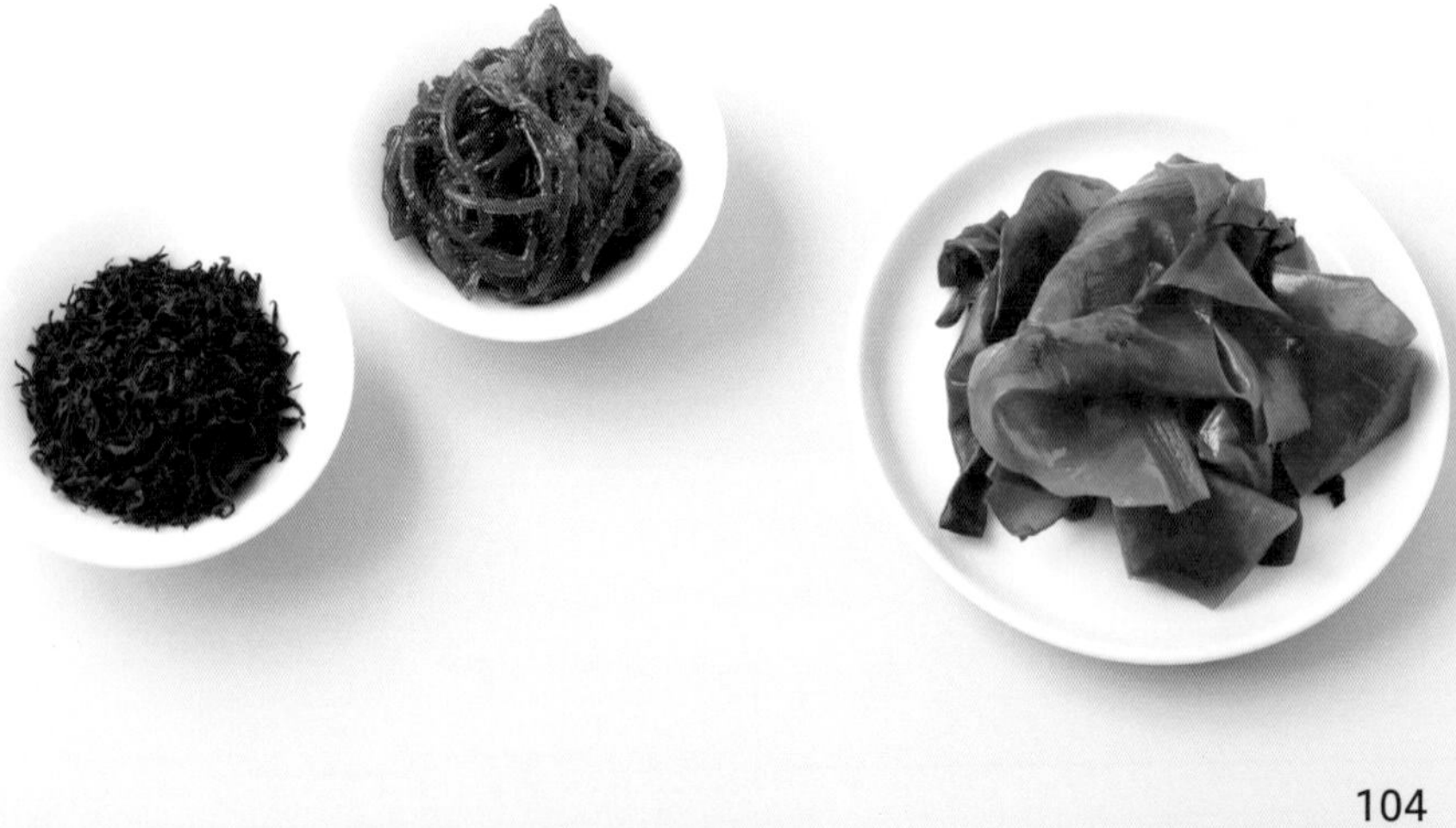

8 みそ

必須アミノ酸９種類と植物性乳酸菌がたっぷり

みそは、大豆を発酵させた発酵食品。必須アミノ酸9種類、食物繊維、ビタミン、ミネラルなど、非常に多くの栄養が含まれています。

乳酸菌などの善玉菌も豊富で、腸内環境を整えてくれる働きもあります。ちなみに、植物性乳酸菌は、チーズやヨーグルトなどの動物性乳酸菌と比べて、生きて腸に届きやすいのが特徴です。

手軽にみそをとるには、みそ汁がおすすめですが、血圧を気にして控えている人も多いでしょう。そこでおすすめなのが、野菜をたっぷり入れること。ほうれん草や小松菜などに含まれるカリウムには、塩分を体外へ排出する働きがあります。また、具を多くすることで汁の量が減りますから、みその使いすぎを防ぐこともできます。

みそ汁はラーメンやざるそばとは組み合わせにくいメニュー。みそ汁をとると意識することで、主食、主菜、副菜のそろった定食風献立になりやすく、食の多様性を高めやすいのも、認知症予防につながる要因と考えられます。

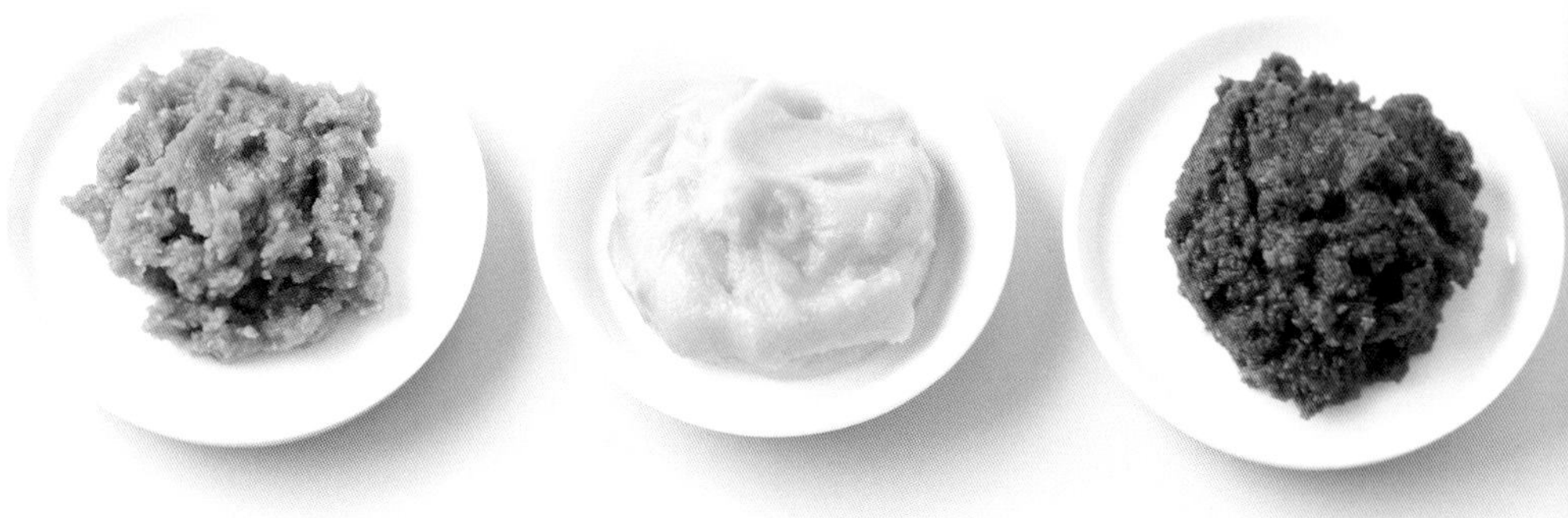

9 漬け物

乳酸菌と食物繊維を同時にとれるアジア人のための腸活食材

漬け物の中でもぬか漬けやキムチなど、乳酸発酵させてつくられたものは、乳酸菌が豊富。漬け物の乳酸菌は植物性乳酸菌なので、生きたまま腸に届きやすく、腸の善玉菌を活性化させる効果があります。

ぬか漬けやキムチには、きゅうりや白菜、にんじんなどの野菜を使いますが、これも腸内環境には大きなメリット。腸内環境を整える善玉菌と、善玉菌のエサとなる食物繊維をいっしょにとることで、腸活効果がさらに高まるからです。この腸活法を「シンバイオティクス」といい、注目を集めています。

腸内細菌の種類は、生まれ育った環境によっても左右されます。子どものころから慣れ親しんでいる地元の漬け物には、その人の腸内環境に合う乳酸菌が含まれている可能性が大。腸活のために発酵食品をとるなら、海外産のチーズよりも、慣れ親しんだ地元の漬け物を食べるほうが効果が期待できそうです。

高血圧が気になる人は、カリウムを含むきゅうりなどの野菜を食べたり、漬ける時間を短くすることで、塩分のとりすぎを防ぐことができます。

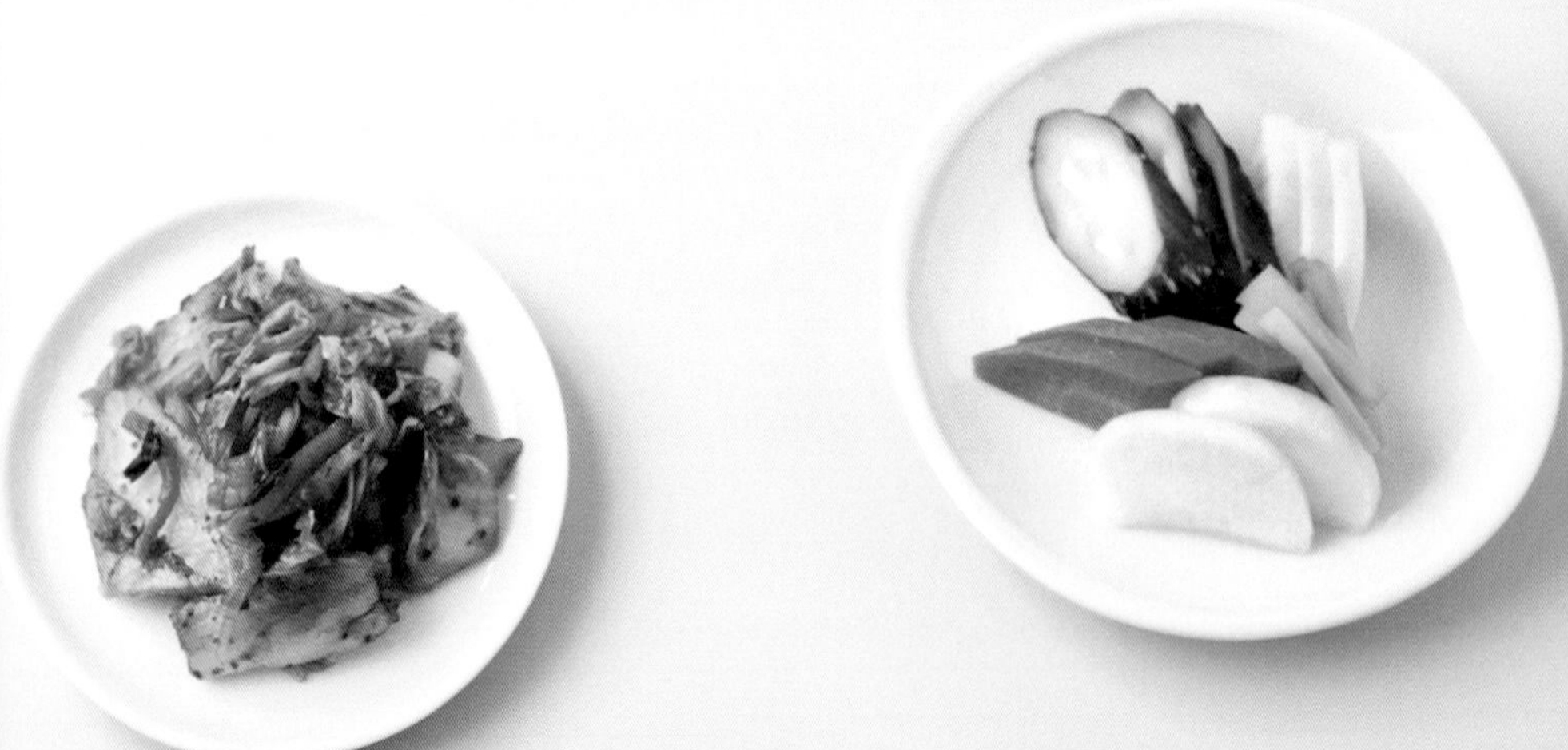

10 果物

高い抗酸化作用で認知機能の低下を遅らせる

認知症予防食であるマインド食でも、ベリー類を積極的にとるようすすめています。ブルーベリーやラズベリーには抗酸化作用が高いポリフェノールが豊富。動脈硬化を防いで血管の老化を遅らせるなど、認知症予防に働くことが期待されています。

海外の調査では、ブルーベリーといちごの摂取量が多い人は、認知機能の低下が最大2・5歳遅いという報告も。抗酸化成分は、ベリー類以外の果物にも豊富ですから、柑橘類やりんごでも摂取可能です。調理の手間がなくサッと食べられるので、野菜よりも手軽に摂取しやすいのが魅力といえるでしょう。

果物を食べると血糖値が上がりやすく太る、と考える人も多いですが、厚生労働省が推奨している摂取目安量である1日200gなら、問題ありません。

ただし、とりすぎれば太りますし、糖尿病の危険度も上がります。朝食は果物だけで済ませるというように食事代わりにしてしまうと、食の多様性が低下。いずれも認知症リスクを高めますから、きちんと食事をとったうえで、適量の摂取を心がけましょう。

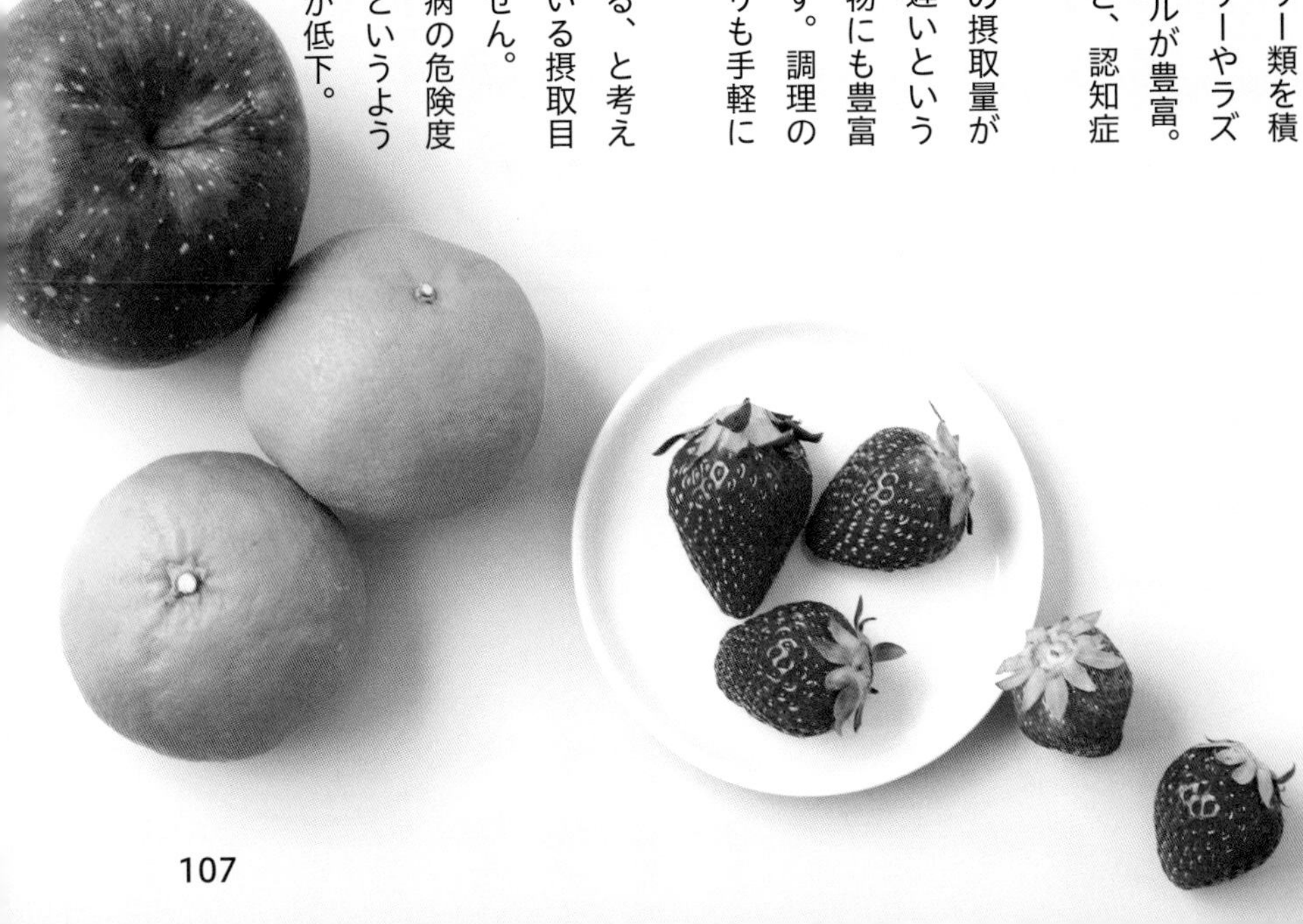

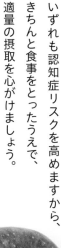

認知症を予防する 10食材の上手な食べ方

10品目の食材をベースに、和食中心の献立を組み立てるのが、認知症予防に最適の食生活。10品目を取り入れるコツをお伝えします。

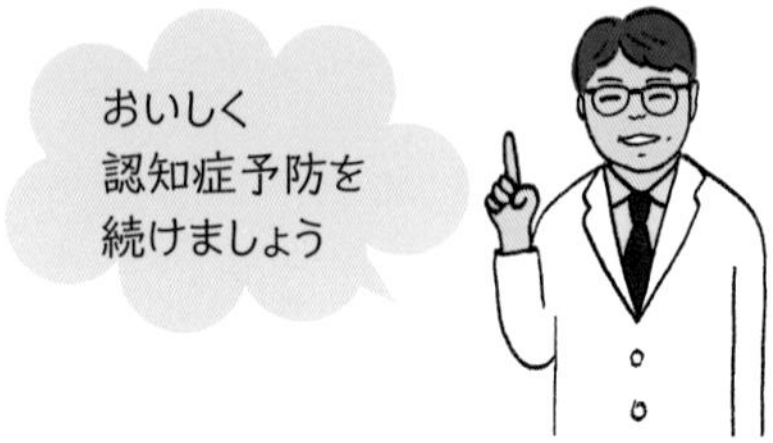

STEP 1 定食風に献立を組み立てる

カレーとサラダ、ラーメンとぎょうざといった、主食メインの食事だと食材の数が少なくなりがち。主食、主菜、副菜、汁もので構成する定食風なら、いろいろな食材を取り入れられます。1食でそろえられなくてもOK。1～2日単位で10品目をとれるよう組み立ててみましょう。

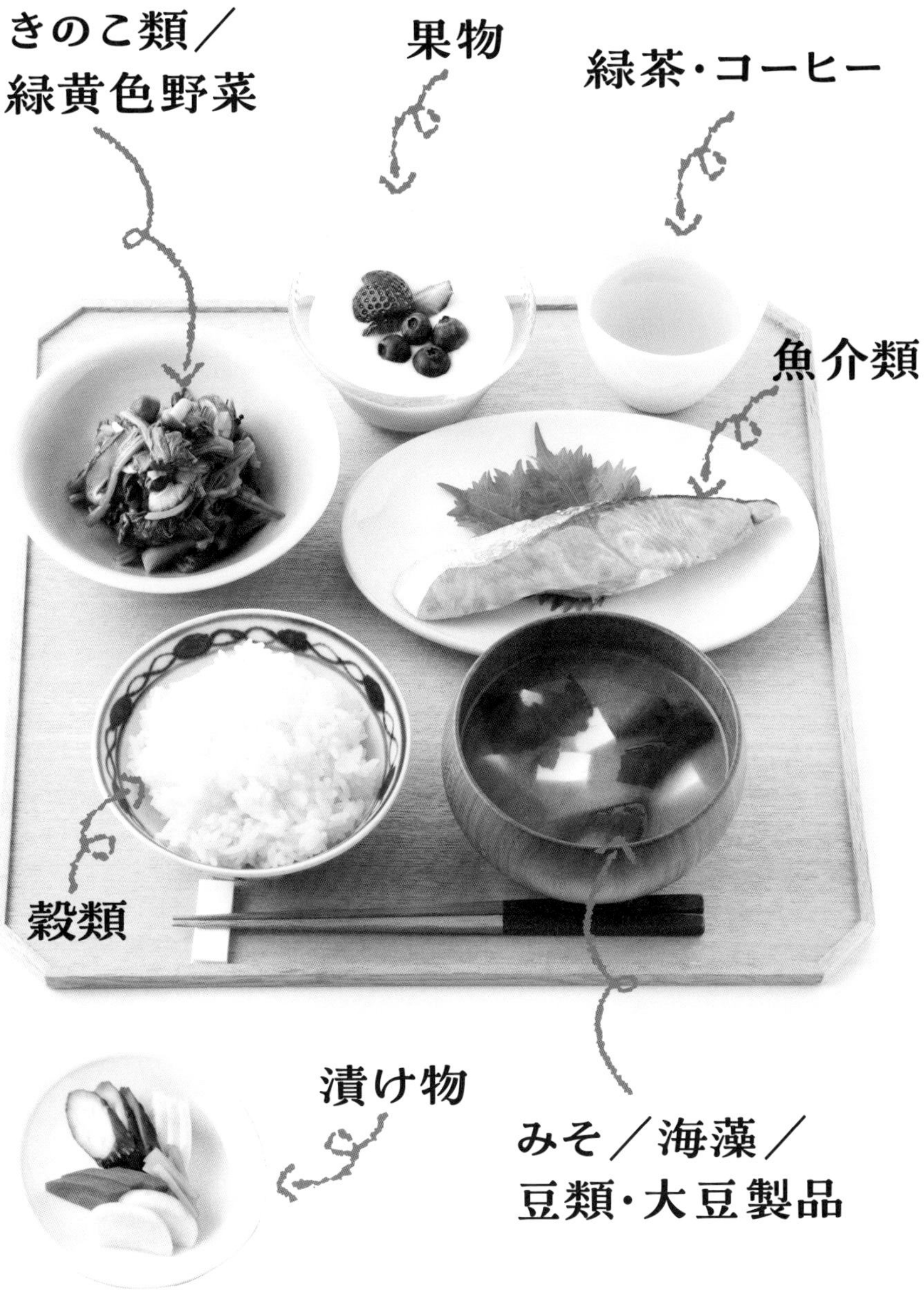
きのこ類／
緑黄色野菜
果物
緑茶・コーヒー
魚介類
穀類
漬け物
みそ／海藻／
豆類・大豆製品

STEP 2

毎日違う食材を献立に取り入れる

定食風の献立だとしても、毎食、主菜はさけ、緑黄色野菜はミニトマトというように、毎日同じ食材ばかりだと、食の多様性が低下します。なるべく違う食材を食べてマンネリ化を防ぎましょう。まずは食べ慣れない副菜を1品プラスだけでもOK。食材のバリエーションを広げてみて。

食の多様性指標　低い群の食事例

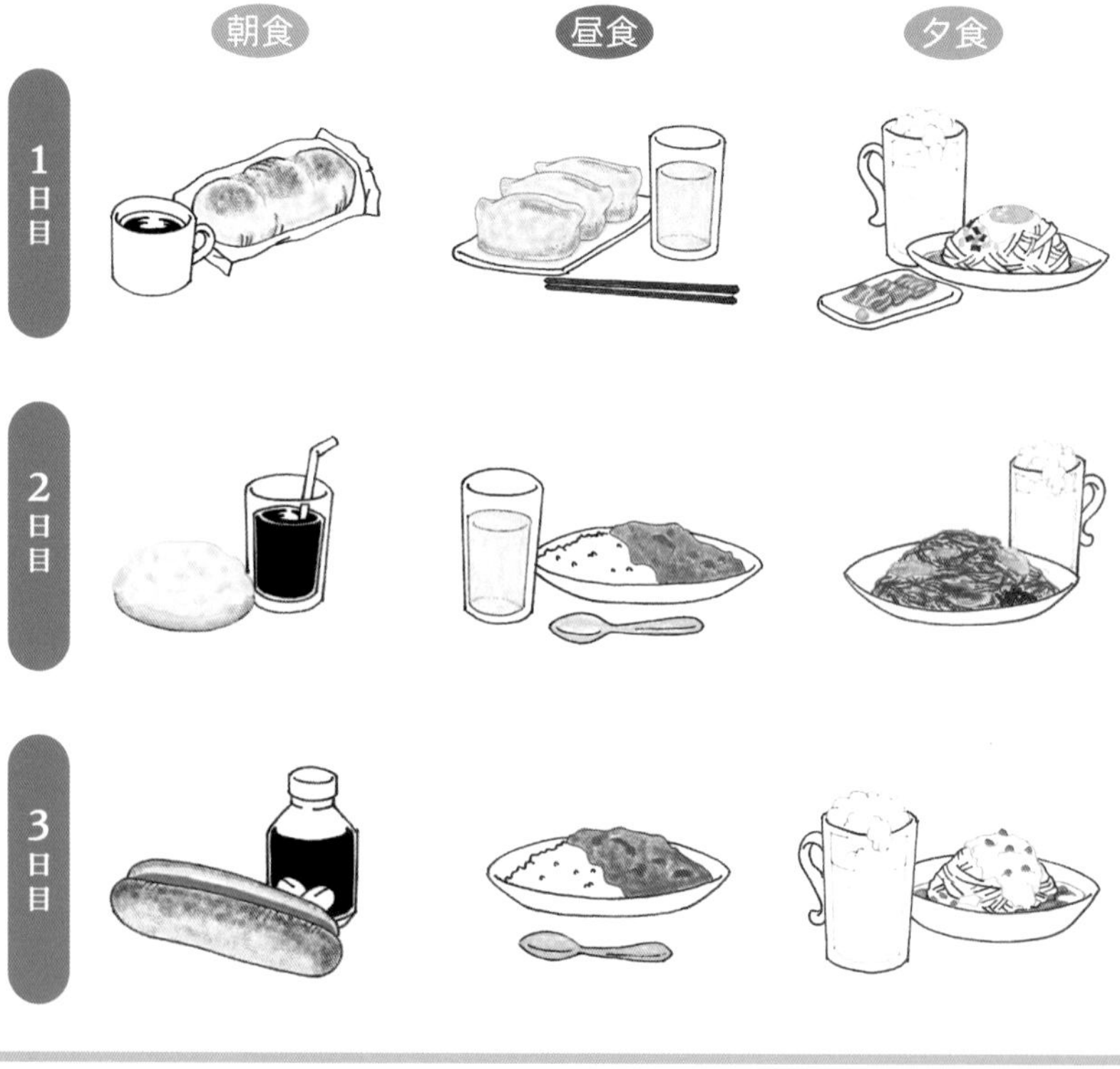

イラスト：国立長寿医療研究センター提供

POINT “つくおき”を活用しよう

さまざまな食材をそろえて料理するのも、認知機能維持の訓練になります。とはいえ、毎日献立を調えるのは大変。そこでおすすめなのがおかずを多めにつくって常備する“つくおき”です。それらを食事ごとに違う食材と組み合わせれば、手軽に食の多様性が高まります。

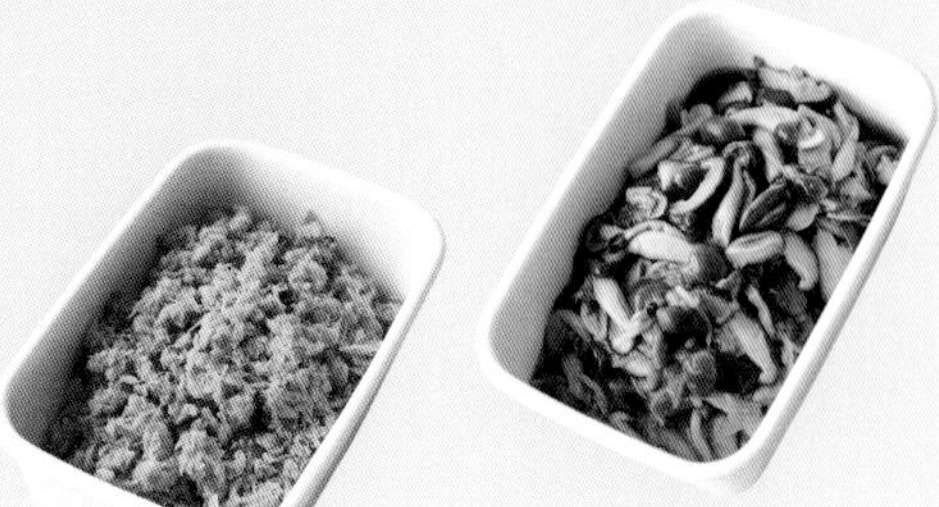

食の多様性指標　高い群の食事例

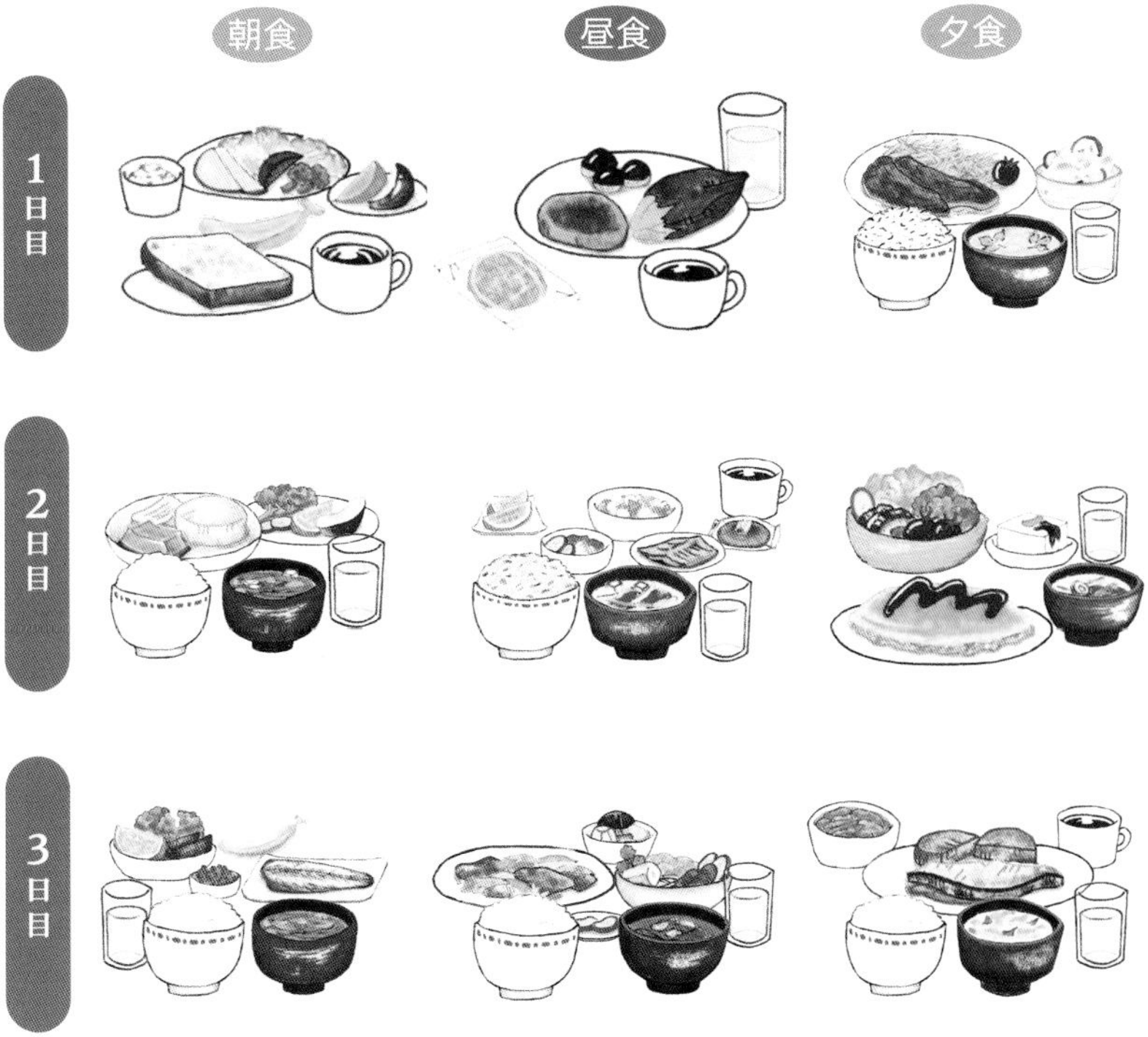

STEP 3

コーヒー、緑茶は食事中だけでなく食間に飲んでもOK

認知症予防のために、コーヒー、緑茶を飲む習慣をつけたいもの。これまで飲んでいなかった人は、意識しないとなかなか習慣づかないので、食後に1杯など、仕事の休憩時間にティータイムなど、飲むタイミングを決めるのがおすすめです。

Q 砂糖やミルクを入れてもいい？

A 砂糖とコーヒーミルクは避けて

砂糖は控えたいところ。コーヒーミルクには認知機能に悪影響といわれるトランス脂肪酸が入っているので量には注意。牛乳を加えるのは問題ありません。

Q インスタントや缶コーヒーでもいい？

A OKですが甘くないものを選んで

コーヒーの種類は、インスタントコーヒーや缶コーヒーでもかまいません。ただし､甘い缶コーヒーは、糖尿病のリスク要因。できるだけ控えましょう。

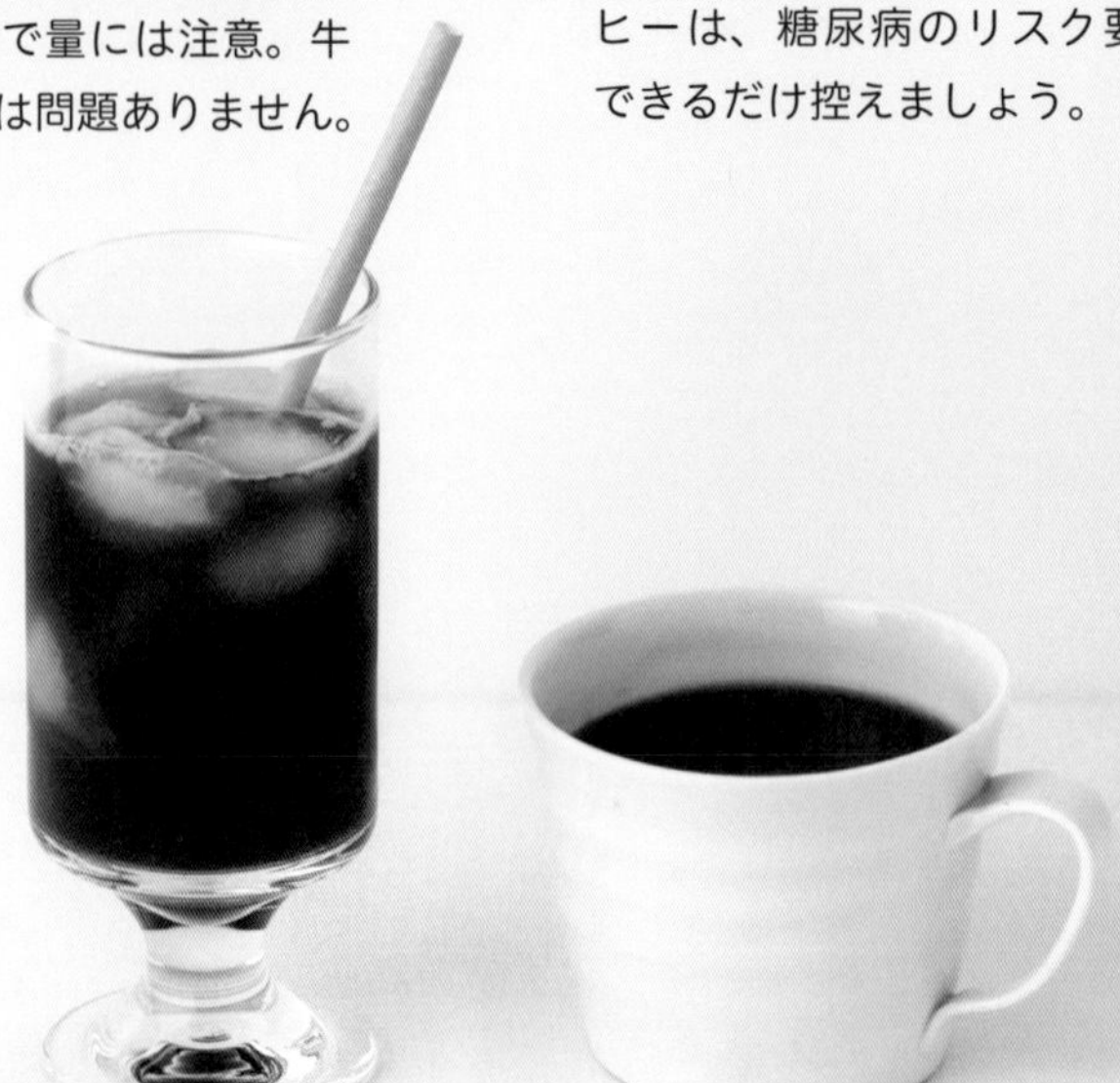

Q 1日に飲んでいい上限はある？

A コーヒーは3〜4杯、緑茶なら13杯

カフェインは1日400mgが上限とされています。1杯150㎖のカップで換算すると、コーヒーなら3〜4杯程度、緑茶は13杯が目安。範囲内で飲みましょう。

Q アイスコーヒーでもいい？

A 体を冷やすので夏だけにしましょう

アイスコーヒーにもカフェインは含有されています。ただし体を冷やすと免疫力が低下する恐れが。冬場は控え、夏限定がおすすめです。

Q 麦茶じゃ効果はないの？

A 麦茶と緑茶は別もの。効果は不明です

麦茶は、焙煎した大麦の種子を煮出した飲み物。茶葉由来のカフェインが一切入っておらず、認知症予防効果の有無は確認できていません。

Q ペットボトルの緑茶でもいい？

A おいしく飲み続けられる形態でOK！

調査対象の人たちが、急須でいれたお茶を飲んでいたかは追跡できていません。カフェインはペットボトルの緑茶にも入っているので、続けやすい形でOK。

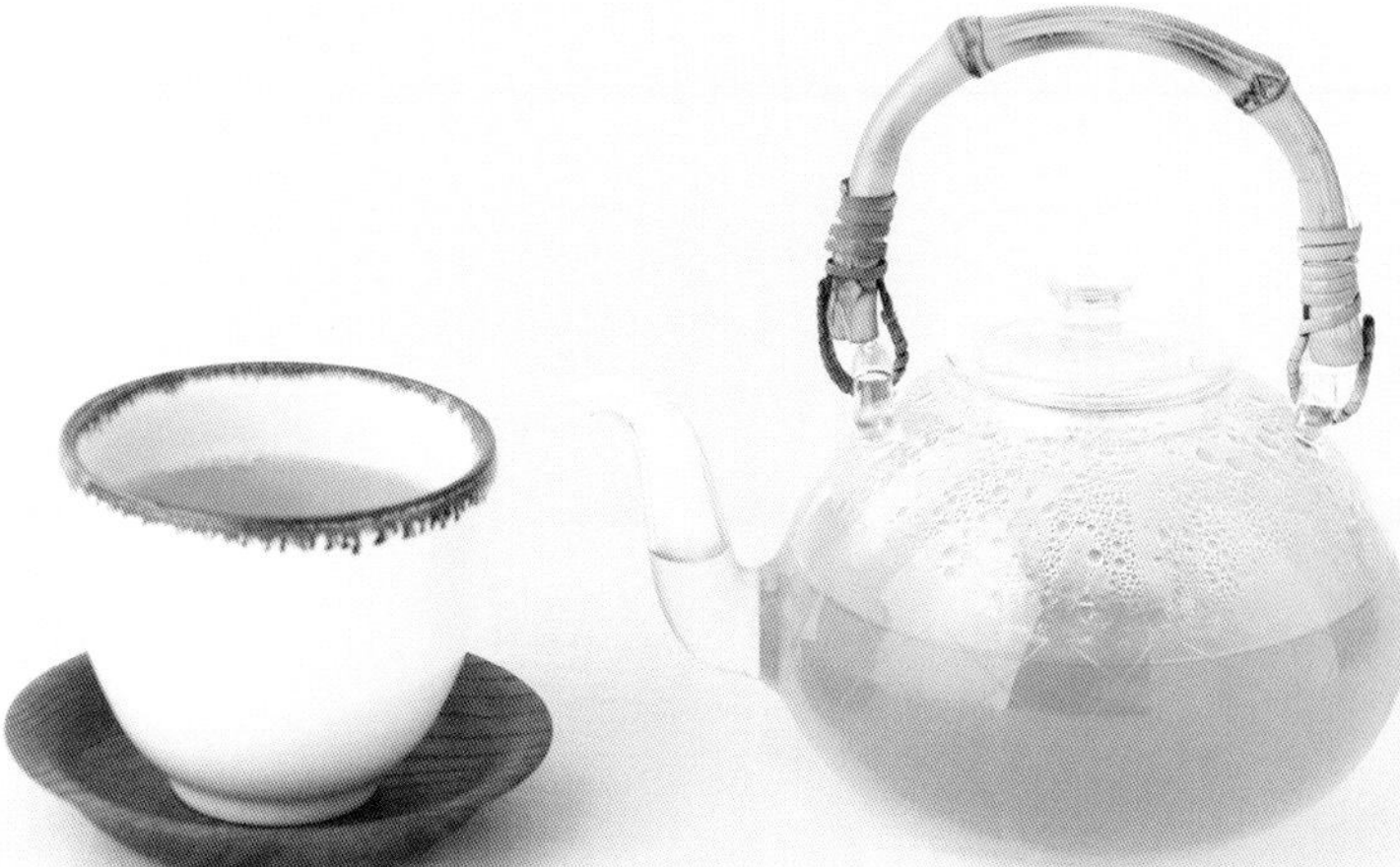

脳の健康を応援する**フード&ドリンク**

認知機能を助けるとされる栄養素入りの機能性表示食品は、さまざま。
主食、主菜、副菜の献立を基本にしつつ、取り入れてみるのもあり。

記憶力に着目した ノンアルコールビール

記憶力を高めるのに役立つとされる「GABA」入りの、ビールテイスト飲料。しっかりビールの飲みごたえで、カロリー、糖類、プリン体ゼロ*。＊食品表示基準に基づく

あしたを想うオールフリー350㎖ オープン価格／サントリー https://www.suntory.co.jp/customer/

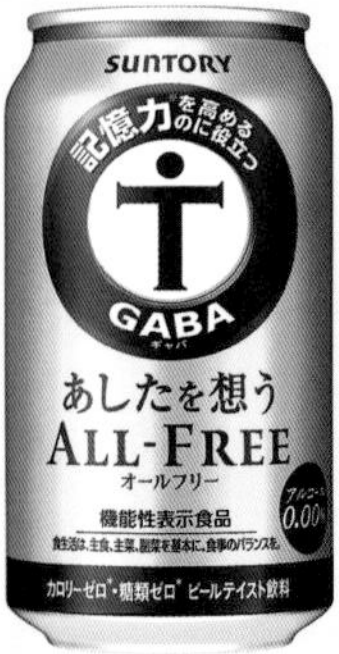

機能性表示食品

※1本／350㎖あたりGABA 100㎎配合

腸に届いて脳に働く ビフィズス菌

50年以上にわたるビフィズス菌研究の中で発見！　認知機能の一部である記憶力、空間認識力を維持する働きが報告された「ビフィズス菌MCC1274」を配合したヨーグルト。

メモリービフィズス 記憶対策ヨーグルト100g 157円／森永乳業 0120-369-744

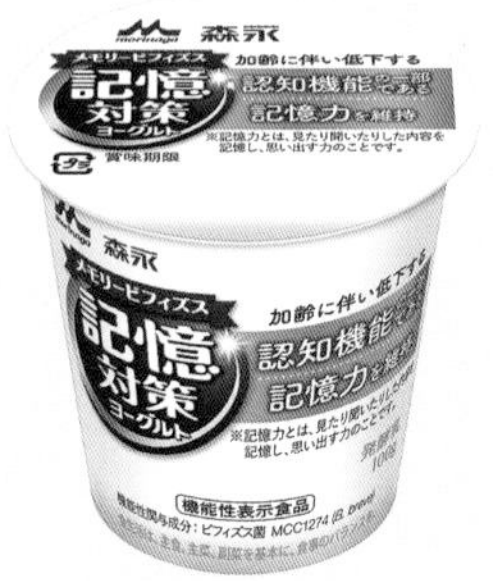

機能性表示食品

※1個／100gあたりビフィズス菌 MCC1274(B. breve)200億個配合

乳由来ペプチド 「βラクトリン」を配合

加齢に伴って低下する記憶力（手がかりをもとに思い出す力）を維持することが報告されている、乳由来ペプチド「βラクトリン」を配合。ヨーグルトテイストで後味すっきりの飲みやすさ。

キリン βラクトリン100㎖ 216円／キリンビバレッジ 0120-595955

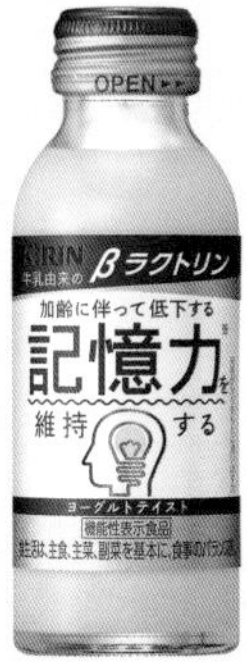

機能性表示食品

※1本／100mlあたりβラクトリン1.6mg配合

まぐろ、かつお由来の DHA、EPAがたっぷり

記憶力を維持することが報告されているDHA、EPAを含有。黒ごまのコク、はちみつの甘みがおいしい、豆乳風味のドリンク。

ごま豆乳仕立てのみんなのみかたDHA 125㎖×30本 5832円（別途送料550円）／ニッスイ公式ショップ 海の元気倶楽部 0120-888-957

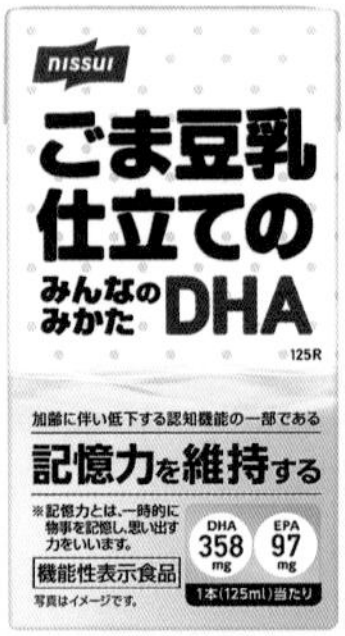

機能性表示食品

※1本／125㎖あたりDHA 358mg、EPA 97mg配合
【届出表示】本品にはEPA・DHAが含まれます。EPA・DHAには、中高年の方の加齢に伴い低下する、認知機能の一部である記憶力※を維持することが報告されています。

※記憶力とは、一時的に物事を記憶し、思い出す力をいいます。
食生活は、主食、主菜、副菜を基本に、食事のバランスを。
本品は、特定保健用食品と異なり、消費者庁長官による個別審査を受けたものではありません。本品は、疾病の診断、治療、予防を目的としたものではありません。

4章

おいしく
認知症を防ぐ
脳活サポートおかず

認知症予防に特に効果的と考えられる、魚介、きのこ、豆・大豆製品を手間なくしっかりとれる副菜レシピを開発しました。題して「脳活サポートおかず」！　毎日の食卓にプラスしてスッキリ脳をキープしましょう。

認知症を予防する食生活をラクラク実践！

脳活サポートおかずとは？

認知機能が高かった人が食べていた食材を使った、副菜です。いつものメニューに１品足せば、献立の認知症予防度がぐんとアップ。

手順はラクラク 3ステップ以内

身近な食材で簡単につくれる

食べ慣れないものではなく、いつもの食卓になじむことが続けるコツ。脳活サポートおかずは、近所のスーパーで手に入る食材や、ご家庭にある調味料など、おなじみの材料だけで作れることを重視しました。行程の手間も省き、３ステップ以内で完成。ラクラクでおいしい、くり返し作りたくなるおかずになっています。

10品目の中でも特にとりたい

魚介類、きのこ類、豆類・大豆製品をとれる

認知症と和食、腸内細菌の調査において、認知機能が高かった人がよく食べていた、魚介類、きのこ類、豆類・大豆製品をピックアップ。各食材８品＋６アレンジのレシピを紹介しています。時間がかかる主菜ではなく、パッと作れる副菜なのが特徴。がんばりすぎないプラス１のひと手間で、脳の健康をサポート。

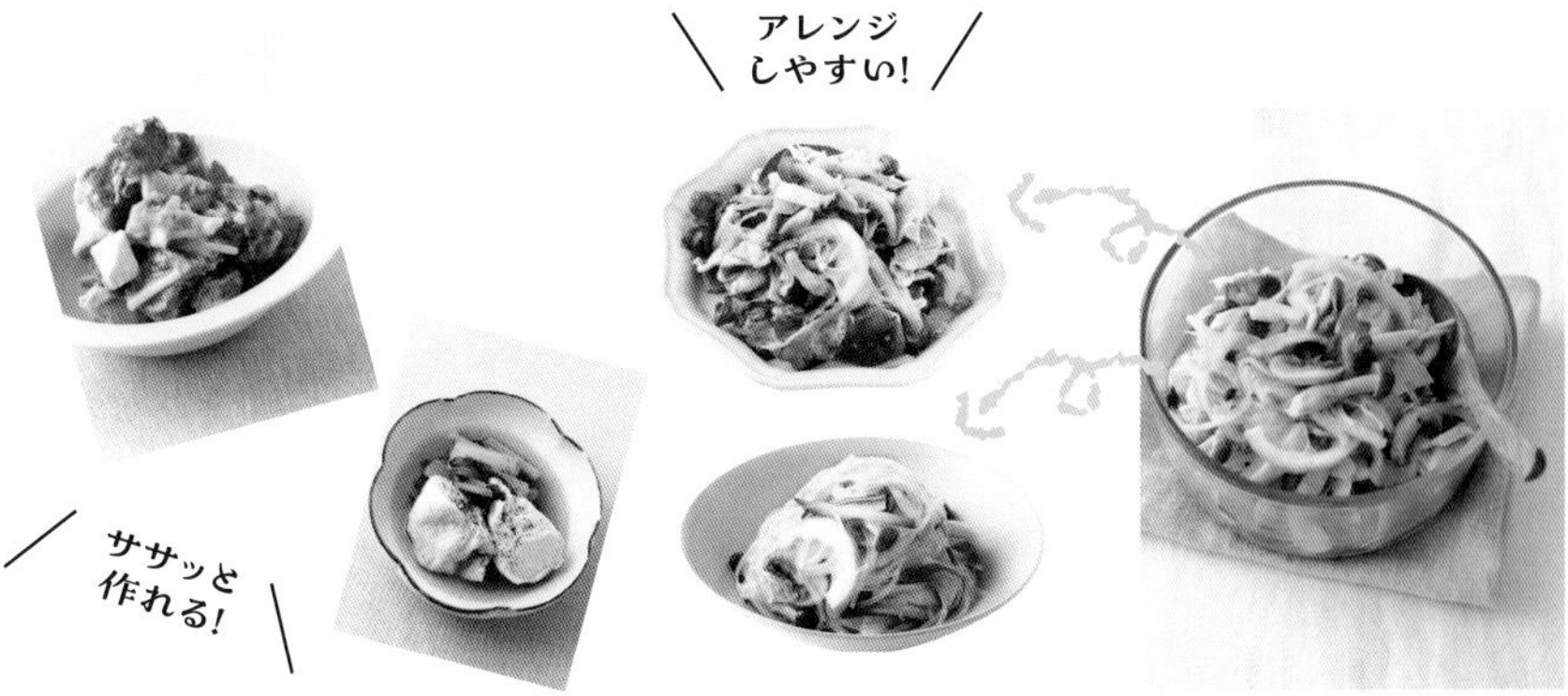

つくおきを切らしても 大丈夫

3分でサッと作れる
超ラクおかず も

各食材に4レシピずつ、常備している缶詰や乾物で作れたり、焼くだけ、レンチンするだけなど、あっという間に作れる超ラクおかずを紹介しています。つくおきを食べ尽くしてしまったときや、あと1品ほしいとき、晩酌のおつまみなどに、とても便利。簡単でも味は抜群。食卓の定番になること間違いなしです。

アレンジ次第で 主食にも主菜にも!

つくおきOKで
アレンジも
しやすい

脳活サポートおかずは、1回に何食分かをつくり、作り置きできる「つくおき」設定です。そのまま副菜として食べてもおいしいですし、ごはんや麺類などの主食の具に使ったり、ほかの食材と合わせてメインのおかずに使うなどアレンジいろいろ。飽きずに食べられ、使う食材のバリエーションも広がります。

魚介類

焼きざけフレーク

パパッと振りかけて魚の摂取量をアップ

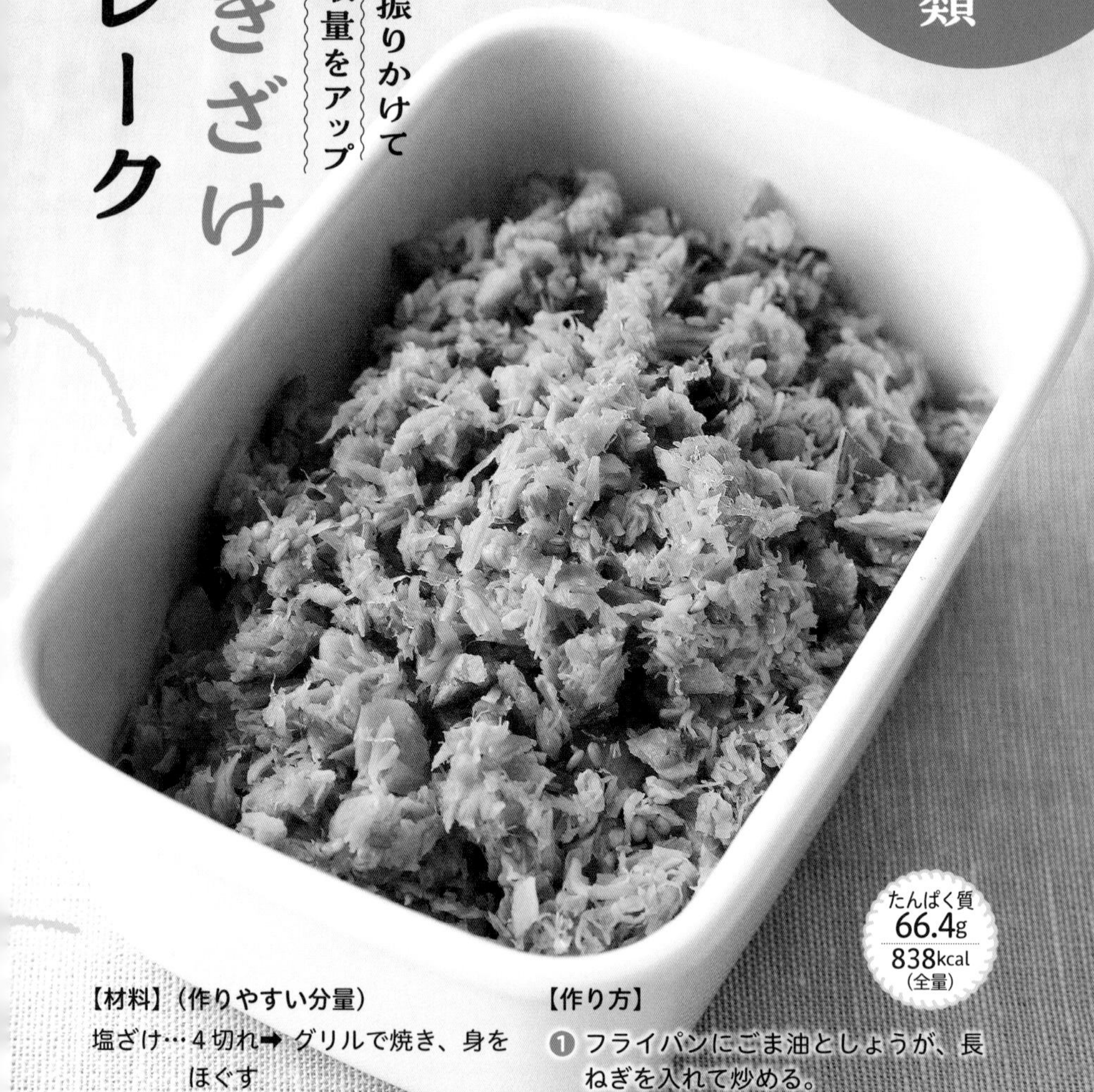

たんぱく質 66.4g
838kcal（全量）

【材料】（作りやすい分量）

塩ざけ…４切れ➡ グリルで焼き、身をほぐす
しょうが…20ｇ➡ みじん切りにする
長ねぎ…１本➡ みじん切りにする
ごま油…大さじ１
A 酒…大さじ１
A みりん…大さじ１
しょうゆ…小さじ２
白ごま…大さじ２

【作り方】

1. フライパンにごま油としょうが、長ねぎを入れて炒める。
2. しんなりしてきたら、塩ざけ、Aを加える。
3. ７～８分ほど炒めて水分がなくなったら、仕上げにしょうゆ、白ごまを加え混ぜる。

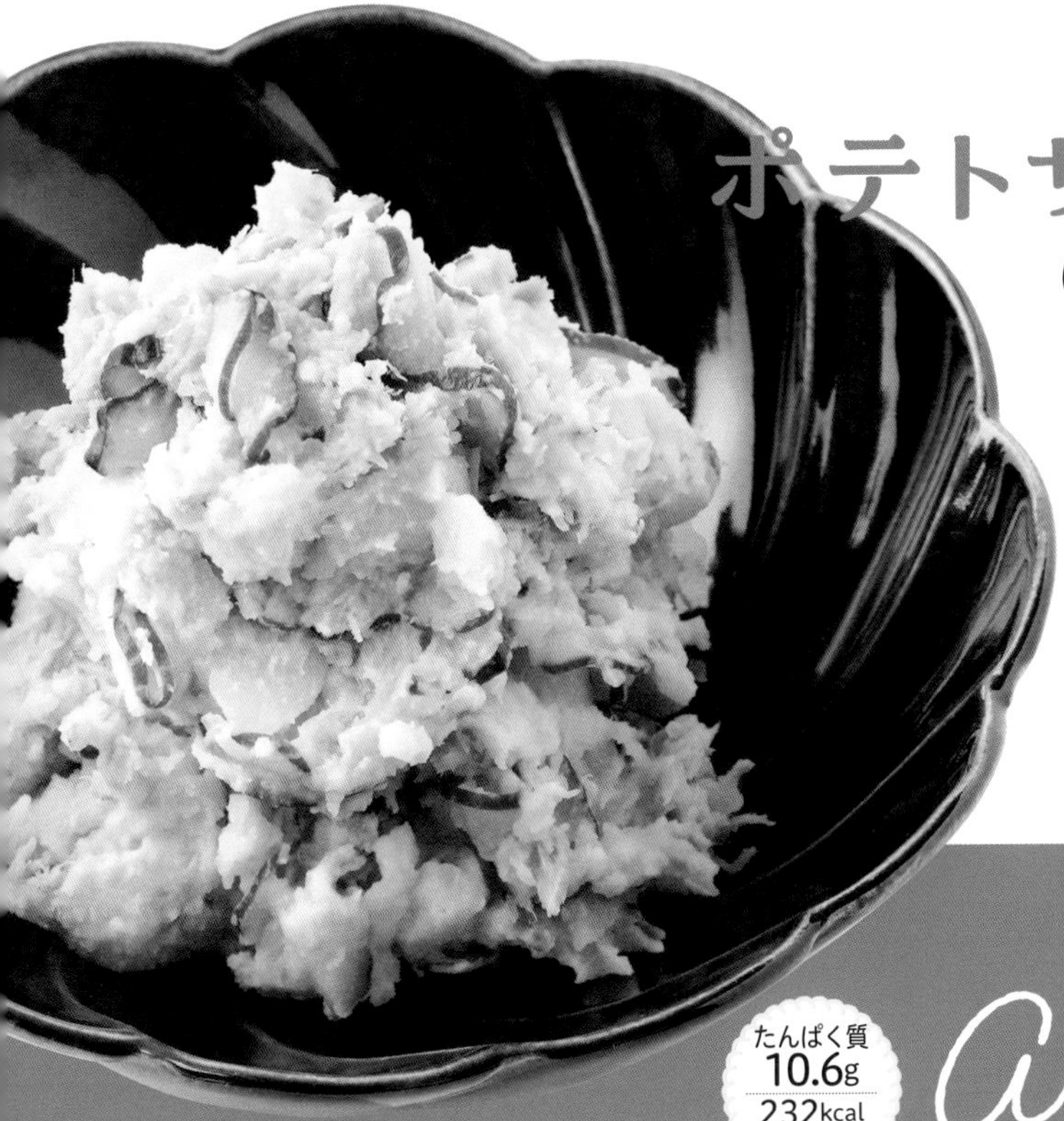

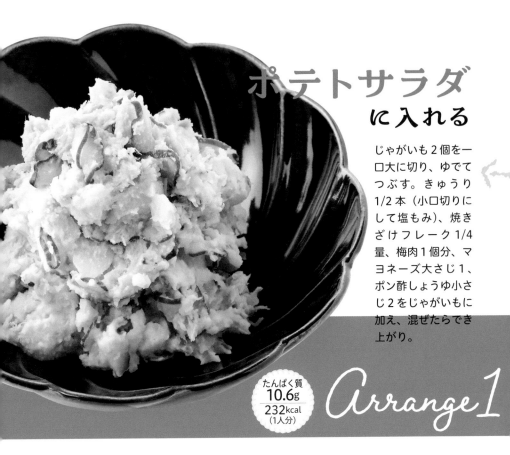

ポテトサラダ に入れる

じゃがいも2個を一口大に切り、ゆでてつぶす。きゅうり1/2本（小口切りにして塩もみ）、焼きざけフレーク1/4量、梅肉1個分、マヨネーズ大さじ1、ポン酢しょうゆ小さじ2をじゃがいもに加え、混ぜたらでき上がり。

たんぱく質 10.6g
232kcal
（1人分）

Arrange 1

おにぎりの具 にする

ごはん茶わん1杯分に、焼きざけフレーク1/6量を混ぜてにぎる（小さめのおにぎり2個にしてもOK）。

たんぱく質 14.0g
373kcal
（1人分）

Arrange 2

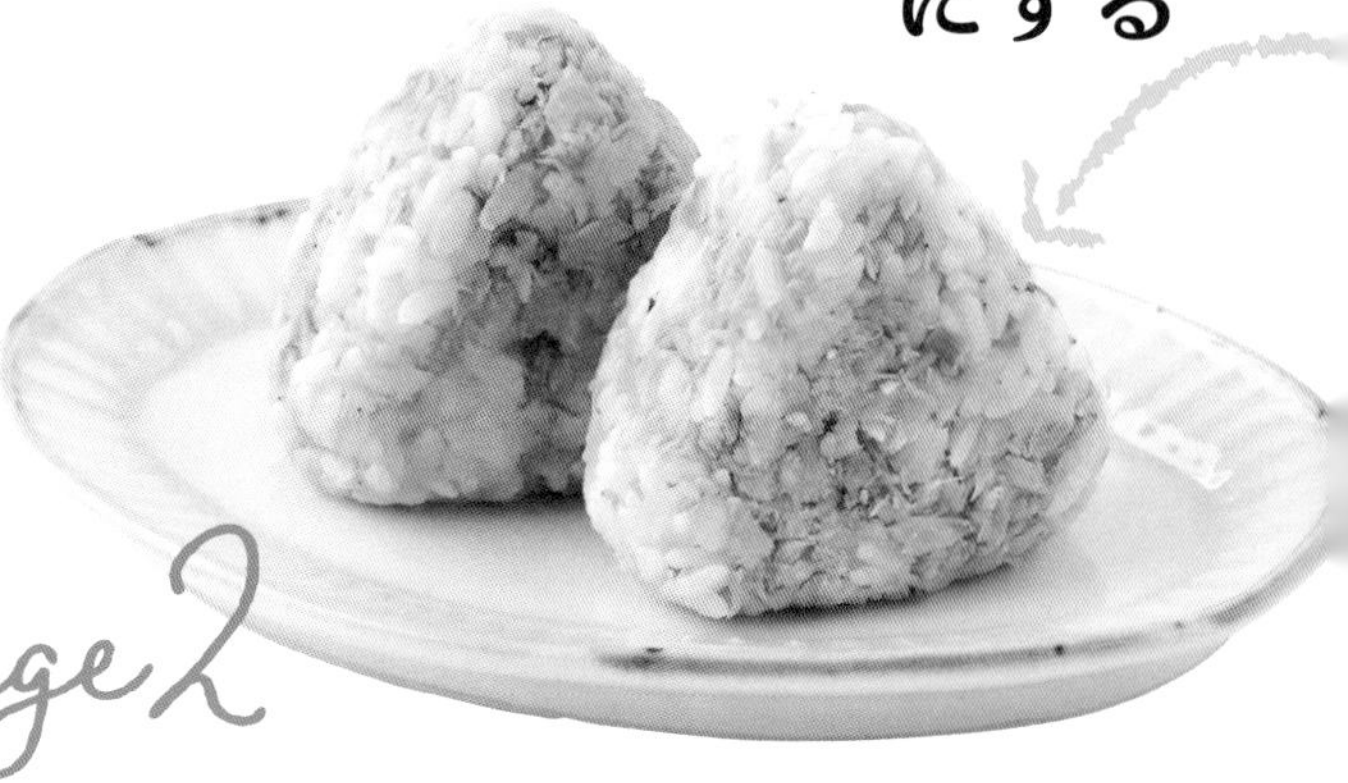

いわしの梅しそ煮

圧力鍋を使わなくても骨ごと食べられる！

魚介類

たんぱく質 58.3g
667kcal（全量）

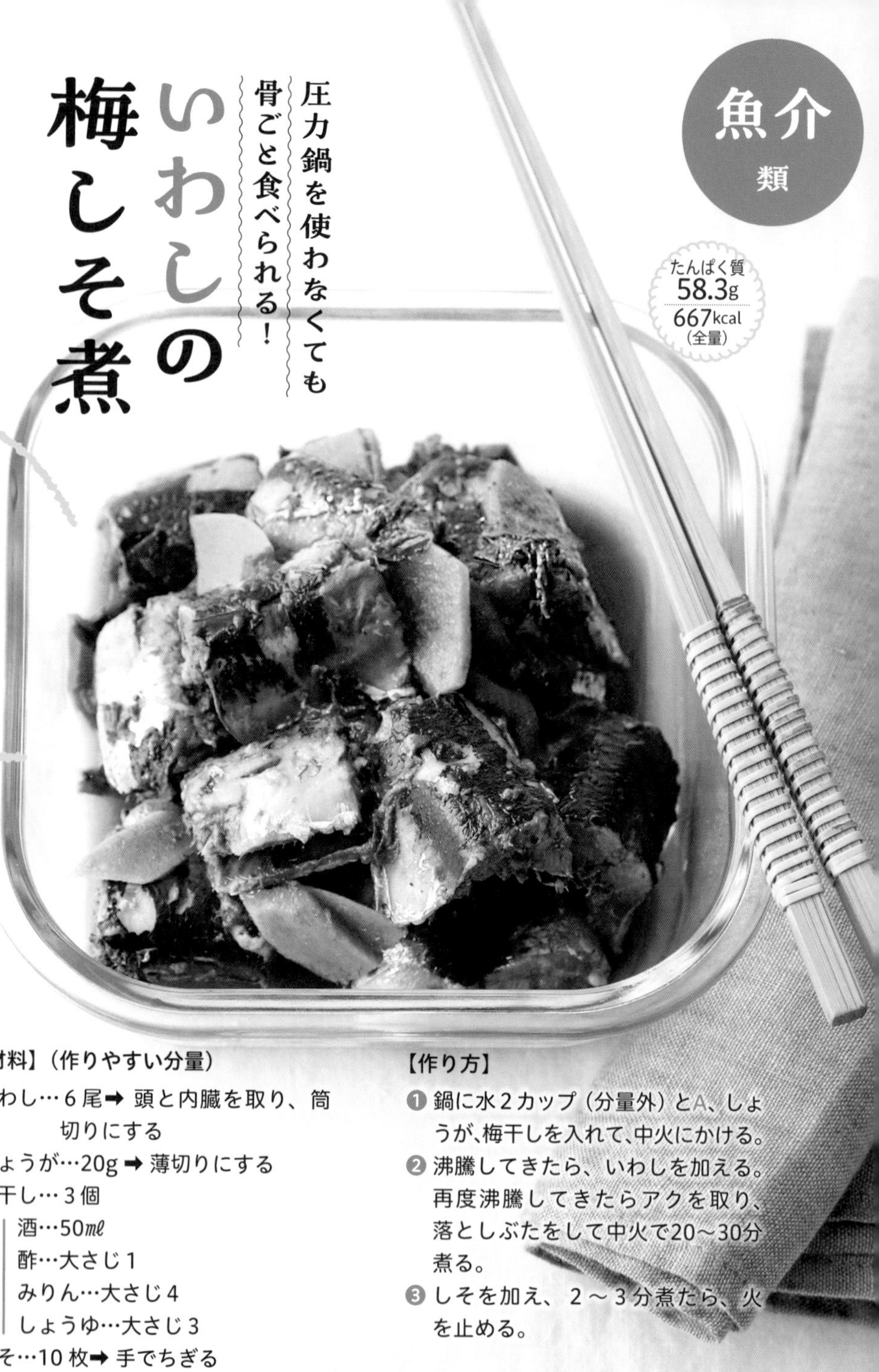

【材料】（作りやすい分量）

いわし…6尾➡ 頭と内臓を取り、筒切りにする
しょうが…20g ➡ 薄切りにする
梅干し…3個

A	酒…50㎖
	酢…大さじ1
	みりん…大さじ4
	しょうゆ…大さじ3

しそ…10枚➡ 手でちぎる

【作り方】

1. 鍋に水2カップ（分量外）とA、しょうが、梅干しを入れて、中火にかける。
2. 沸騰してきたら、いわしを加える。再度沸騰してきたらアクを取り、落としぶたをして中火で20～30分煮る。
3. しそを加え、2～3分煮たら、火を止める。

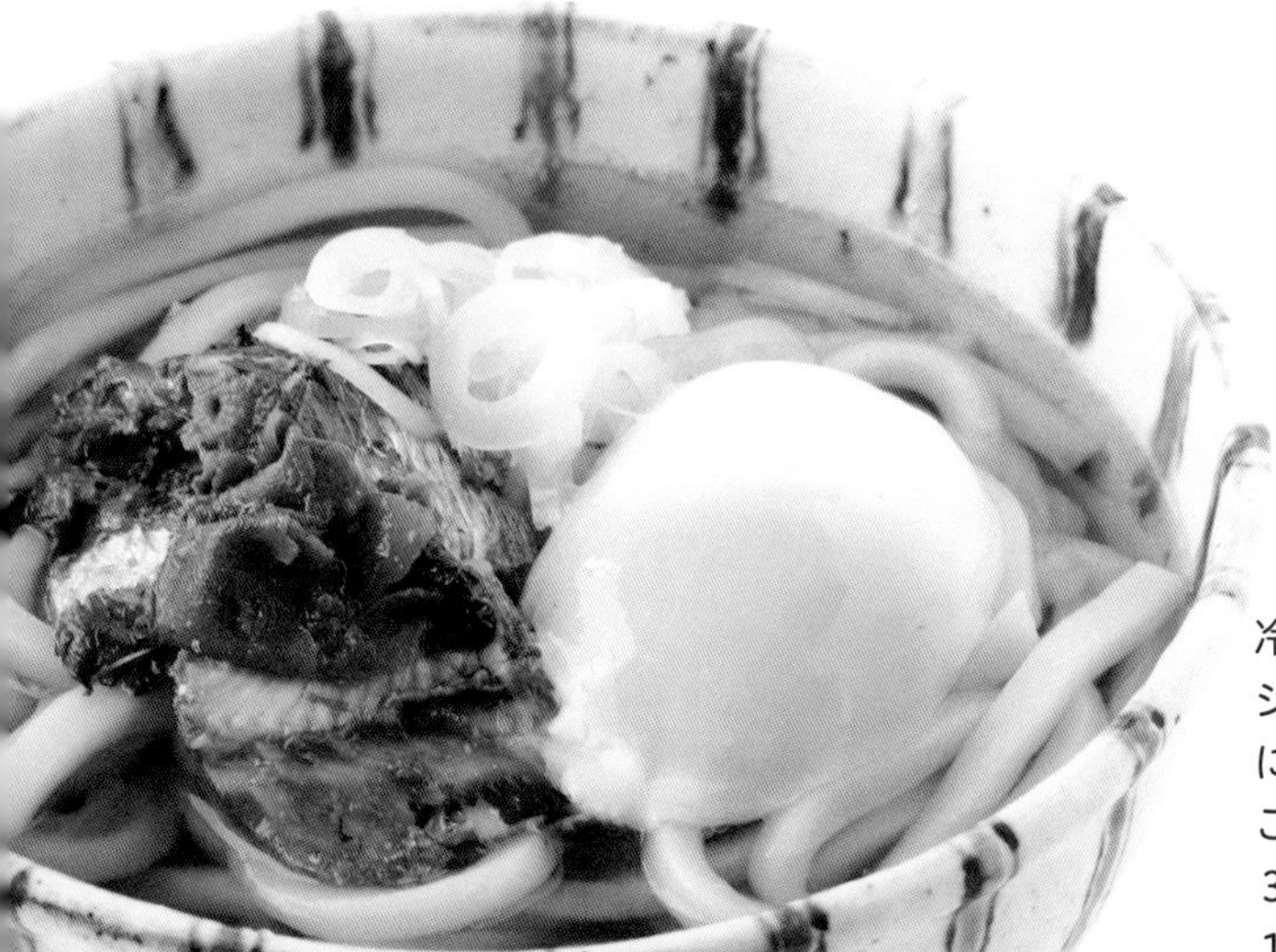

うどんの具にする

冷凍うどん１玉を電子レンジで２分30秒～３分を目安に加熱して器に入れる。そこにいわしの梅しそ煮２～３切れ（骨を取る）、温泉卵１個、長ねぎ（小口切り）少々をのせ、温めためんつゆを適量かけたらでき上がり。

たんぱく質 18.1g
371kcal（1人分）

Arrange 1

吸い物の具にする

たんぱく質 5.4g
59kcal（1人分）

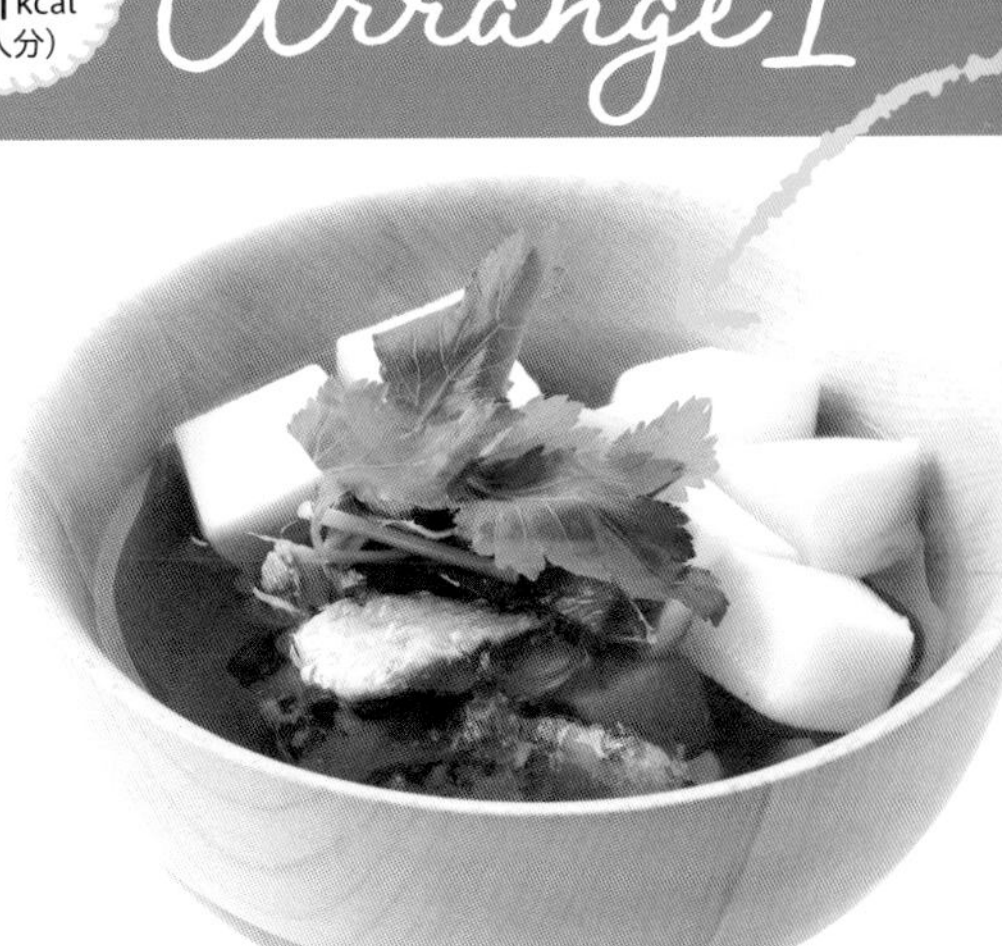

いわしの梅しそ煮１～２切れ（骨を取る）、はんぺん1/4枚（一口大に切る）、三つ葉少々を器に入れる。だし汁180㎖に酒小さじ１、しょうゆ小さじ1/2を入れて温めて注ぐ。

Arrange 2

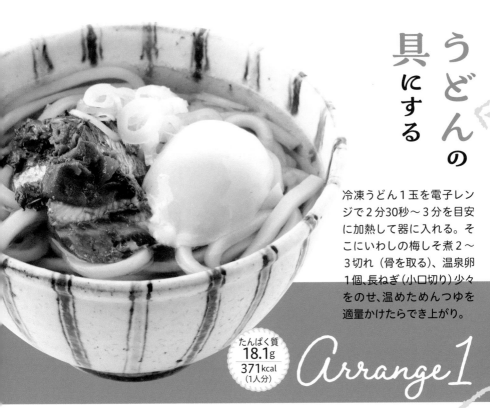

ビタミンE豊富なたらこは抗酸化作用抜群

たらこのしらたき炒め

魚介類

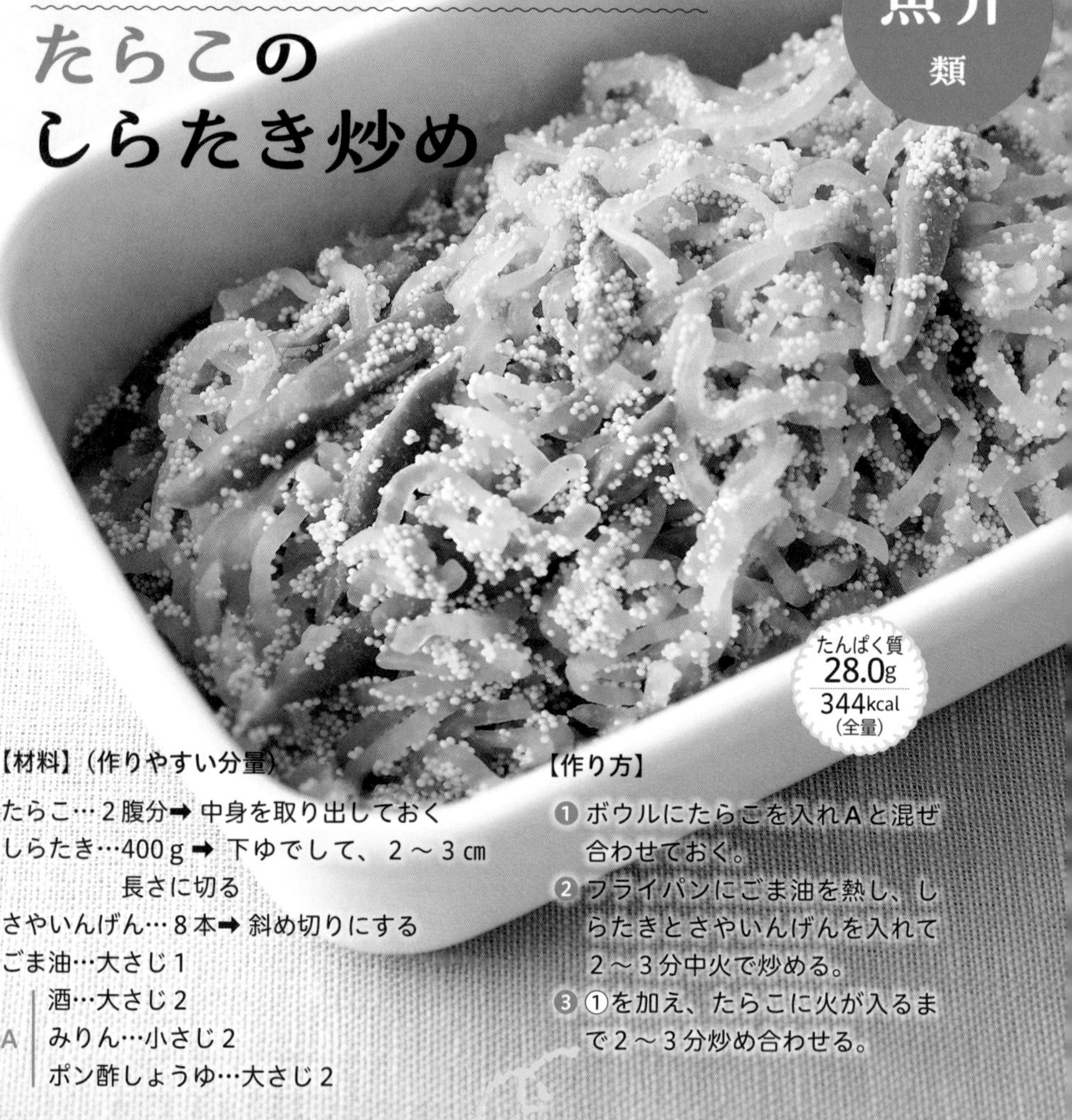

たんぱく質 28.0g
344kcal
(全量)

【材料】(作りやすい分量)

たらこ…２腹分➡ 中身を取り出しておく
しらたき…400ｇ ➡ 下ゆでして、２～３㎝長さに切る
さやいんげん…８本➡ 斜め切りにする
ごま油…大さじ１
A
酒…大さじ２
みりん…小さじ２
ポン酢しょうゆ…大さじ２

【作り方】

1. ボウルにたらこを入れＡと混ぜ合わせておく。
2. フライパンにごま油を熱し、しらたきとさやいんげんを入れて２～３分中火で炒める。
3. ①を加え、たらこに火が入るまで２～３分炒め合わせる。

卵焼きの具にする

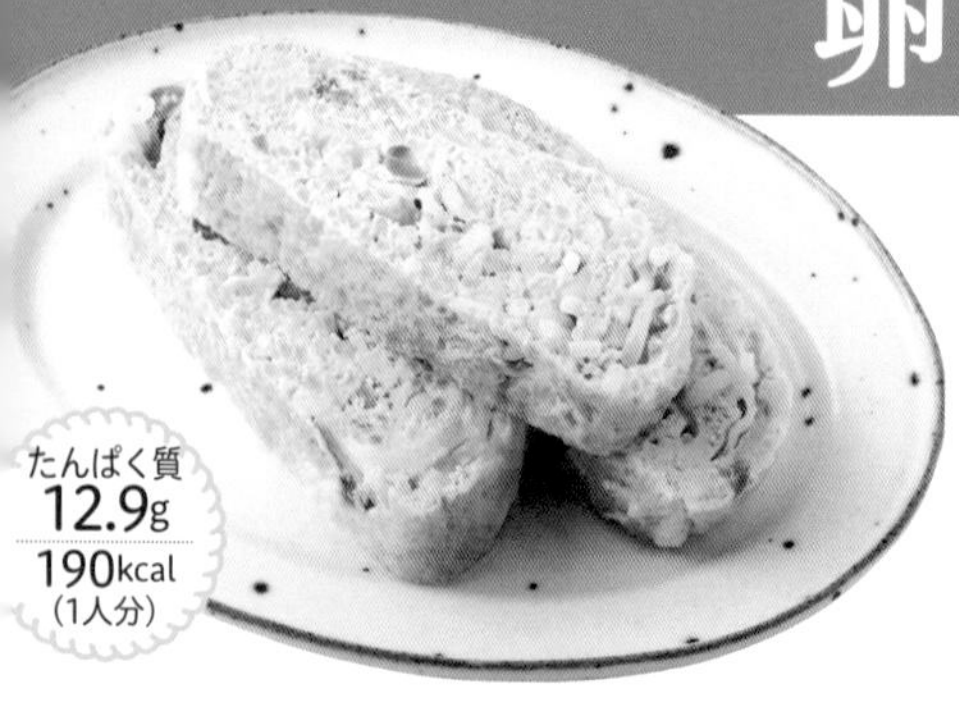

たんぱく質 12.9g
190kcal
(1人分)

【作り方】ボウルに卵３個をといて、だし汁 50㎖、酒小さじ２、みりん大さじ１、たらこのしらたき炒め 1/4 量を加えて混ぜ、卵焼きの要領で焼く。

Arrange

パンやパスタと相性よし

さば缶のガーリックバター

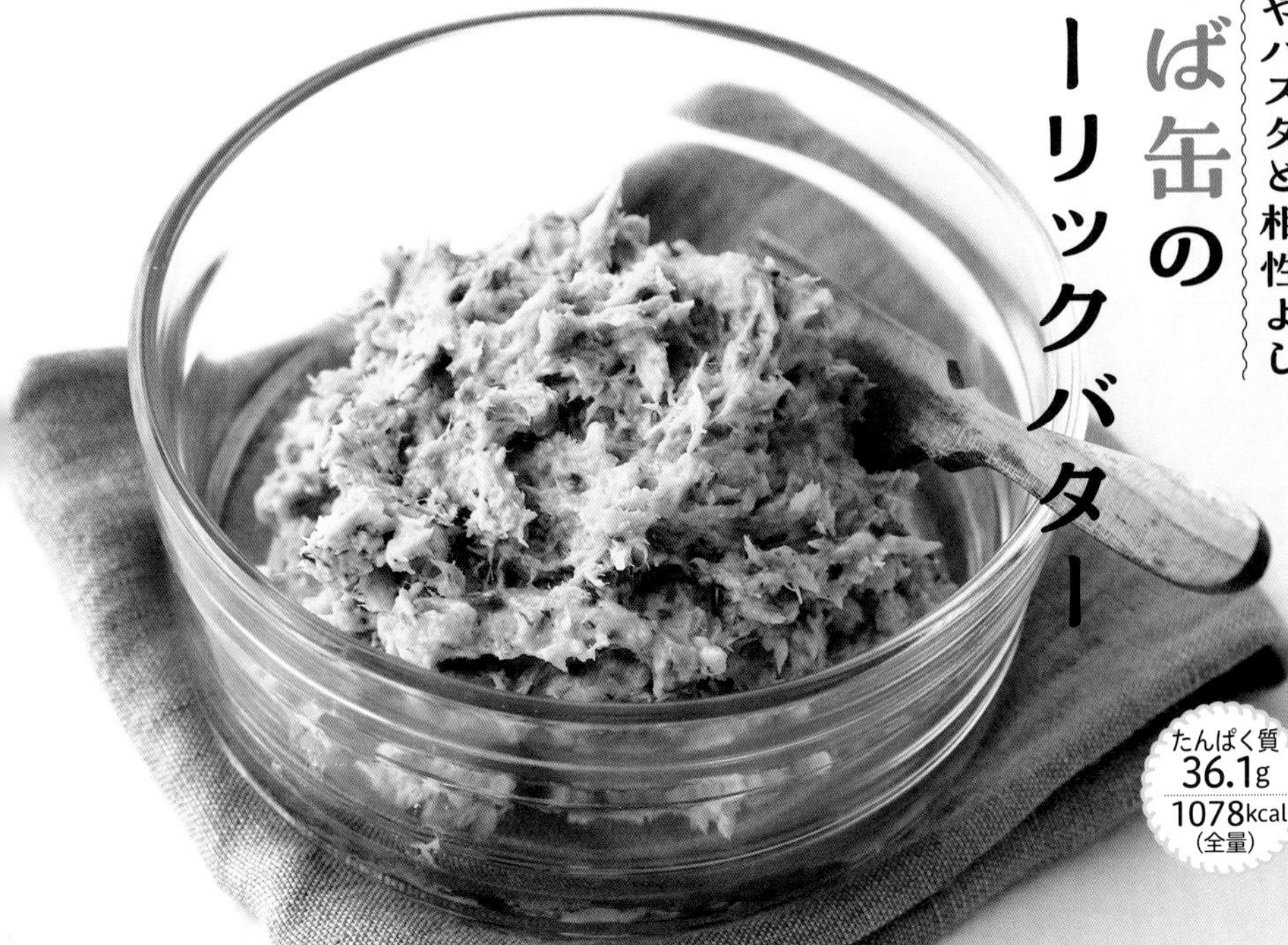

たんぱく質 36.1g
1078kcal
（全量）

【材料】（作りやすい分量）

さば（水煮缶）…1缶（190g）➡ フォークで細かく崩す

バター…100g ➡ 常温で柔らかくしておく

A
- おろしにんにく…1片分
- アンチョビ…3～4切れ ➡ 細かく刻む
- パセリのみじん切り…大さじ2
- 塩・こしょう…各少々

【作り方】

❶ ボウルにバターを入れクリーム状に練る。

❷ ①にさばを入れて混ぜ、続いてAを加えて混ぜる。

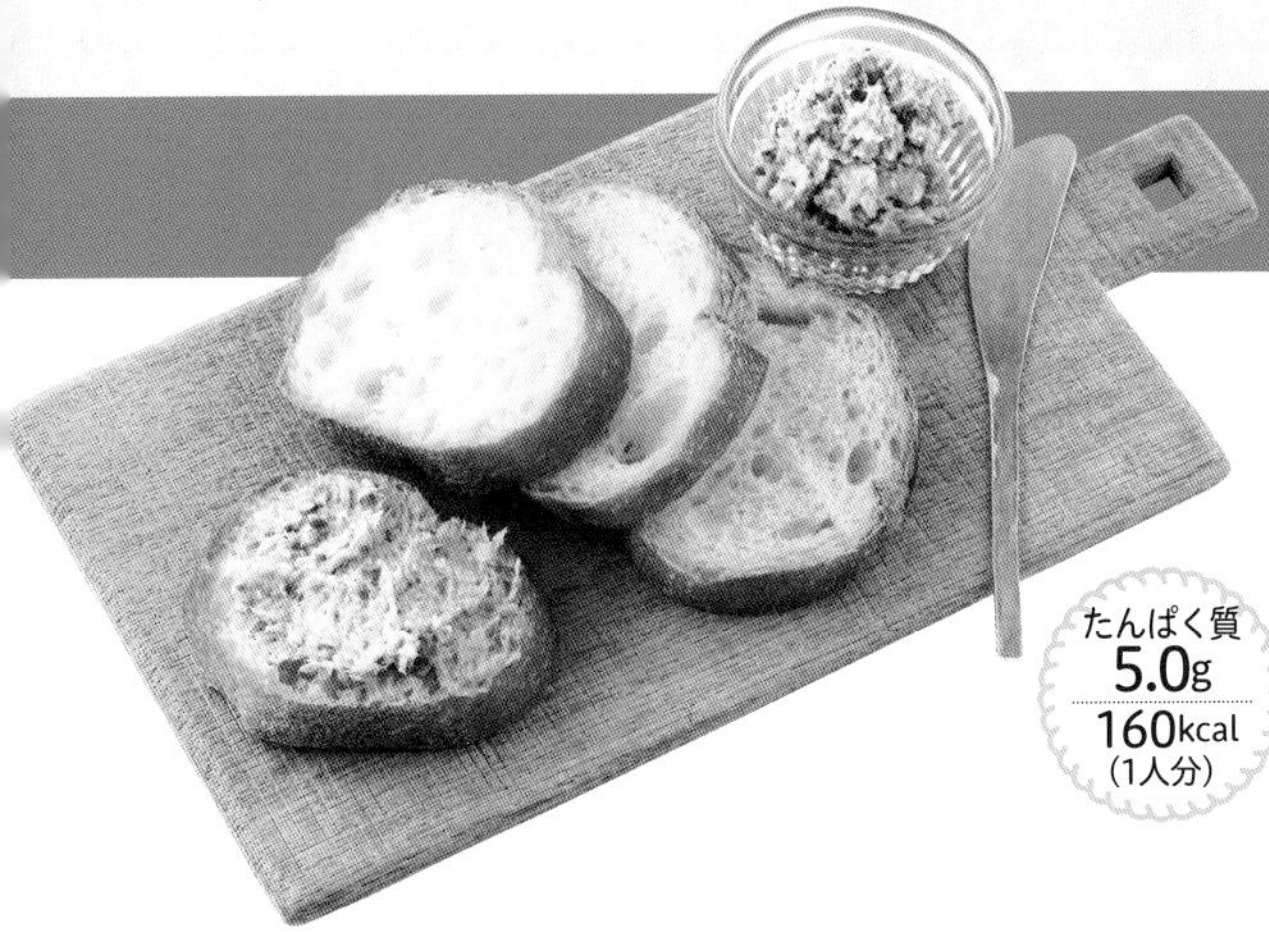

パンに塗る

バゲットなど好みのパンに、さば缶のガーリックバターを塗る。

たんぱく質 5.0g
160kcal
（1人分）

Arrange

まぐろとアボカドでWの血液サラサラ効果

まぐろとアボカドのぬた

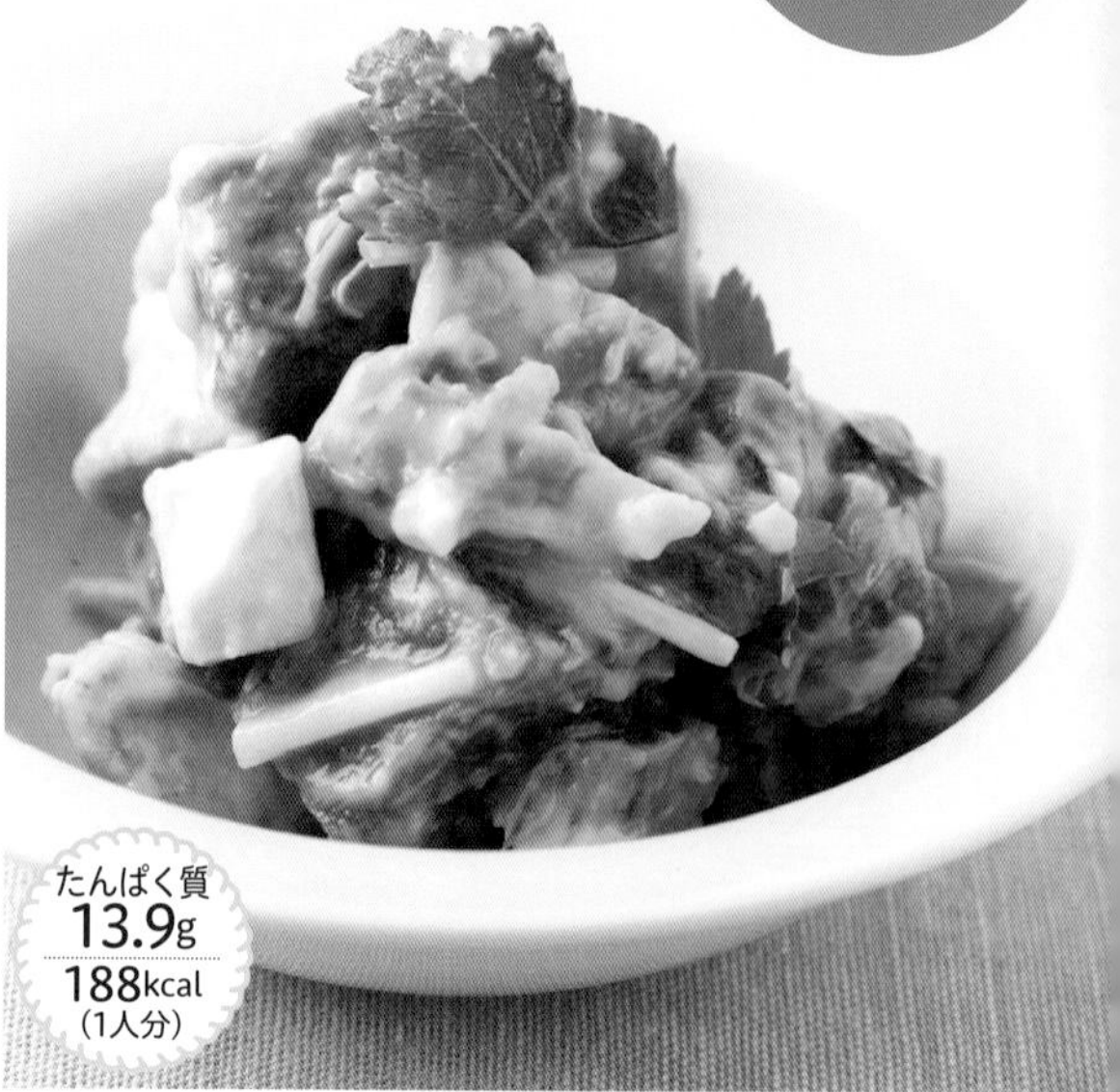
たんぱく質
13.9g
188kcal
(1人分)

【材料】（２人分）

まぐろ（刺し身用サク）…120ｇ
➡角切りにする
アボカド…1/2個➡ 角切りにする
三つ葉…1/2束➡ 根を切り、２～３cm長さに切る
A
白みそ…大さじ１
酢…小さじ２
砂糖…小さじ１
しょうゆ…小さじ2/3

【作り方】

❶ ボウルにAを入れ混ぜ合わせる。
❷ ①にまぐろ、アボカド、三つ葉を加えてあえる。

食べやすくて高たんぱく!
夏バテ時の味方

あじの冷や汁

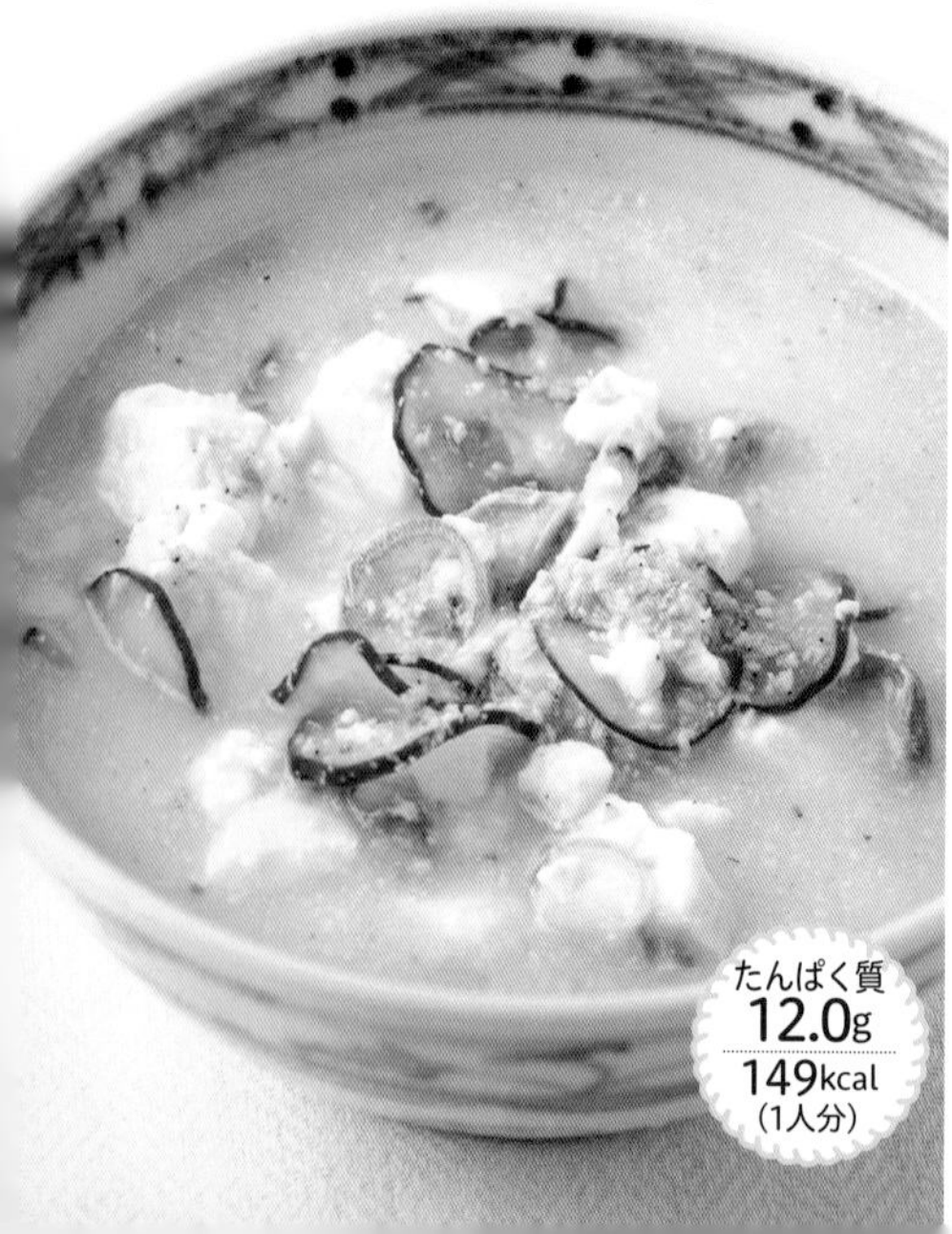
たんぱく質
12.0g
149kcal
(1人分)

【材料】（２人分）

あじの干物…１尾➡ 焼いて身をほぐす
白すりごま…大さじ２
みそ…大さじ１
だし汁…320mℓ
A
きゅうり…1/2本➡ 小口切りにする。塩もみして水気をしぼる
みょうが…１本
➡ 小口切りにする
絹豆腐…1/2丁（150g）➡ 粗くほぐす
しょうゆ…小さじ１

【作り方】

❶ 白すりごまにみそを入れて混ぜ、だし汁を加えさらに混ぜる。
❷ ①にあじの干物、Aを加えて混ぜ、最後にしょうゆで味を調え冷蔵庫で30分ほど冷やす。

しらすはいわしの稚魚、丸ごと栄養をとれる

丸ごとしらすトマト

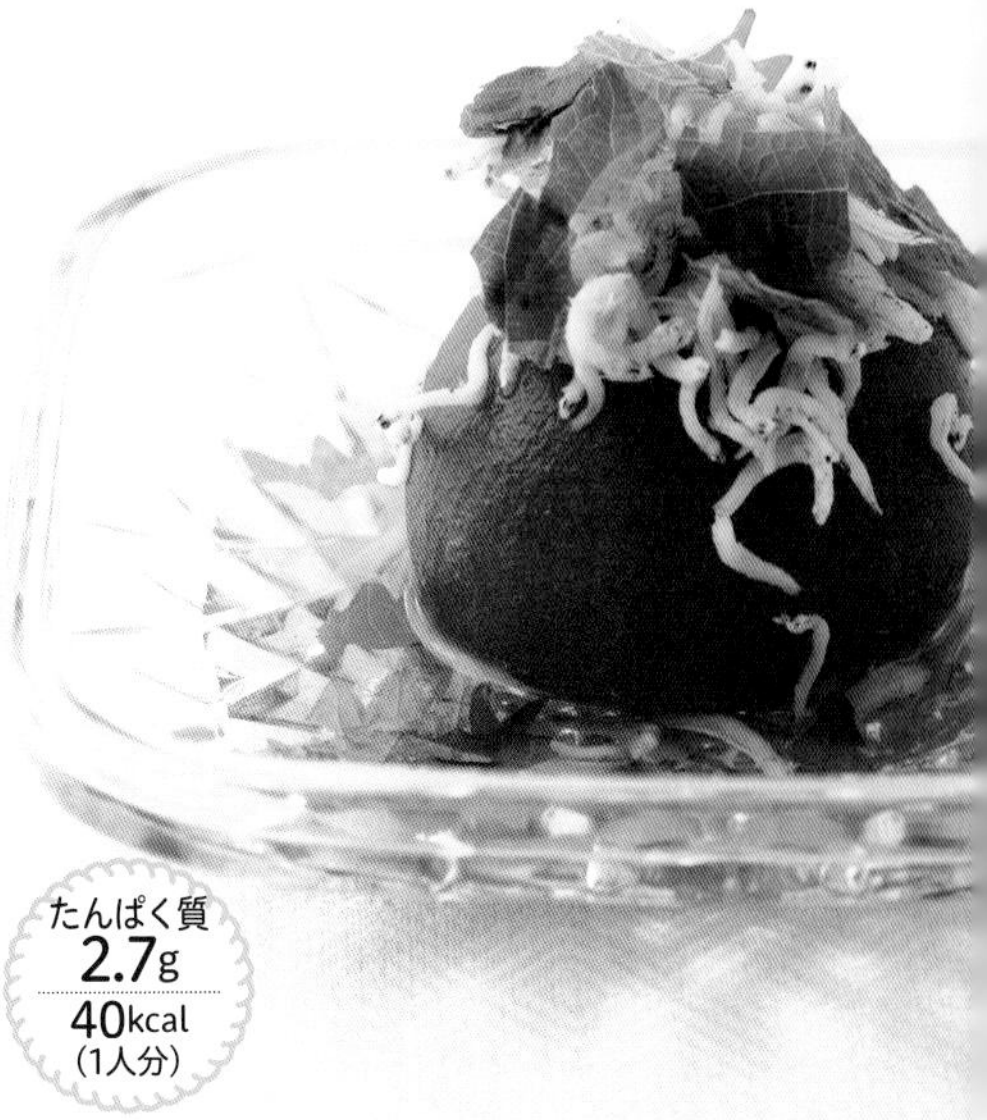

【材料】（2人分）

トマト（小さめ）…2個➡湯むきする
しらす…大さじ2
しそ…4枚➡手でちぎる
A | だし汁…300㎖
　| ポン酢しょうゆ…大さじ2

【作り方】

❶ 容器にAを入れて混ぜ、トマトを入れて冷蔵庫で1時間冷やす。
❷ トマトを取り出し、器に盛り付ける。
❸ しらすとしそをのせ、①の漬け汁をかける。

たんぱく質 2.7g
40kcal
（1人分）

缶汁使用だから手間いらずで味が決まる

かば焼きさんまの卵とじ

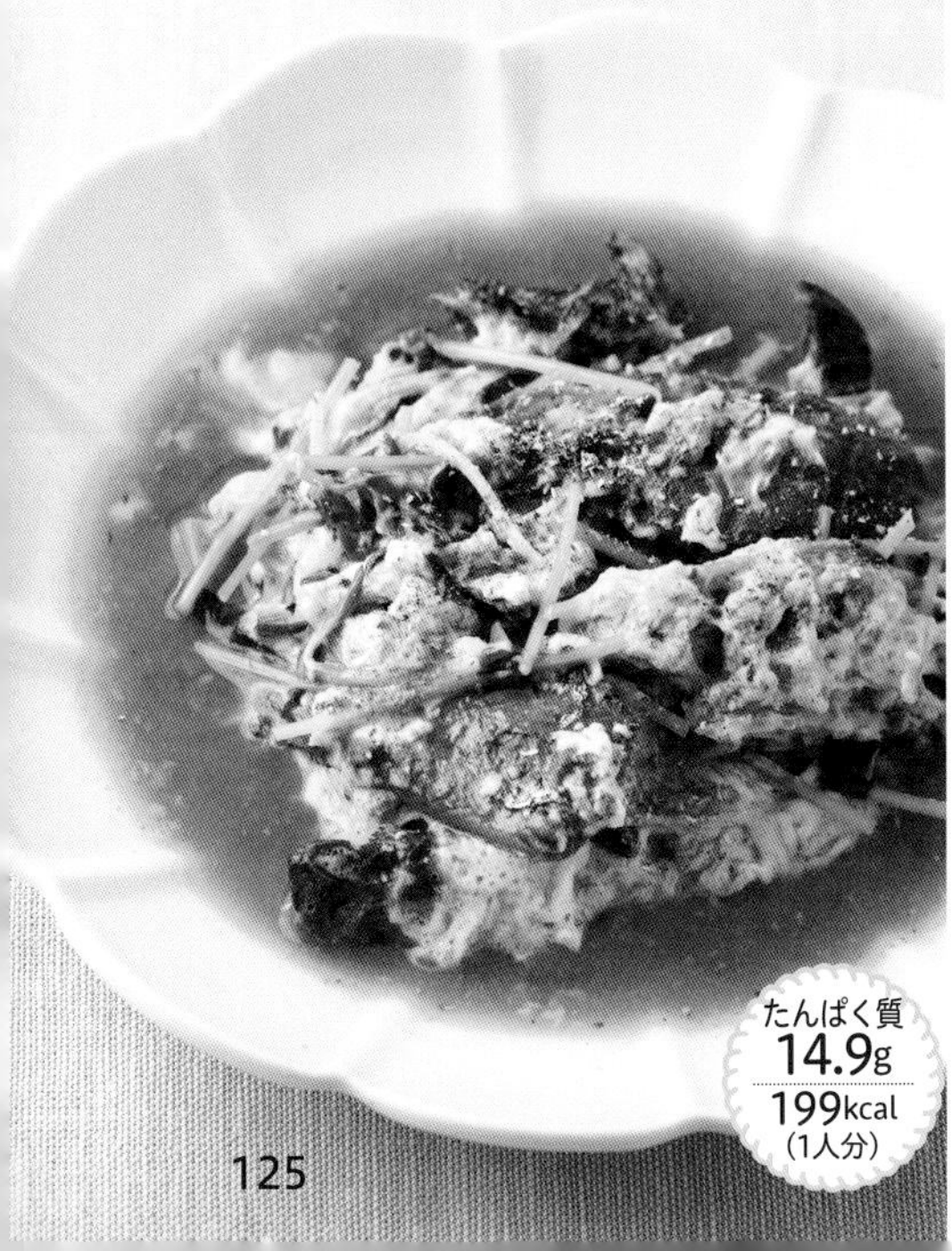

【材料】（2人分）

さんま缶（かば焼き）…1缶（100ｇ）
豆苗…1/2束➡根を切り3㎝長さに切る
卵…2個➡溶きほぐす
A | 水…150㎖
　| めんつゆ…小さじ1
粉さんしょう…少々

【作り方】

❶ 小さめのフライパンにAとさんま缶を汁ごと入れて中火にかける。
❷ 沸騰してきたら豆苗を加え、1分ほど煮る。
❸ ②に卵を回しかけ、すぐに火を止めてふたをする。1分蒸らして器に盛り付け、粉さんしょうをふる。

たんぱく質 14.9g
199kcal
（1人分）

アレンジ万能！　3種のきのこの食感が◎！

きのこのしょうが煮

【材料】（作りやすい分量）

しいたけ…10枚➡ うす切りにする
ぶなしめじ…2パック➡ 石づきを取り小房に分ける
なめこ…1パック➡ ザルに入れて水洗いする
しょうが…20g➡ せん切りにする
長ねぎ…1本➡ 小口切りにする
赤唐辛子…1本➡ 輪切りにする
だし汁…200㎖
酒…大さじ2
みりん…大さじ2
しょうゆ…大さじ3

【作り方】

❶ 鍋にすべての材料を入れて中火にかける。
❷ 沸騰したら中火にしてアクを取り除く。途中混ぜながら、10分ほど煮含める。

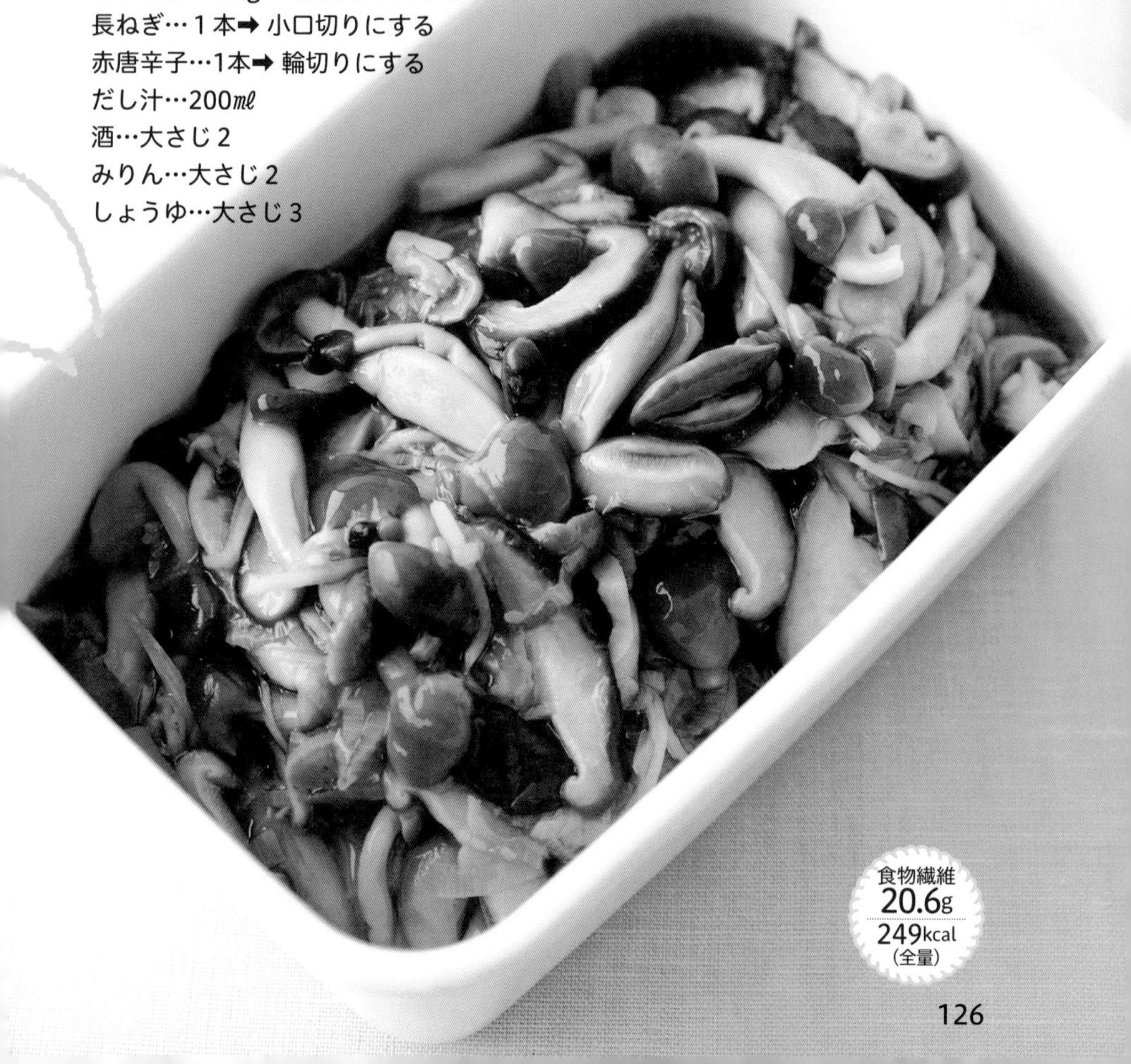

食物繊維
20.6g
249kcal
（全量）

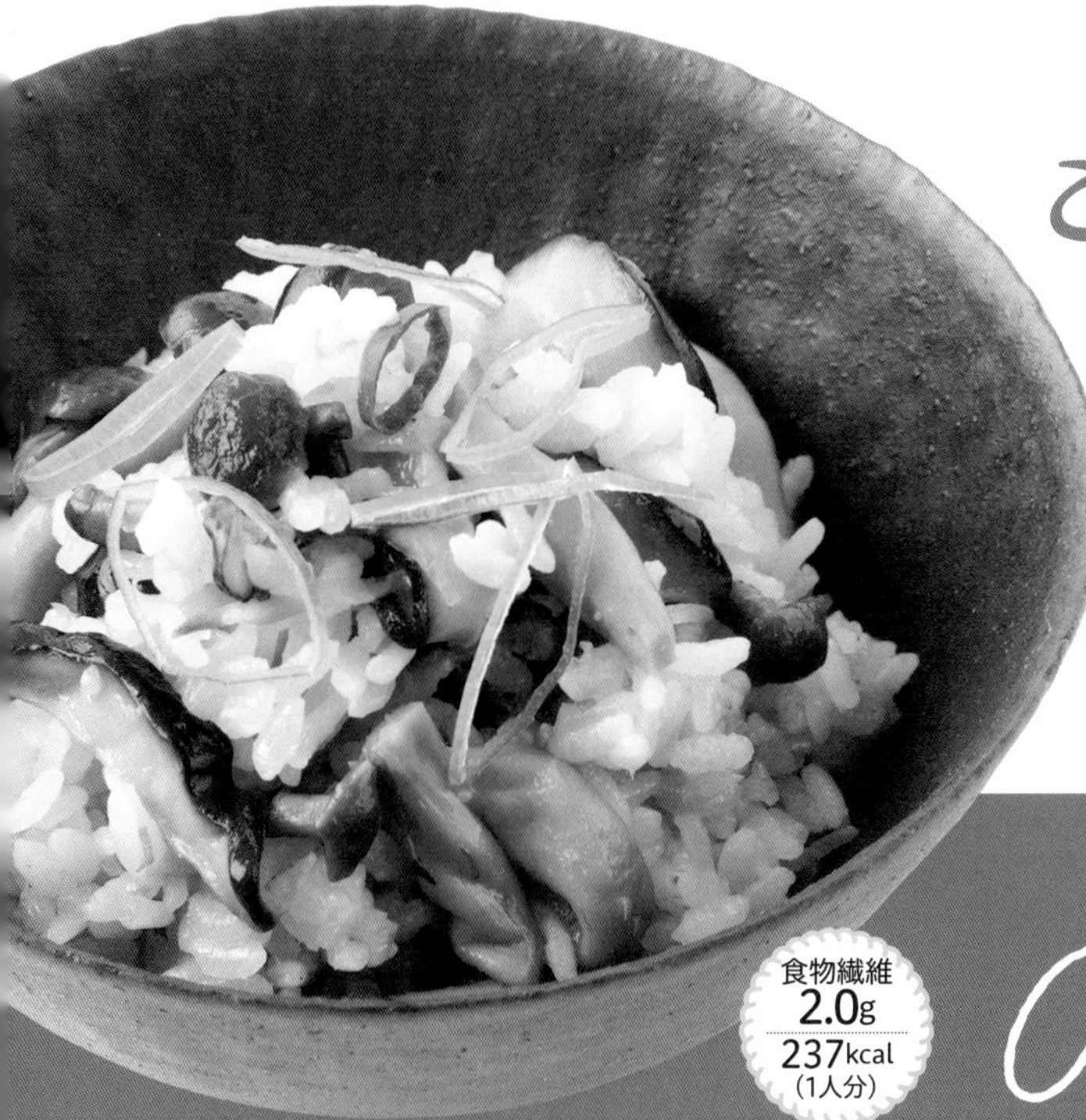

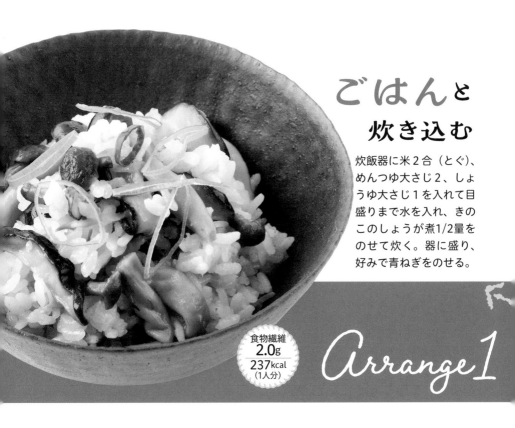

ごはんと炊き込む

炊飯器に米２合（とぐ）、めんつゆ大さじ２、しょうゆ大さじ１を入れて目盛りまで水を入れ、きのこのしょうが煮1/2量をのせて炊く。器に盛り、好みで青ねぎをのせる。

食物繊維 2.0g
237kcal（1人分）

Arrange 1

ほうれん草とあえる

ほうれん草100gをゆでて水気を絞り、３㎝長さに切る。きのこのしょうが煮1/6量とあえる。

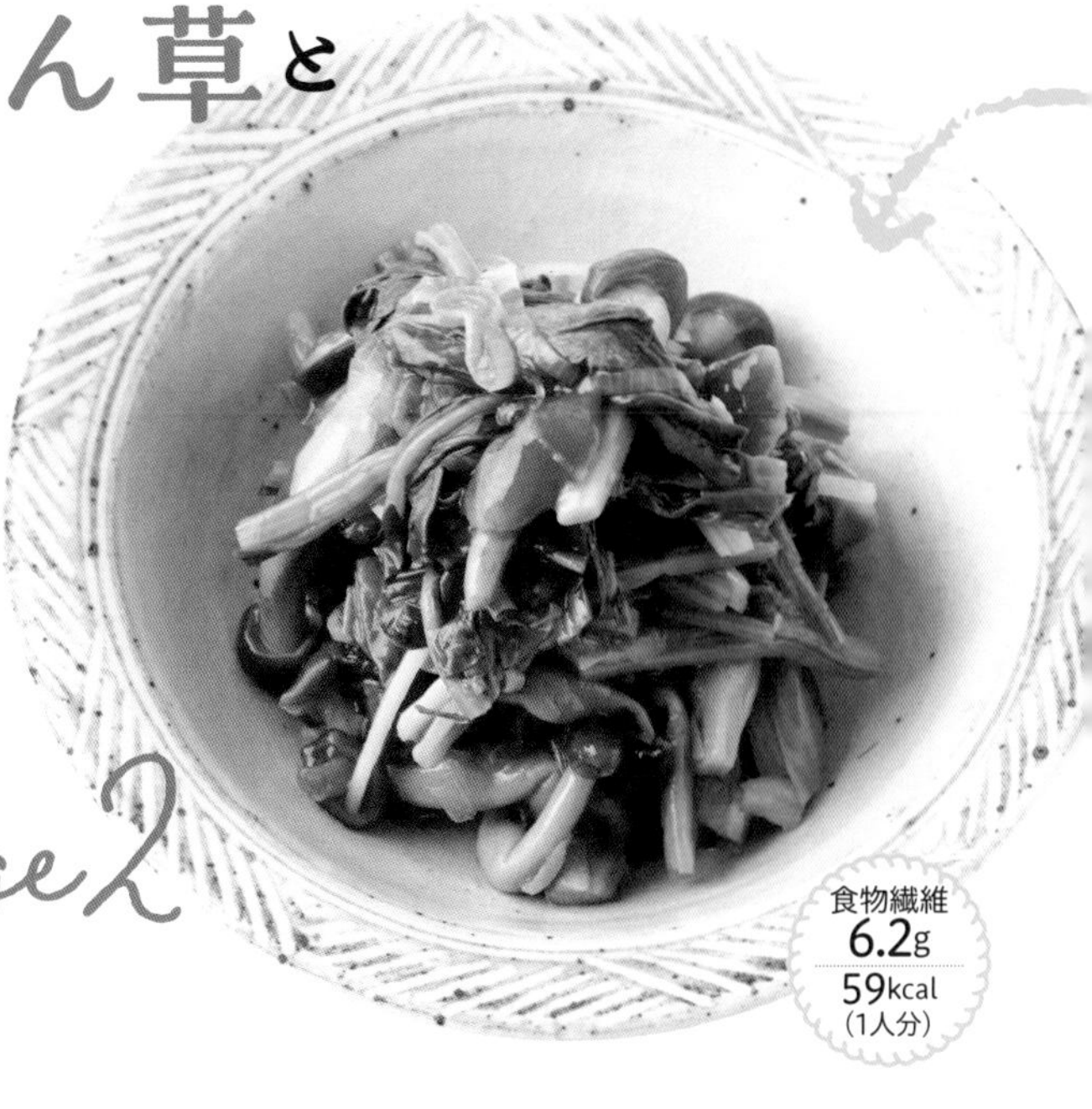

Arrange 2

食物繊維 6.2g
59kcal（1人分）

きのこ
類

さわやかなマリネ液がきのこにしみしみ

きのこのレモンマリネ

【材料】（作りやすい分量）

エリンギ…１パック➡ 縦にさく
ぶなしめじ…２パック➡ 石づきを取り小房に分ける
マッシュルーム…１パック➡ スライスする
玉ねぎ…1/2個➡ 繊維に沿ってスライスする
にんにく…１片➡ スライスする
レモン…1/2個➡ 半月切りにする
オリーブ油…大さじ２

A
顆粒コンソメ…小さじ１
白ワイン…大さじ２
レモン汁…大さじ２
はちみつ…小さじ２
塩…小さじ1/2
こしょう…少々

【作り方】

❶ Aを混ぜておく。耐熱皿に玉ねぎをしき、きのこ類をのせてにんにくを散らす。
❷ ①にオリーブ油、Aを回しかけ、レモンをのせる。
❸ ふんわりとラップをして、電子レンジで４分加熱し、粗熱を取る。

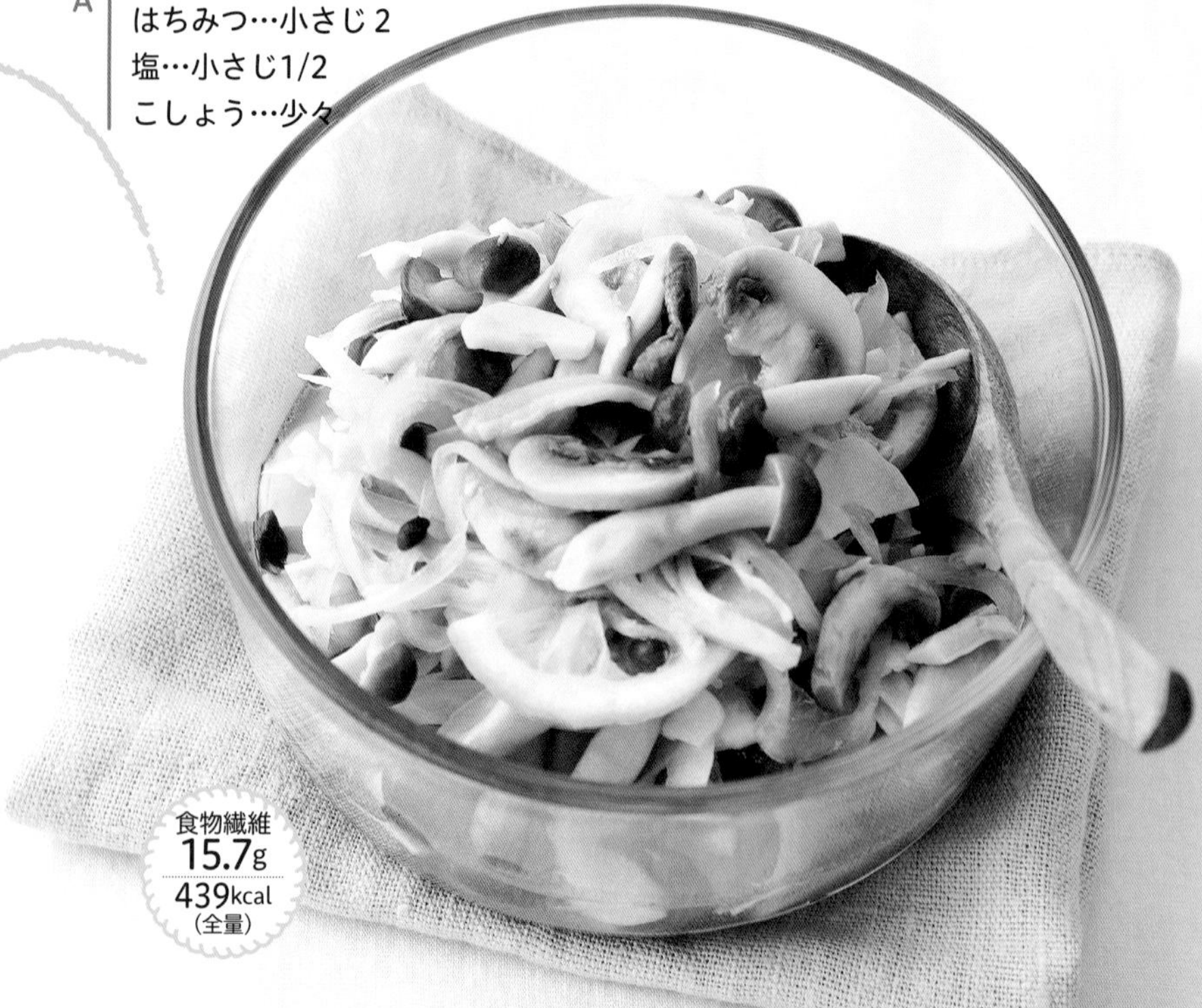

食物繊維
15.7g
439kcal
（全量）

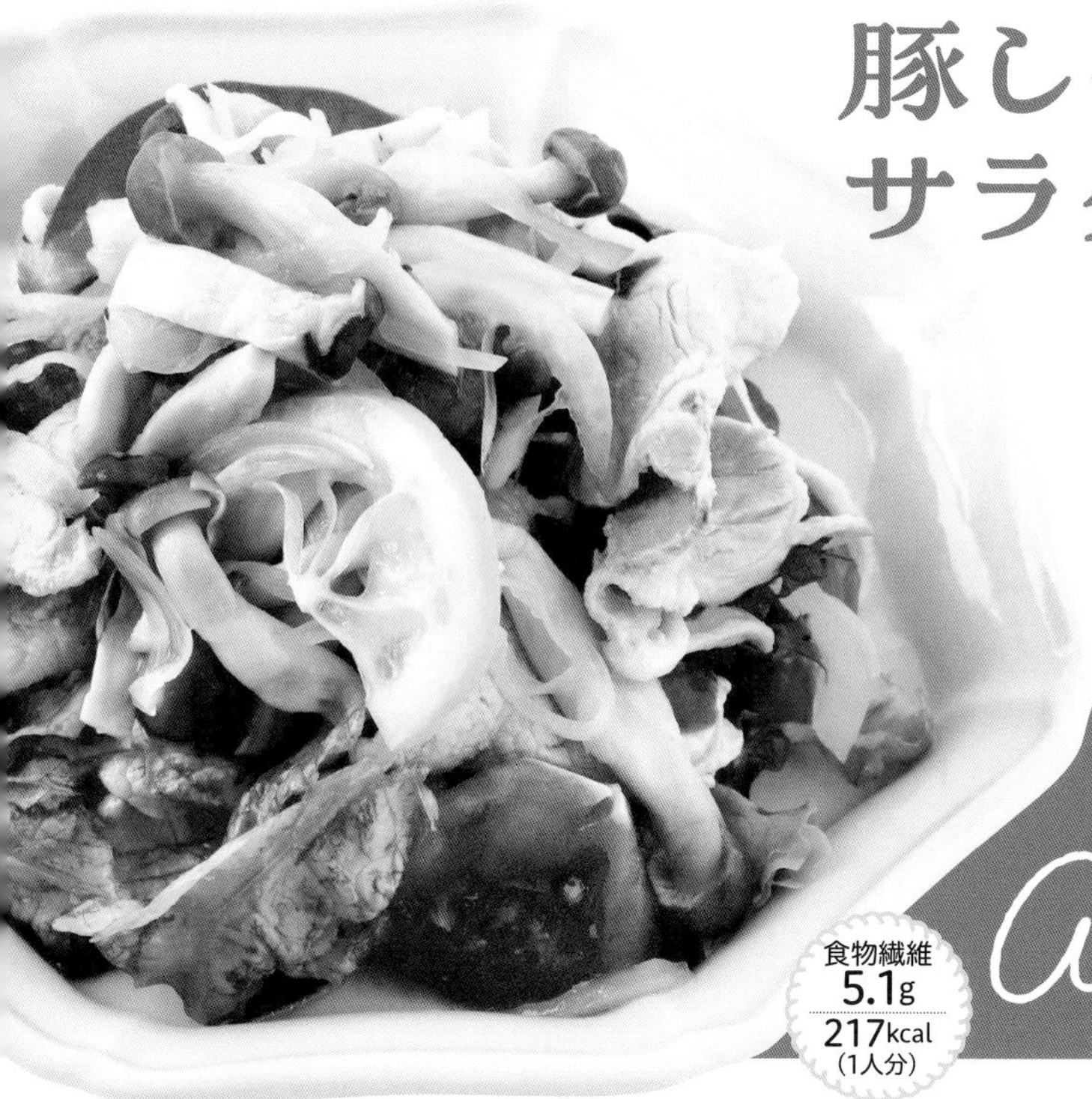

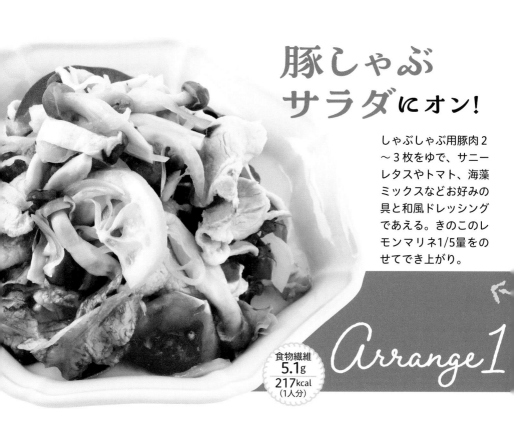

豚しゃぶサラダにオン!

しゃぶしゃぶ用豚肉2～3枚をゆで、サニーレタスやトマト、海藻ミックスなどお好みの具と和風ドレッシングであえる。きのこのレモンマリネ1/5量をのせてでき上がり。

食物繊維 5.1g
217kcal (1人分)

Arrange 1

春雨とあえる

春雨20gをゆでる。ボウルに春雨、かにかまぼこ2本(さく)、きゅうり1/3本(せん切りにする)、きのこのレモンマリネ1/6量、ラー油少々を加えてあえる。

食物繊維 3.2g
168kcal (1人分)

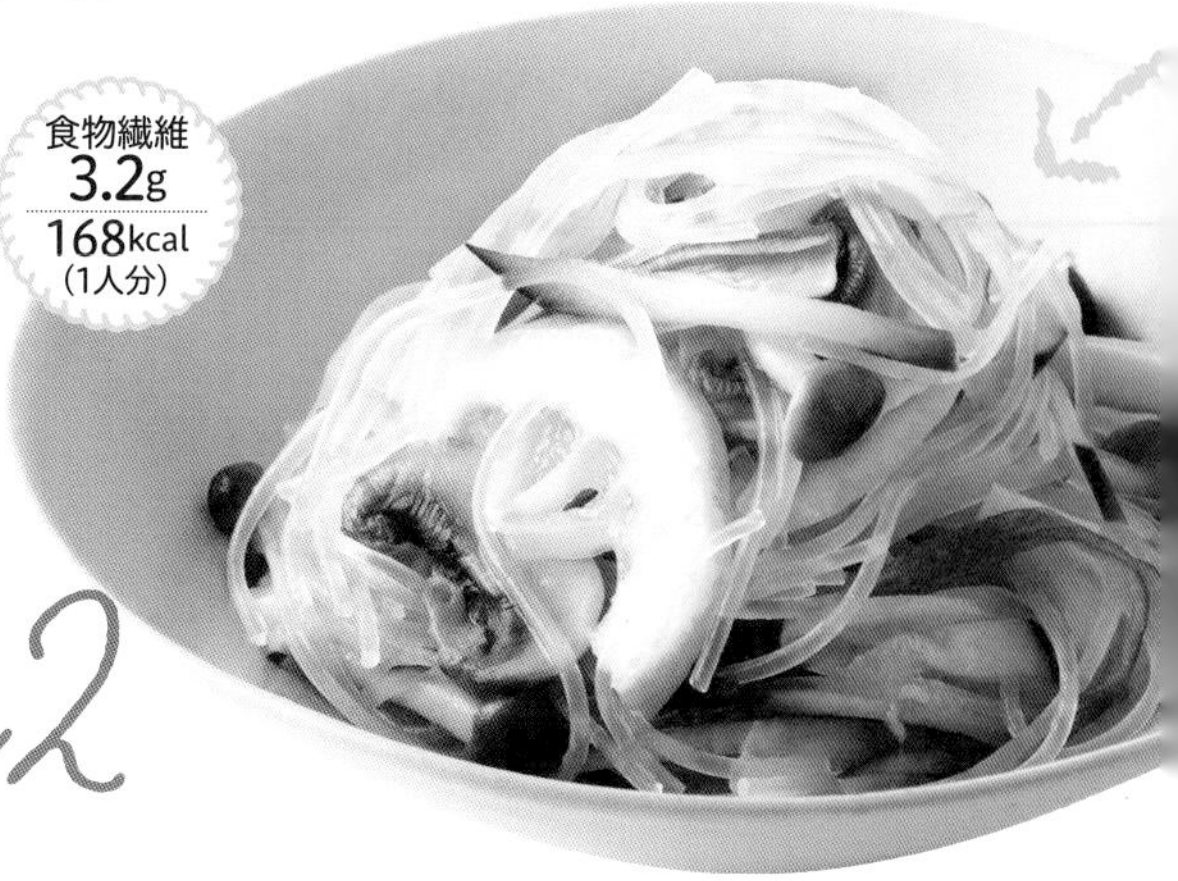

Arrange 2

認知症予防食材のきのこ&みそを一度にとれる

きのこのみそあえ

きのこ類

【材料】（作りやすい分量）

しいたけ…2パック➡ 4～6等分に切る
まいたけ…2パック➡ 小房に分ける
しし唐辛子…10本➡ 小口切りにする
酒…大さじ2

A
みそ…大さじ2
みりん…大さじ1
めんつゆ…大さじ1
おろしにんにく…1片分
ごま油…大さじ1

かつおぶし…6g

【作り方】

1. 耐熱皿にきのこ類としし唐辛子を均等にしき、酒を回しかける。
2. ①にふんわりとラップをして、電子レンジで3分加熱し、取り出して粗熱を取る。
3. ボウルにAを入れて混ぜ合わせ、②とかつおぶしをあえる。

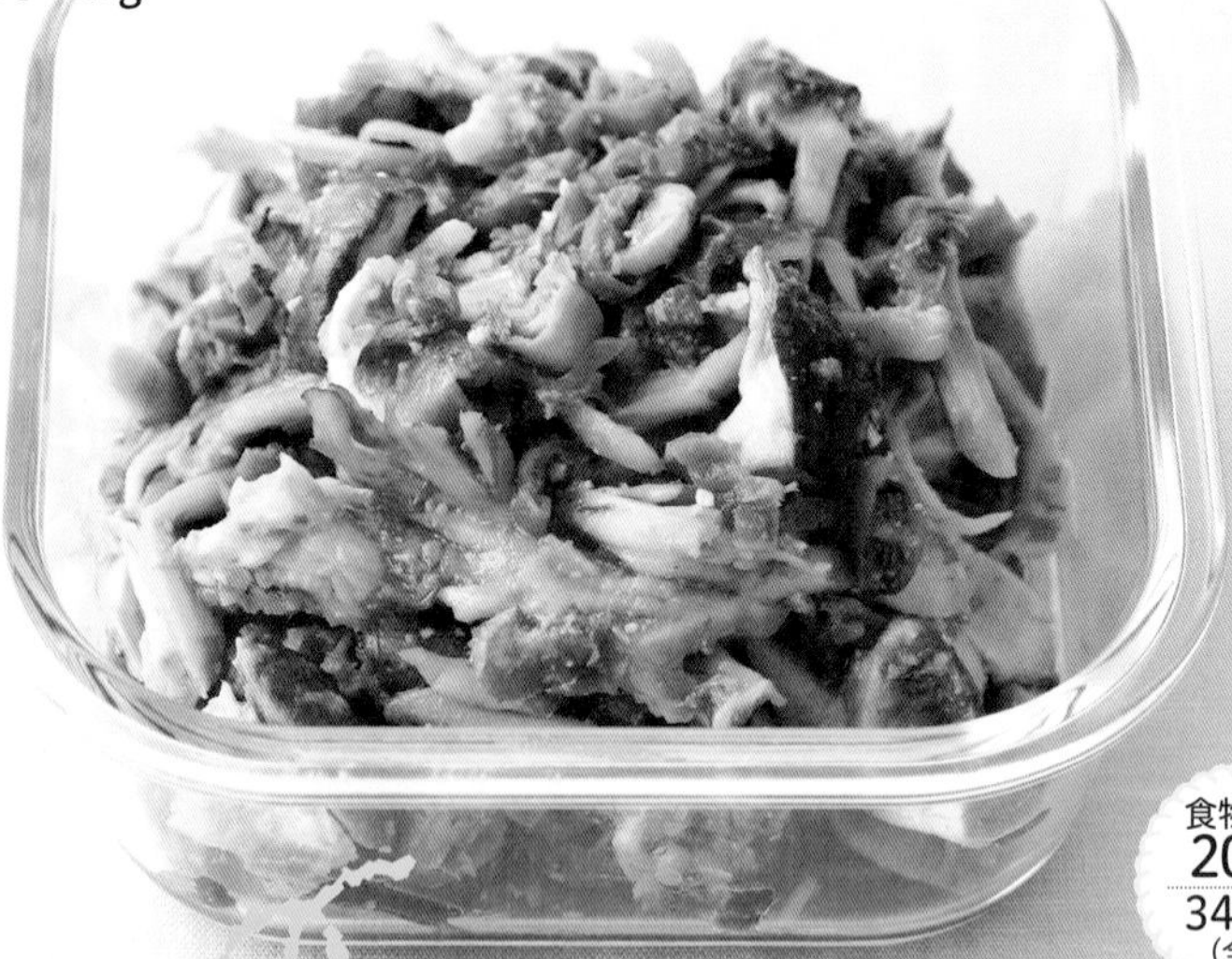

食物繊維 20.4g
347kcal
（全量）

冷ややっこにのせる

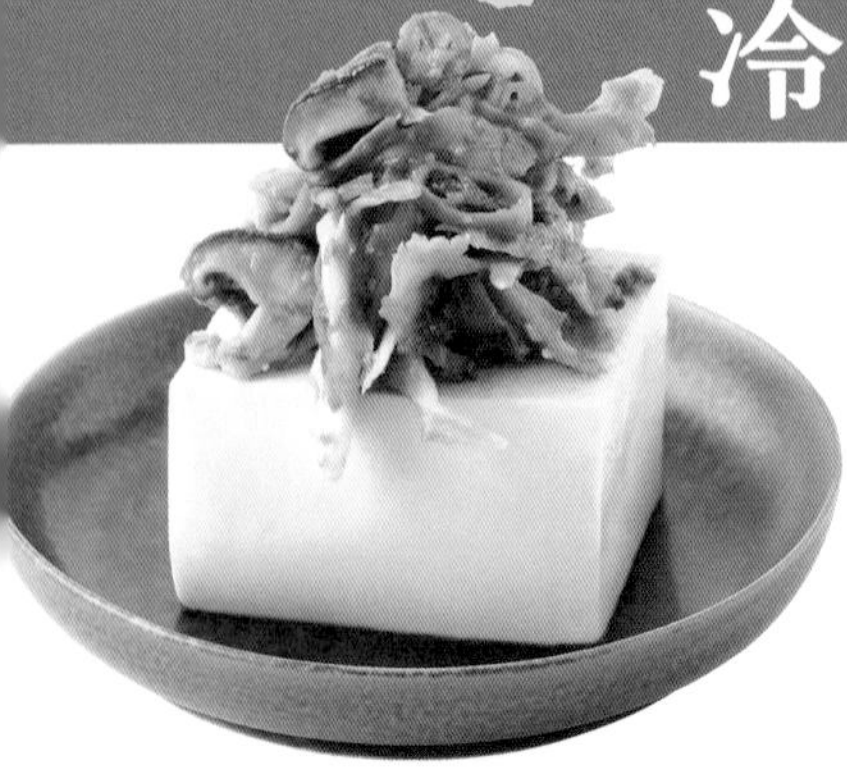

木綿豆腐1/2丁に、きのこのみそあえ1/8量をのせたらでき上がり。

食物繊維 4.2g
153kcal
（1人分）

Arrange

手作りなめたけ

添加物ゼロで安心！ 塩味がまろやか

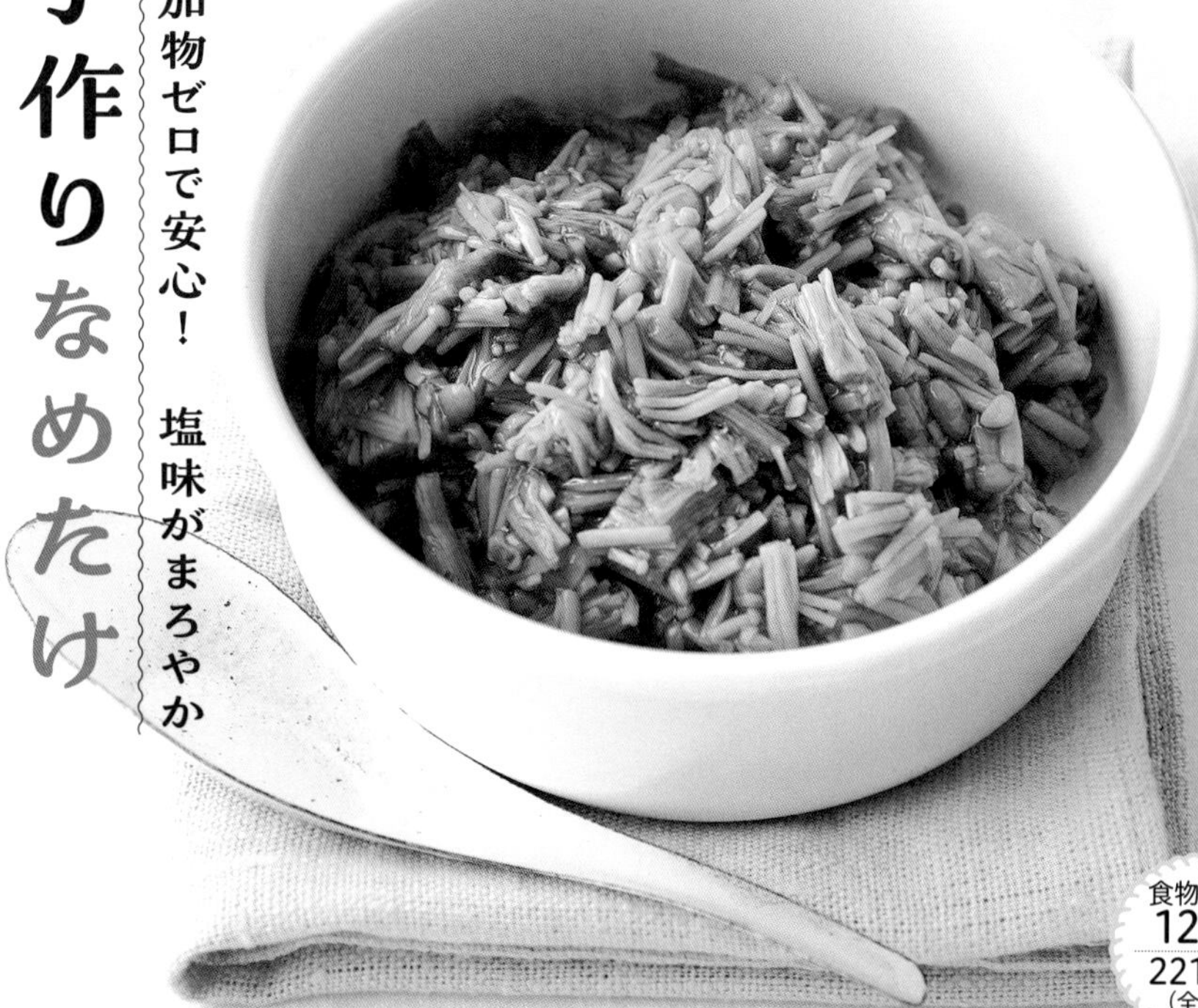

食物繊維 12.1g
221kcal
（全量）

【材料】（作りやすい分量）

えのきたけ…3パック➡石づきを取って1.5㎝長さに切る
しょうが…20g➡みじん切りにする
酒…大さじ2
A 水…大さじ1
　みりん…大さじ3
　しょうゆ…大さじ3
一味唐辛子…少々

【作り方】

❶ 鍋にえのきたけとしょうがを入れ、酒をふり入れて中火で混ぜながら炒める。
❷ しんなりしてきたらAを加え、混ぜながら5分ほど煮る。
❸ 仕上げに一味唐辛子をふり、混ぜ合わせる。

きゅうりにつける

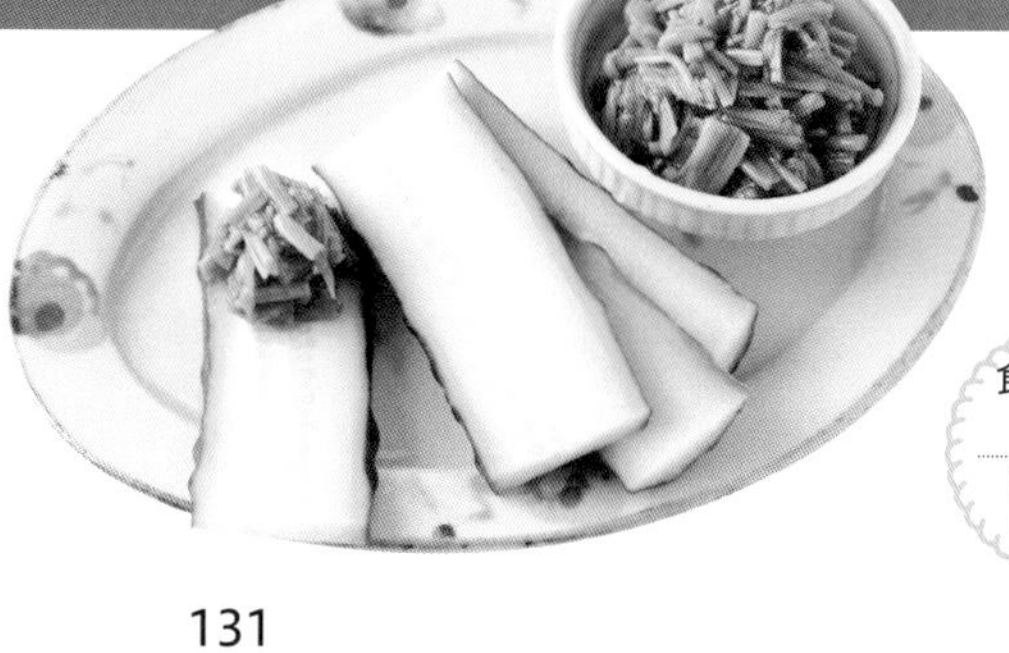

きゅうり1/2本を薄くスライスする。手作りなめたけ大さじ2を添え、きゅうりに適量をのせていただく。

食物繊維 1.1g
25kcal
（1人分）

Arrange

きのこ類

しめじとにらのナムル

にらの香り&シャキシャキ食感で箸が進む

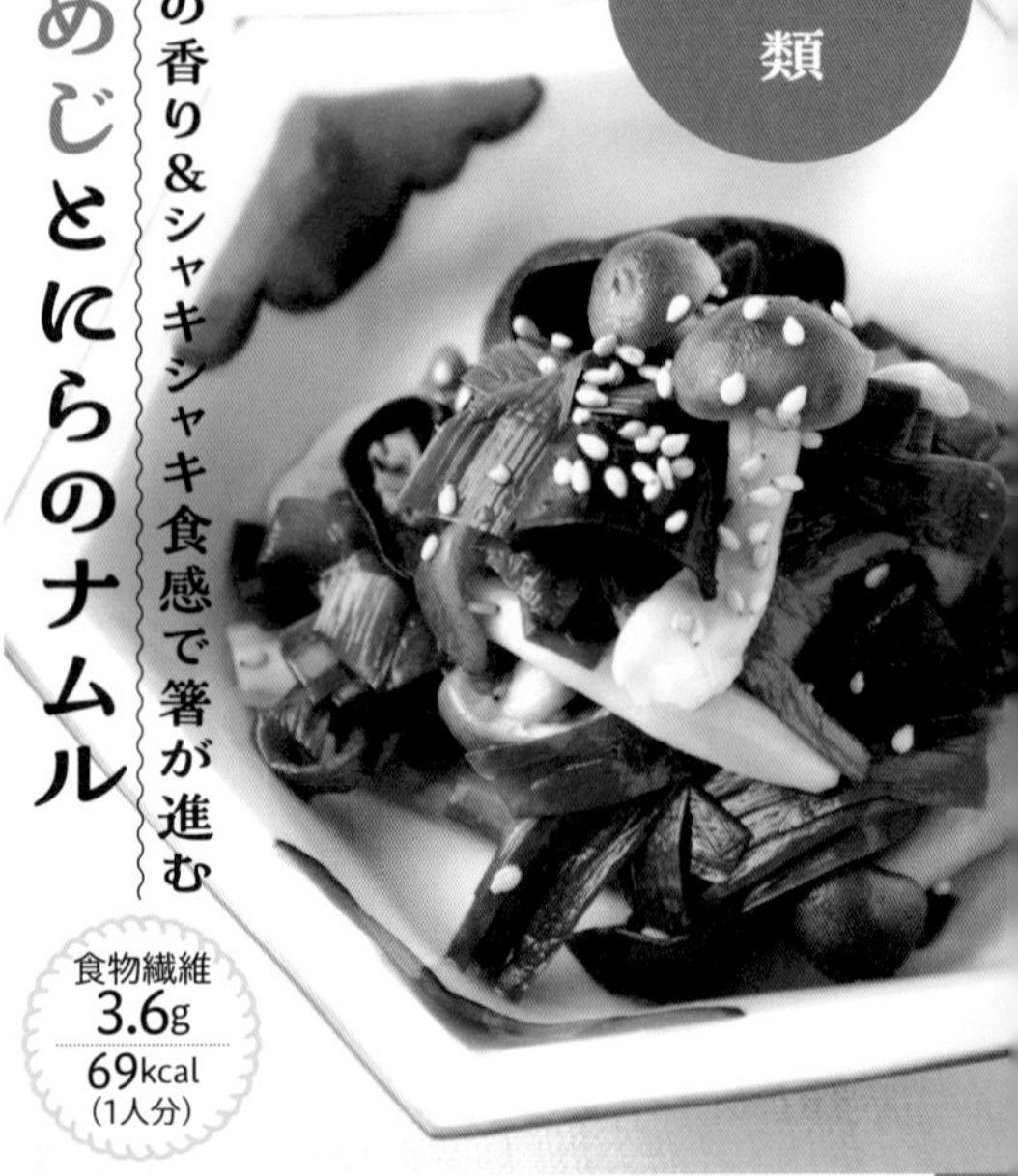

食物繊維 3.6g
69kcal
(1人分)

【材料】（2人分）

ぶなしめじ…1パック➡石づきを取り小房に分ける
にら…80g➡3㎝長さに切る
きくらげ（乾燥）…3g➡水で戻し、一口大に切る。

A
ごま油…小さじ2
砂糖…小さじ1/2
塩・こしょう…各少々

白ごま…小さじ1

【作り方】

❶ 耐熱皿にぶなしめじ、にら、きくらげを入れ、ふんわりとラップをして電子レンジで2分30秒加熱する。取り出して粗熱を取る。
❷ ボウルにAを入れて混ぜ合わせ、①を加えてあえる。
❸ 器に盛り白ごまをふる。

うま味成分豊富なきのことトマトの絶品コラボ

まいたけのホイル焼き

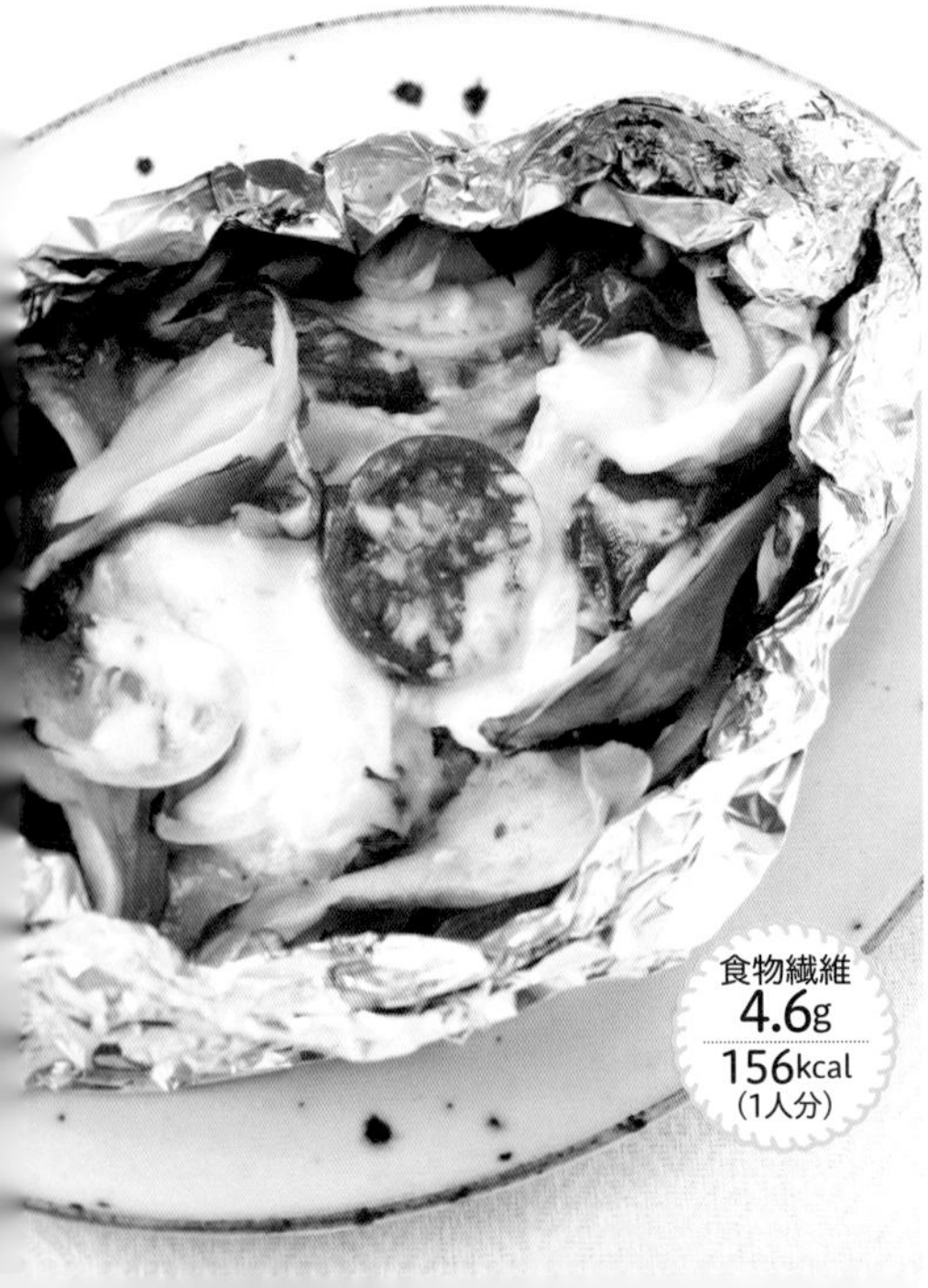

食物繊維 4.6g
156kcal
(1人分)

【材料】（2人分）

まいたけ…2パック➡小房に分ける
玉ねぎ…1/4個➡繊維に沿ってスライスする
ミニトマト…6個➡ヘタをとり半分に切る
塩・こしょう…各少々
オリーブ油…小さじ2
ピザ用チーズ…40g

【作り方】

❶ アルミホイルにまいたけ、玉ねぎ、ミニトマトをのせ、塩・こしょうをふる。
❷ ①にオリーブ油を回しかけ、ピザ用チーズをのせ、グリル（もしくはトースター）で7～8分焼く。

ササッと作れてお味は本格派イタリアン

エリンギのチーズソテー

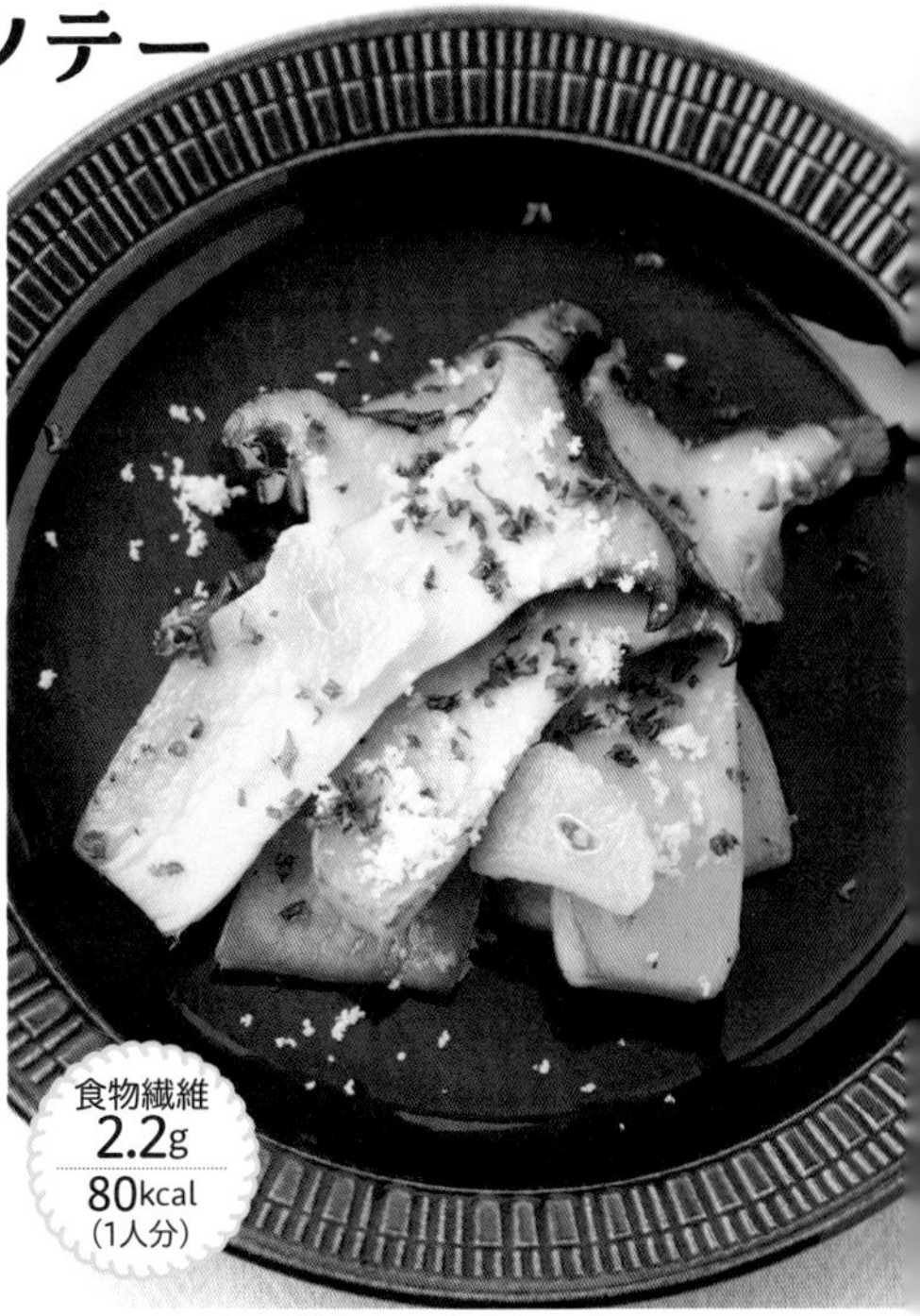

【材料】（２人分）

エリンギ…３本➡ 縦にスライスする
オリーブ油…大さじ１
にんにく…1/2片➡ スライスする
白ワイン…大さじ１
塩・こしょう…各少々
粉チーズ…少々
パセリ…少々➡ みじん切りにする

【作り方】

❶ フライパンにオリーブ油とにんにくを入れて弱火にかける。香りがしてきたら、中火にしてエリンギを入れて両面焼く。
❷ 白ワインを加え、水分を飛ばすように炒める。
❸ 塩・こしょうで味を調える。器に盛り、粉チーズとパセリを振る。

焼肉のたれが隠し味でこくうまに!

焼ききのこののり巻き

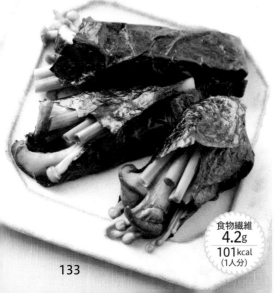

【材料】（２人分）

えのきたけ…１パック➡ 根を取り、粗くほぐす
エリンギ…２本➡ 縦４等分に切る
ごま油…大さじ１
焼き肉のたれ…小さじ２
黒こしょう…少々
小ねぎ…1/4束➡ ３～４㎝長さに切る
焼きのり…１と1/2枚➡ １枚の1/4サイズに切る

【作り方】

❶ フライパンでごま油を熱し、きのこ類を入れて中火で炒める。
❷ ①を焼肉のたれ、黒こしょうで調味する。
❸ ②の1/6量と小ねぎの1/6量を焼きのりにのせて巻く。

認知症予防にいい5食材を使用

大豆とひじきの五目煮

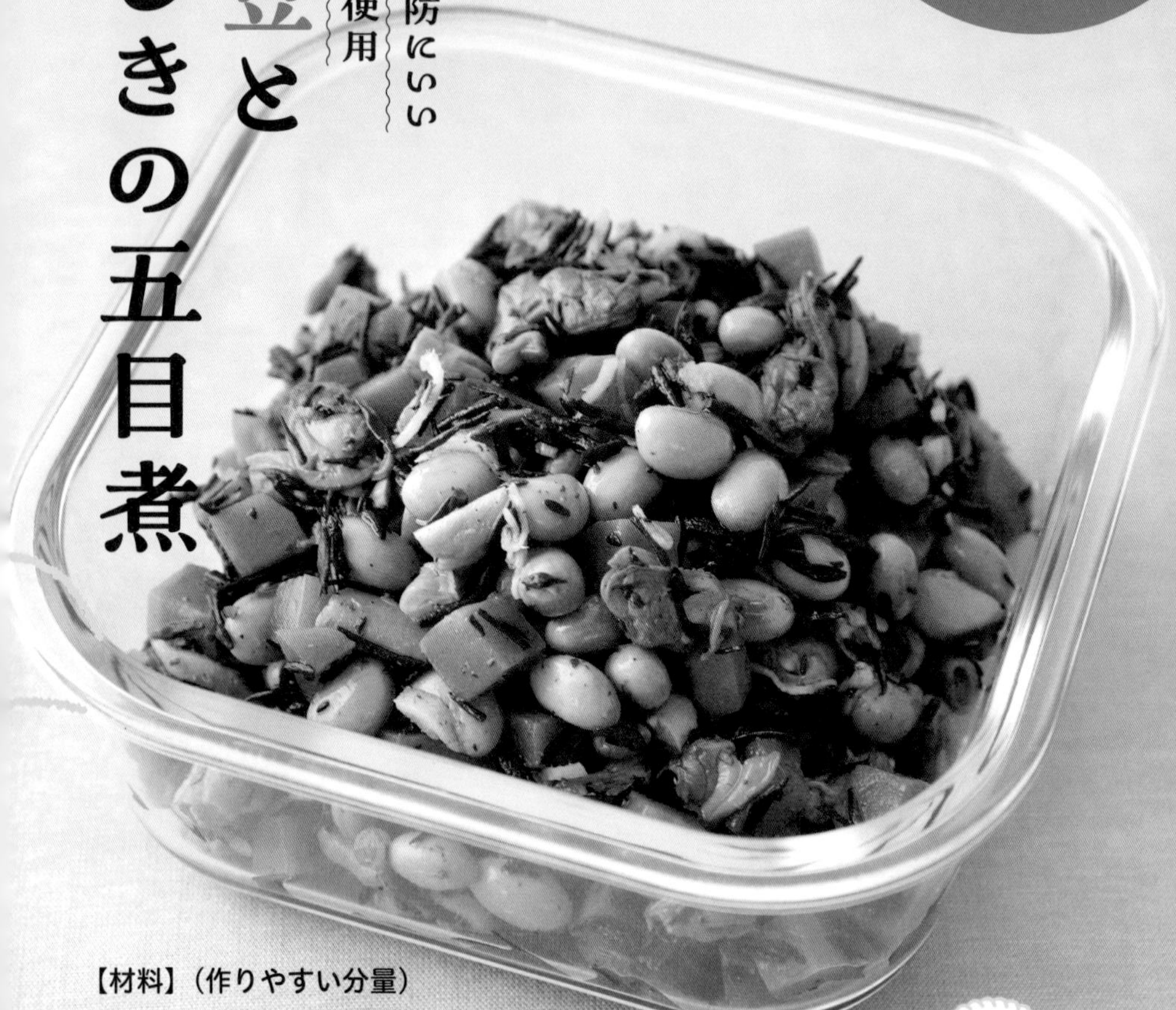

【材料】（作りやすい分量）

大豆（ドライパック缶）…1缶（120g）
にんじん…1/2本➡ 1㎝角に切る
あさり（水煮缶）…1缶（130g）
ひじき（乾燥）…8g➡ 水で戻す
しょうが…20g➡ せん切りにする

A
だし汁…400㎖
酒…大さじ2
砂糖…大さじ1

さやいんげん…8本➡ ゆでて1㎝幅に切る

B
みりん…大さじ1
しょうゆ…大さじ2

食物繊維 20.8g
511kcal（全量）

【作り方】

1. 鍋に大豆、にんじん、あさり、ひじき、しょうが、Aを入れて中火にかける。
2. 沸騰したらアクを取りながら20分煮こむ。
3. さやいんげんとBを加え、さらに5分ほど煮含める。

鶏つくねに入れる

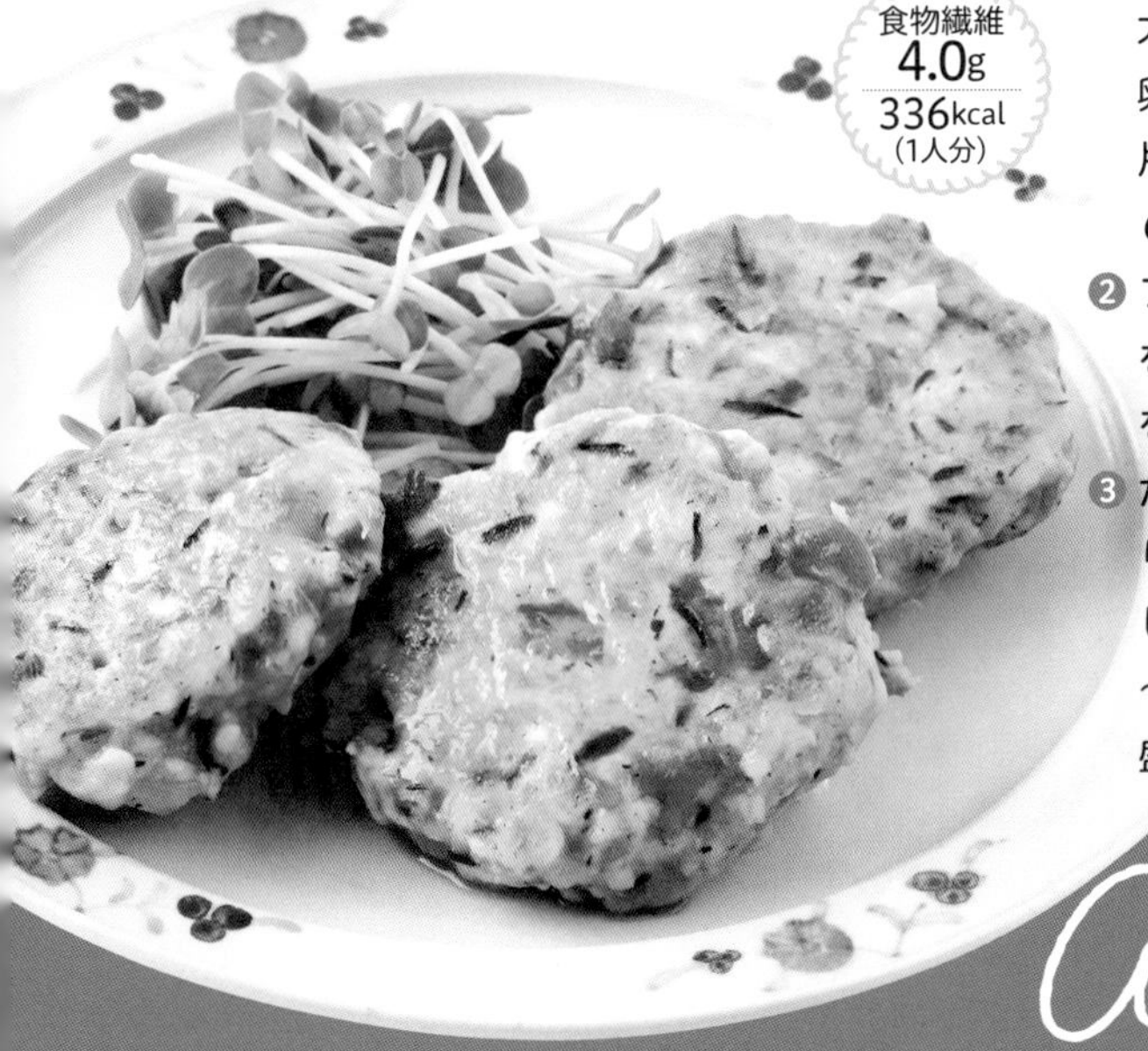

食物繊維 4.0g
336kcal
（1人分）

❶ ボウルに鶏ひき肉140ｇと玉ねぎ1/4個（みじん切りにする）、大豆とひじきの五目煮1/3量、卵１個を入れてよく練り混ぜる。片栗粉大さじ２を加えて混ぜ、６等分にして丸く形を整える。

❷ フライパンにごま油小さじ２を熱し①を入れて中火で両面を焼く。

❸ だし汁100㎖、酒大さじ１、みりん大さじ１、しょうゆ大さじ1/2を加えてふたをして、３〜４分蒸し焼きにする。器に盛り、好みでかいわれを添える。

Arrange 1

白あえの具にする

小さめの木綿豆腐１丁（200ｇ）をキッチンペーパーで包んで電子レンジで３分加熱し水切りする。ボウルに白ねりごま大さじ１と木綿豆腐を入れ、木綿豆腐を崩しながら混ぜる。しょうゆ小さじ１、大豆とひじきの五目煮1/4量、三つ葉1/2束（根を切って３㎝長さに切る）を加えてあえ、器に盛って白ごま少々をふる。

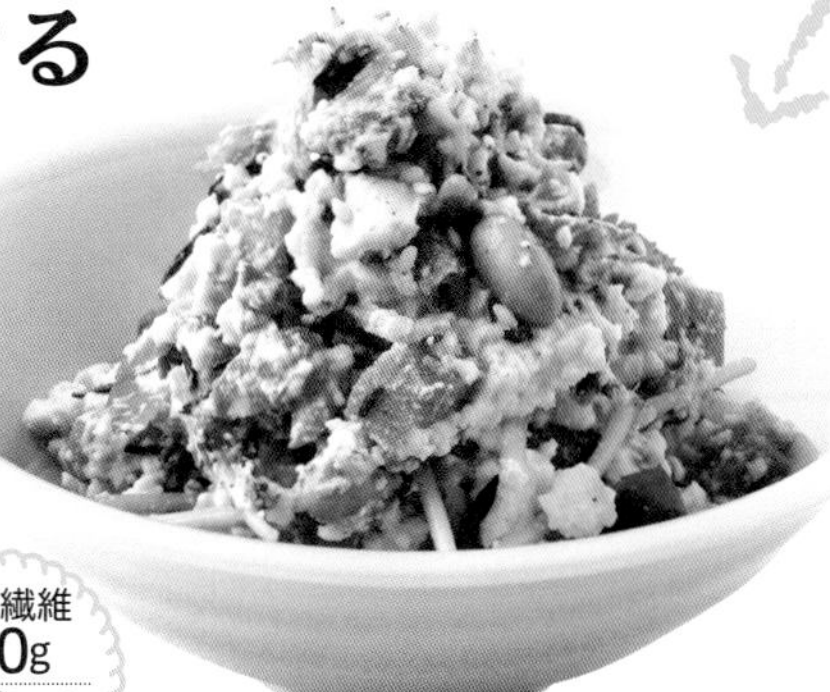

食物繊維 5.0g
202kcal
（1人分）

Arrange 2

豆類・大豆製品

地中海食でおなじみのひよこ豆をたっぷりとれる

ひよこ豆ペースト

【材料】（作りやすい分量）

ひよこ豆（水煮缶）…１缶（220ｇ）
にんにく…１片
玉ねぎ…1/2個➡ みじん切りにしてレンジで２分加熱する
オリーブ油…大さじ３
ツナ（水煮缶）…１缶（70ｇ）
豆乳…60㎖
顆粒コンソメ…大さじ１
塩・こしょう…各少々

【作り方】

❶ すべての材料をミキサー（フードプロセッサー）にかけ、ペースト状にする。※ツナ缶は缶汁ごと入れる。

❷ 鍋に移し、混ぜながら中火で５～６分加熱する。

食物繊維 27.5g
788kcal（全量）

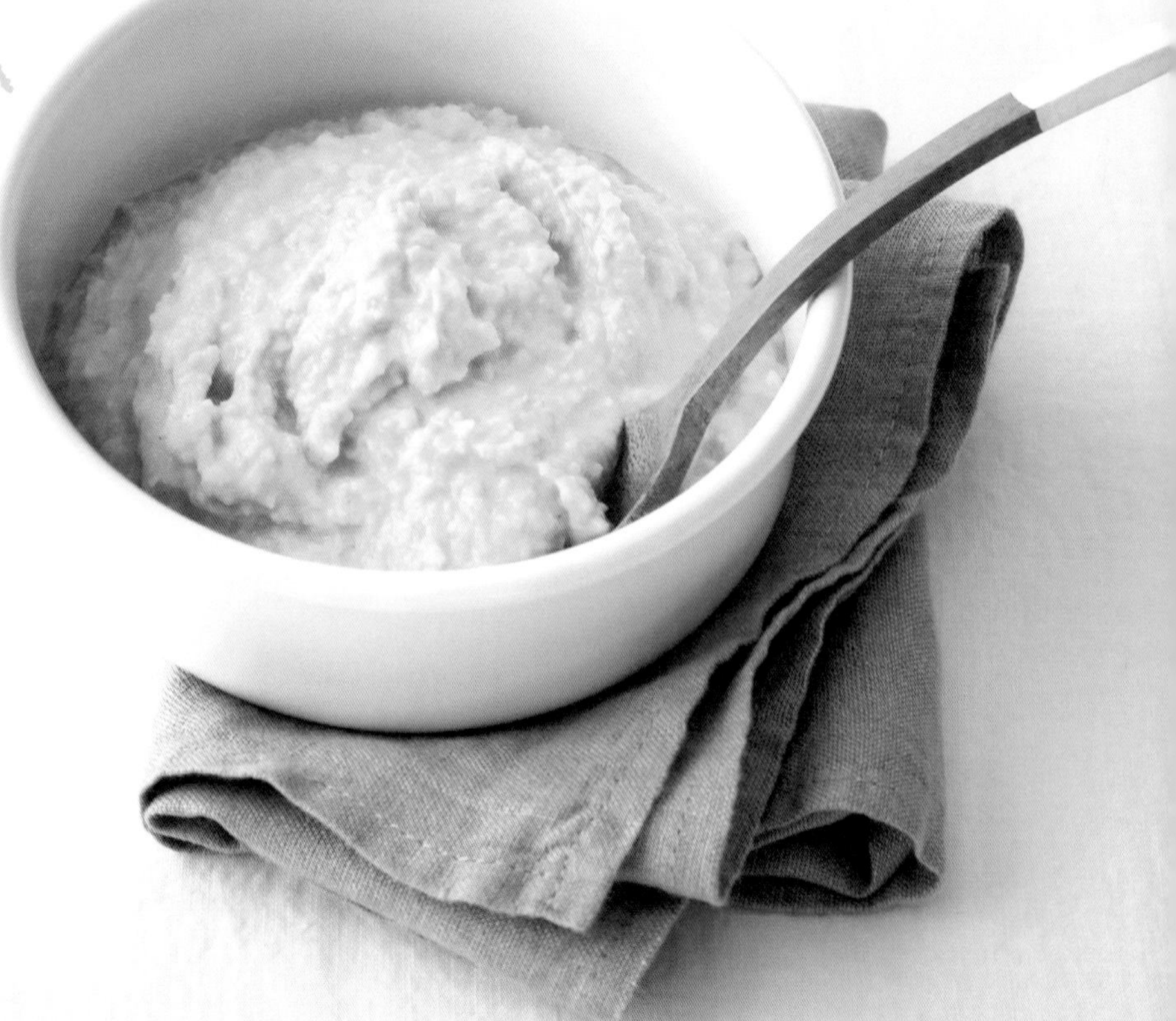

パスタの具にする

ボウルに明太子１腹分とひよこ豆ペースト1/4量、牛乳大さじ２を入れて混ぜる。パスタ140ｇを表示通りゆでてボウルに加え、しょうゆ小さじ1/2で味を調える。器に盛り、しそ（千切りにする）少々をのせる。

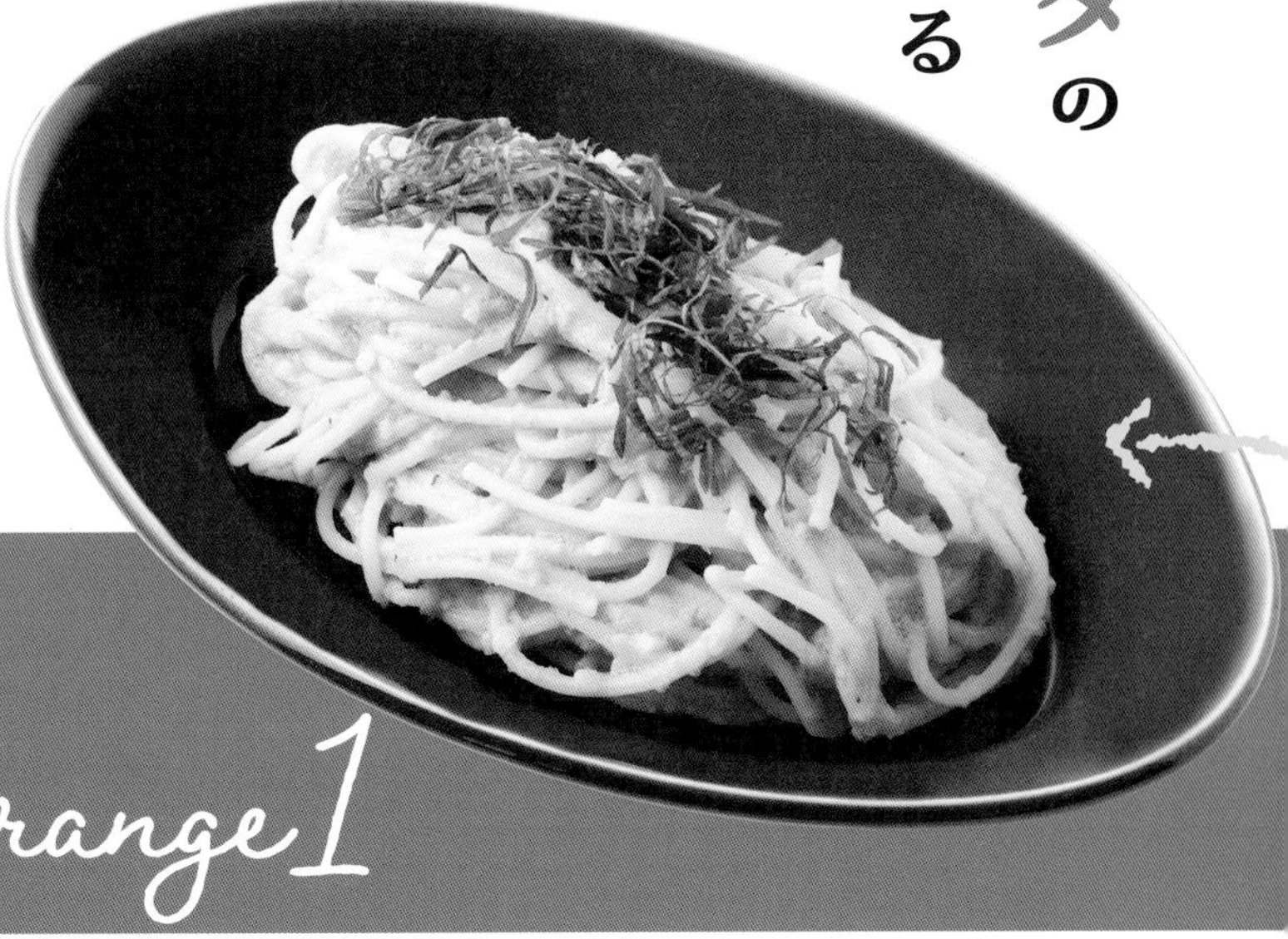

食物繊維
7.4g
389kcal
(1人分)

Arrange 1

ゆでブロッコリーとあえる

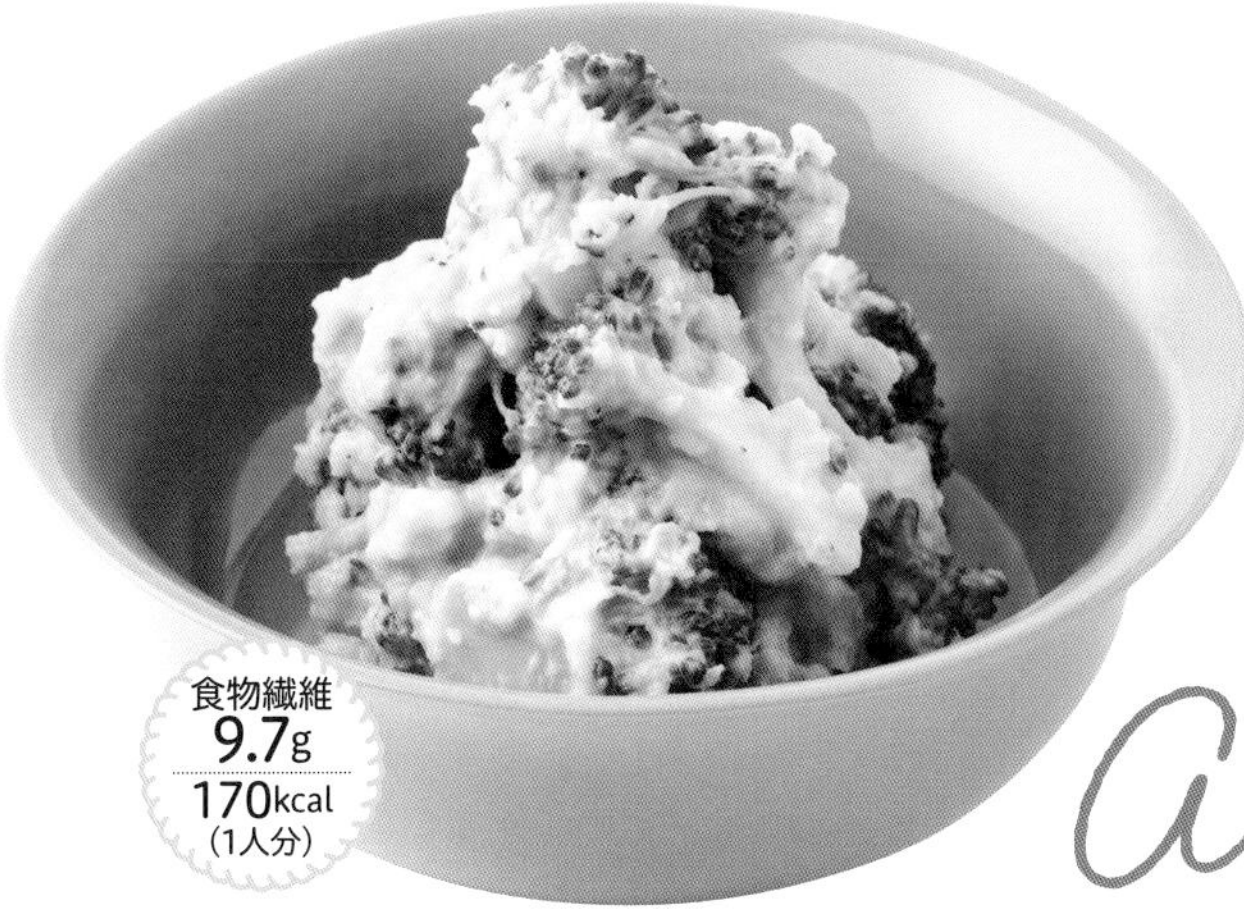

ブロッコリー100ｇは小房に分けゆでる。ボウルにひよこ豆ペースト1/6量、ブロッコリー、黒こしょう少々を入れてあえる。

食物繊維
9.7g
170kcal
(1人分)

Arrange 2

栄養価抜群の厚揚げをピリ辛味で

厚揚げのコチュジャン煮

豆類・大豆製品

食物繊維 8.8g
958kcal（全量）

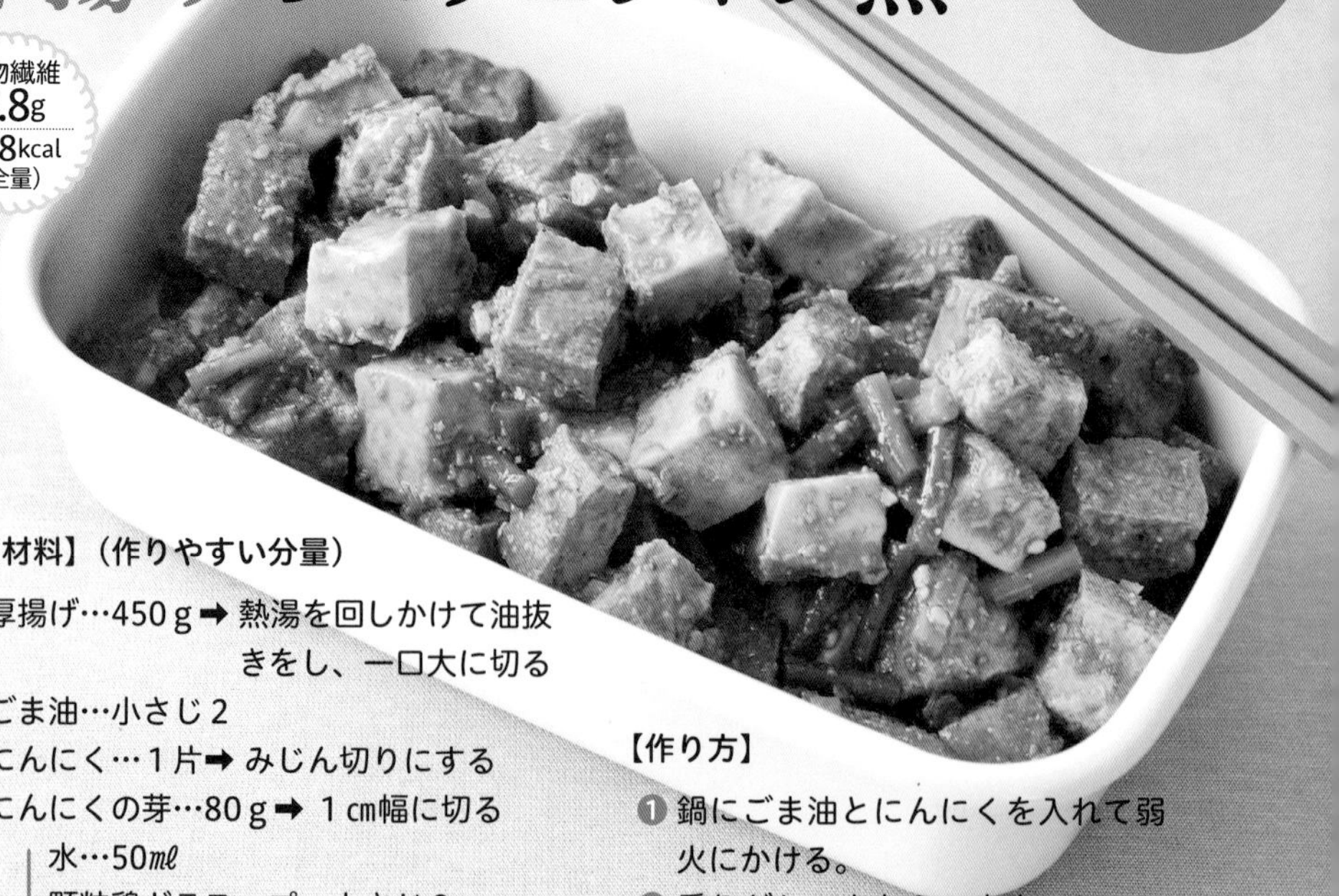

【材料】（作りやすい分量）

厚揚げ…450g➡熱湯を回しかけて油抜きをし、一口大に切る
ごま油…小さじ2
にんにく…1片➡みじん切りにする
にんにくの芽…80g➡1cm幅に切る
A
水…50mℓ
顆粒鶏ガラスープ…小さじ2
コチュジャン…大さじ1と1/2
酢…小さじ2
みりん…大さじ3
しょうゆ…大さじ2
白すりごま…大さじ3

【作り方】

1. 鍋にごま油とにんにくを入れて弱火にかける。
2. 香りがしてきたら、中火にしてにんにくの芽を加え炒める。しんなりしてきたら、Aを加える。
3. 沸騰してきたら厚揚げを加え、途中混ぜながら7～8分煮含める。仕上げに白すりごまを加え混ぜる。

蒸しなすとあえる

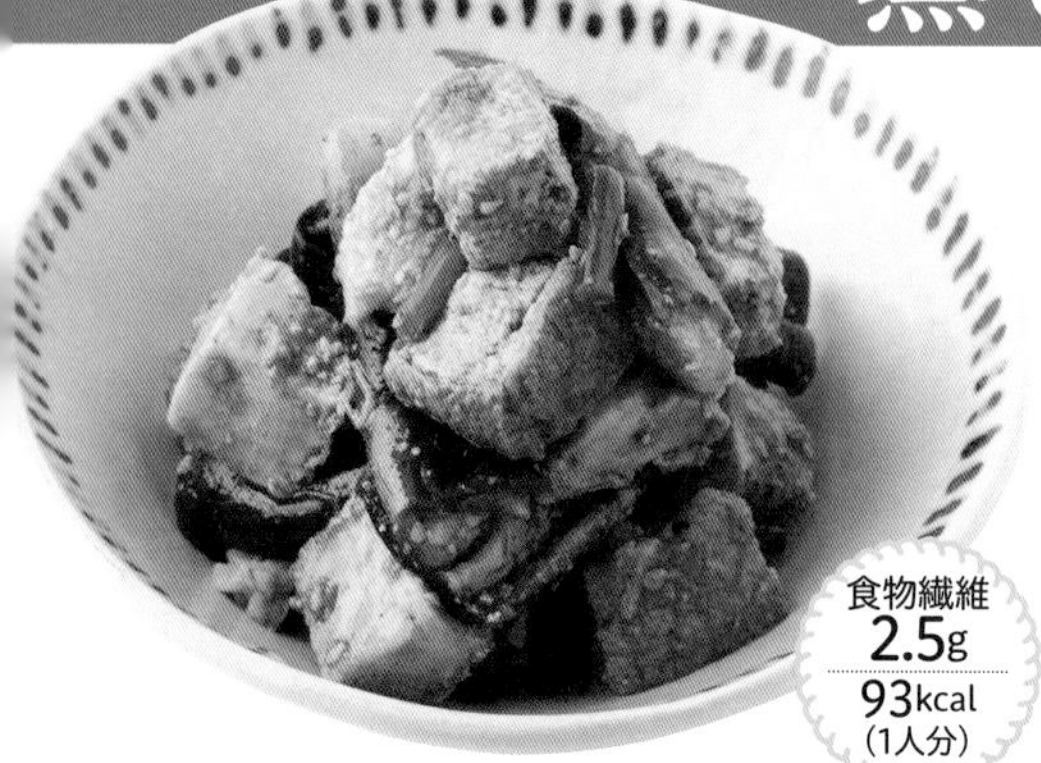

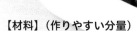

食物繊維 2.5g
93kcal（1人分）

なす2本はヘタを取り、数か所切り込みを入れてラップで包み、電子レンジで4分加熱しラップごと氷水に放つ。冷めたらラップを取り外して適当な大きさにさく。厚揚げのコチュジャン煮1/6量とあえる。

Arrange

食物繊維が豊富なおから、便秘解消にも◎！

桜えびときのこのおから煮

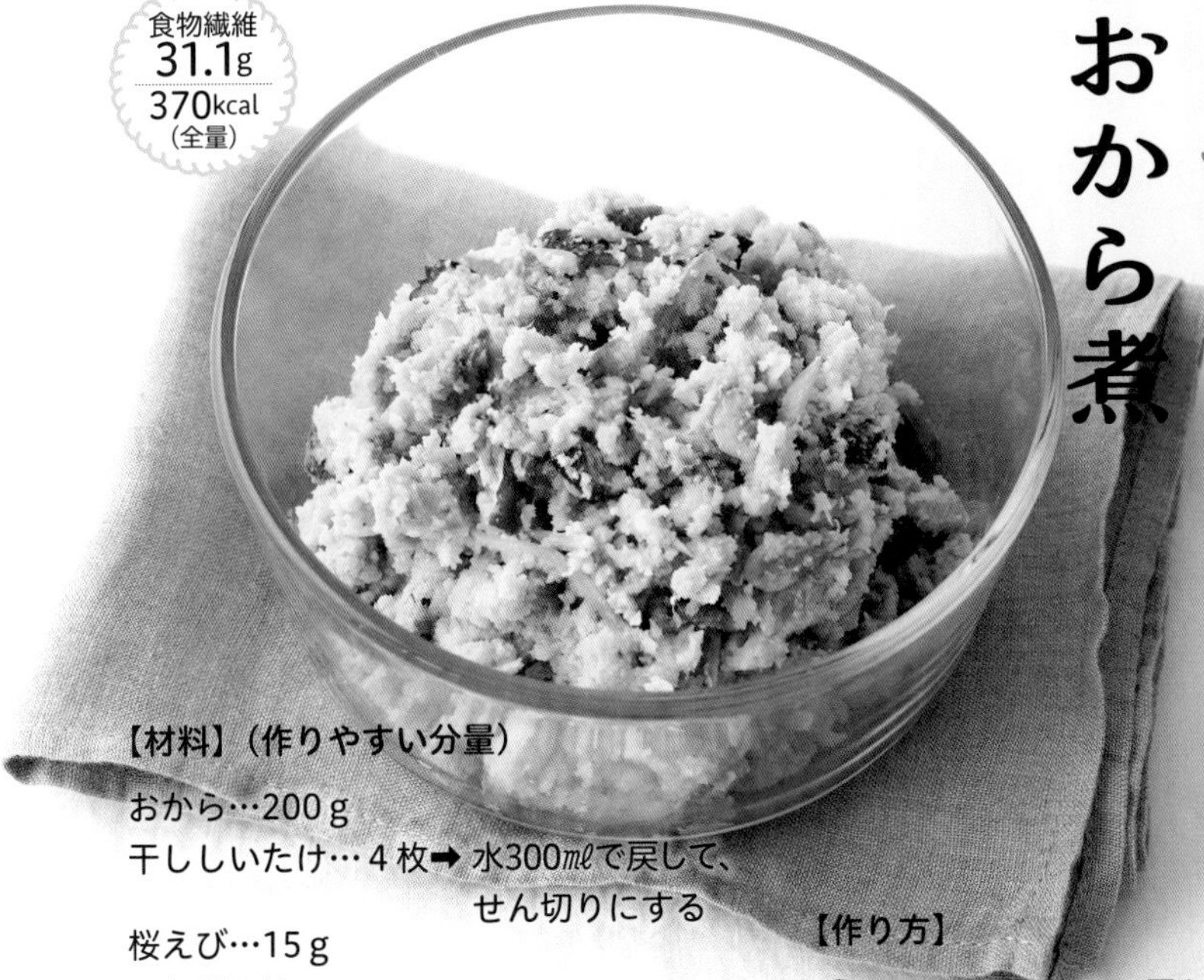

食物繊維 31.1g
370kcal（全量）

【材料】（作りやすい分量）

おから…200ｇ
干ししいたけ…４枚➡ 水300㎖で戻して、せん切りにする
桜えび…15ｇ
A
- だし汁　150㎖
- 酒…大さじ２
- みりん…大さじ２と1/2
- しょうゆ…小さじ２

長ねぎ…1/2本➡ 小口切りにする
絹さや…10枚➡ 筋を取ってゆで、千切りにする

【作り方】

❶ 鍋におからとA、干ししいたけの戻し汁を入れ、よく混ぜ合わせてから中火にかける。
❷ 干ししいたけ、桜えび、長ねぎを加え、中火で15〜20分、混ぜながら煮含める。
❸ 仕上げに、絹さやを加え混ぜる。

チヂミの具にする

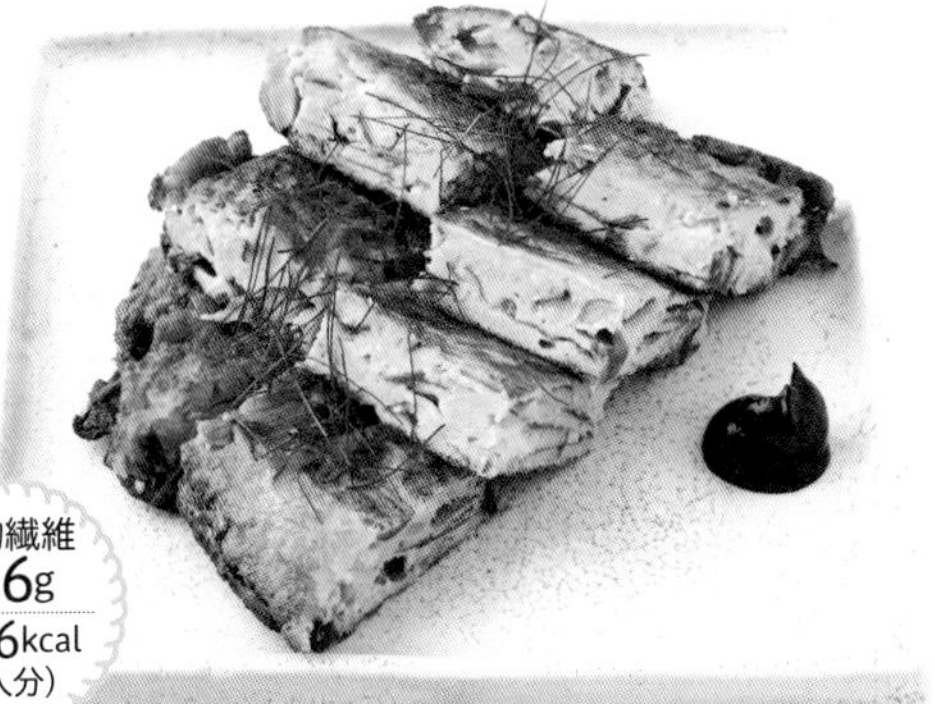

食物繊維 6.6g
326kcal（1人分）

❶ ボウルに卵２個をときほぐし、小麦粉大さじ３を加えて混ぜる。続いて豆板醤小さじ１、桜えびときのこのおから煮1/3量、にら1/2束（２㎝長さに切る）を加えて混ぜる。
❷ フライパンにごま油大さじ2を熱してタネを流し入れ、両面をこんがり焼く。
❸ ②を適当な大きさに切って器に盛り、糸唐辛子をのせ甜麺醤を添える。

Arrange

主菜にもOK!
そぼろ入りでボリューミー

納豆と高菜の炒めもの

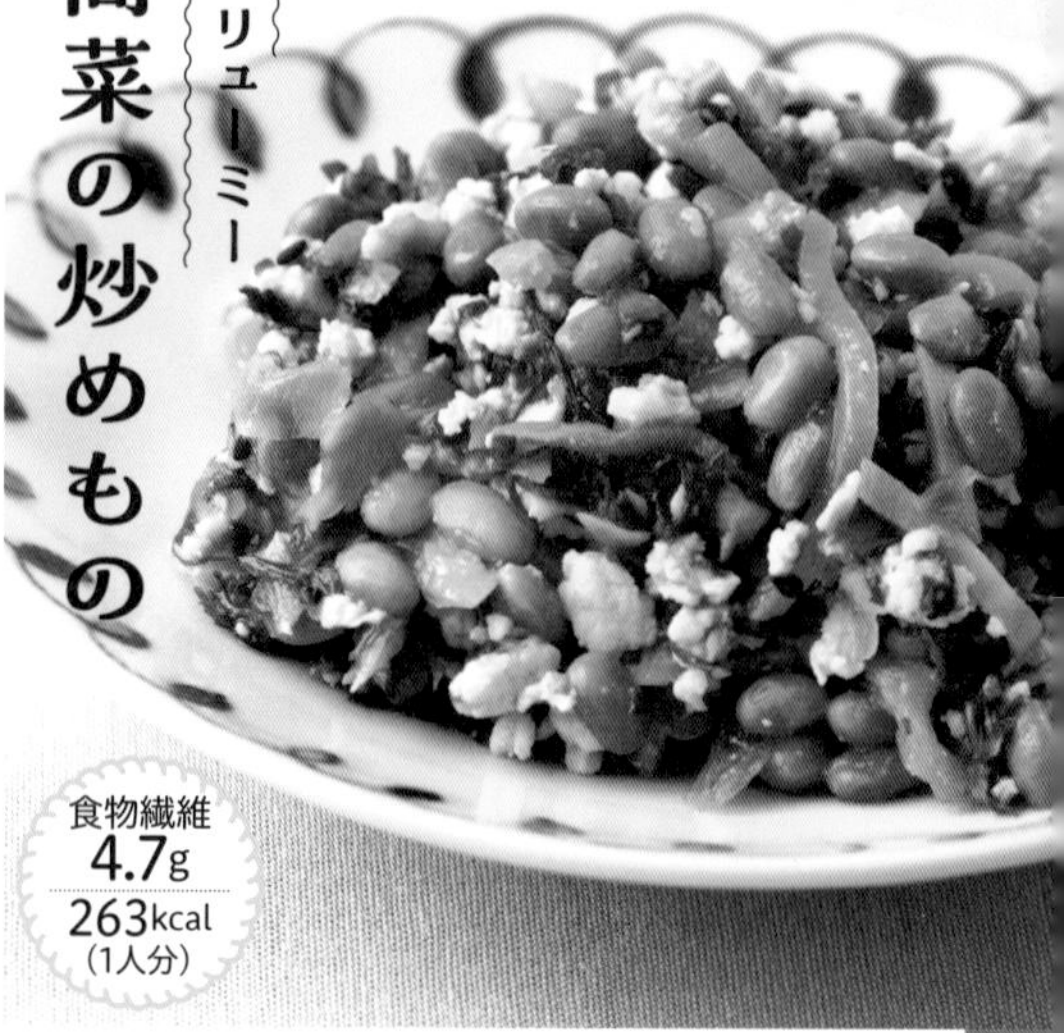

食物繊維 4.7g
263kcal（1人分）

【材料】（２人分）

納豆…２パック
鶏ひき肉…120ｇ➡ 酒大さじ２を混ぜておく
紅しょうが…30ｇ➡ 粗いみじん切りにする
高菜…50ｇ➡ 食べやすく切る
ごま油…大さじ１
ポン酢しょうゆ…小さじ1/2

【作り方】

❶ フライパンにごま油を熱し、鶏ひき肉を入れて炒める。
❷ ポロポロになってきたら、紅しょうが、高菜を加える。
❸ 全体がしんなりしてきたら、納豆を加えて炒め、ポン酢しょうゆで味をつける。

良質なたんぱく質をたっぷりとれる

ミックスビーンズとチキンのサラダ

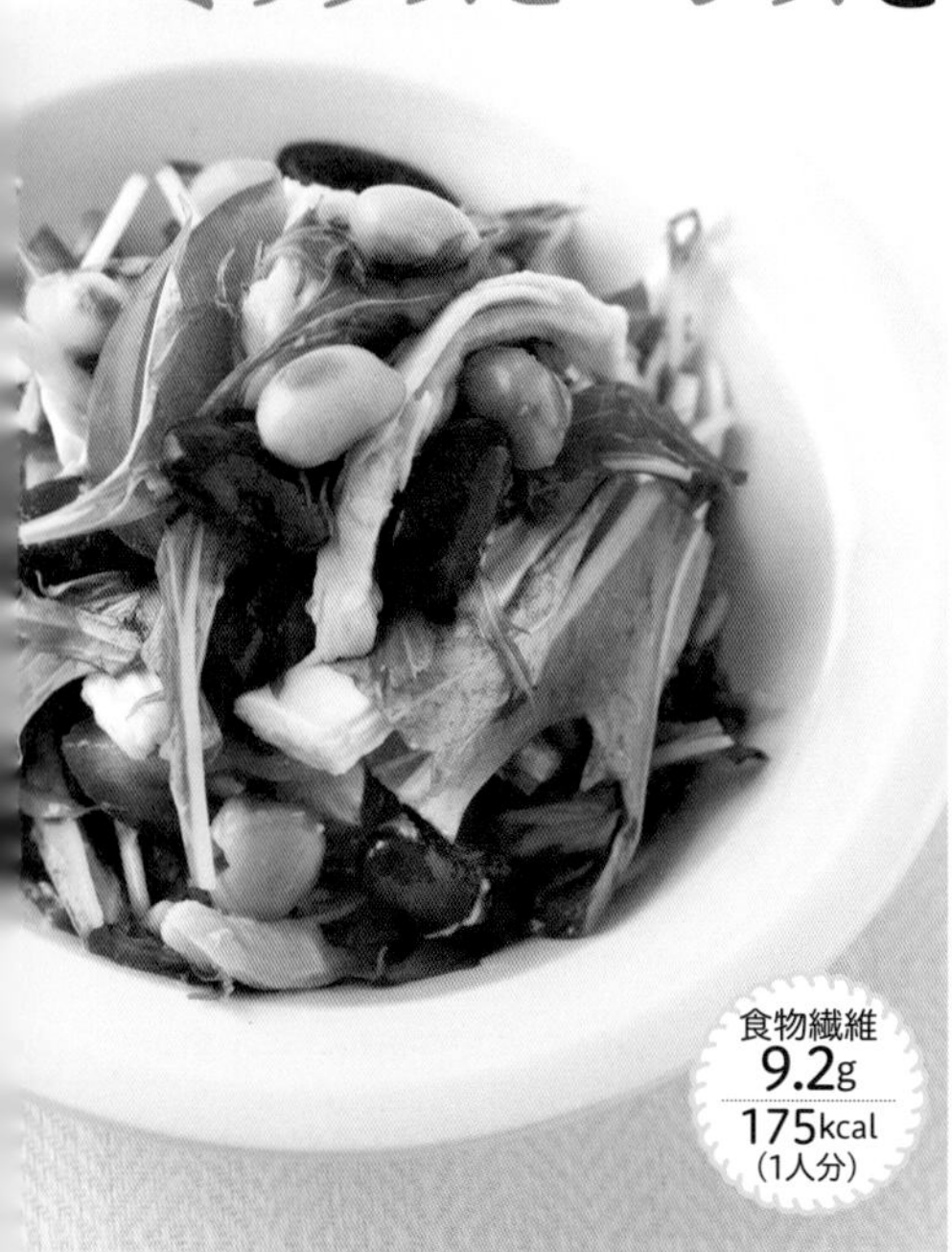

食物繊維 9.2g
175kcal（1人分）

【材料】（２人分）

ミックスビーンズ缶…１缶（120ｇ）
サラダチキン…１パック➡ 粗くほぐす
トマト…１個➡ 乱切りにする
水菜…60ｇ➡ ３㎝長さに切る
A 和風ドレッシング…大さじ２
A わさび…小さじ1/2

【作り方】

❶ ボウルにAを入れて混ぜ合わせる。
❷ 具材をすべて①に入れてあえる。

煮物以外にも！　高野豆腐の斬新アレンジ

高野豆腐のキムチスープ

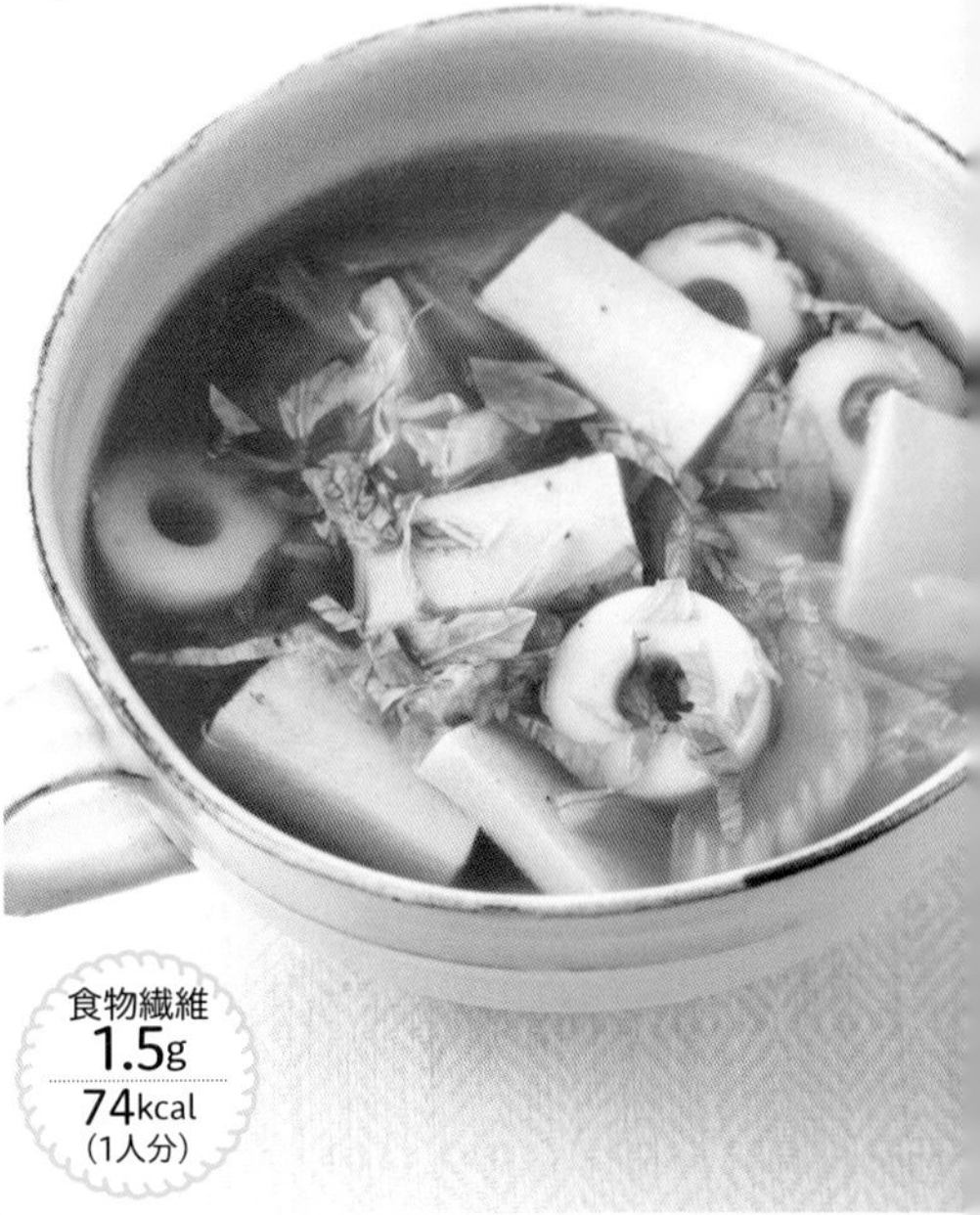

食物繊維
1.5g
74kcal
（1人分）

【材料】（2人分）

高野豆腐…1枚➡戻して短冊切りにする
セロリ…1/3本➡茎は筋を取り斜め切りに、葉はせん切りにする
白菜キムチ…80g
ちくわ…2本➡輪切りにする
顆粒鶏ガラスープ…小さじ1/2
黒こしょう…少々

【作り方】

❶ 鍋に水400㎖（分量外）、顆粒鶏ガラスープ、セロリ、白菜キムチ、ちくわを入れて強火にかける。
❷ 沸騰したら中火にして、高野豆腐を加え3～4分煮る。黒こしょうをふって混ぜる。

レンチンだから手軽&失敗しない

卵の巾着煮

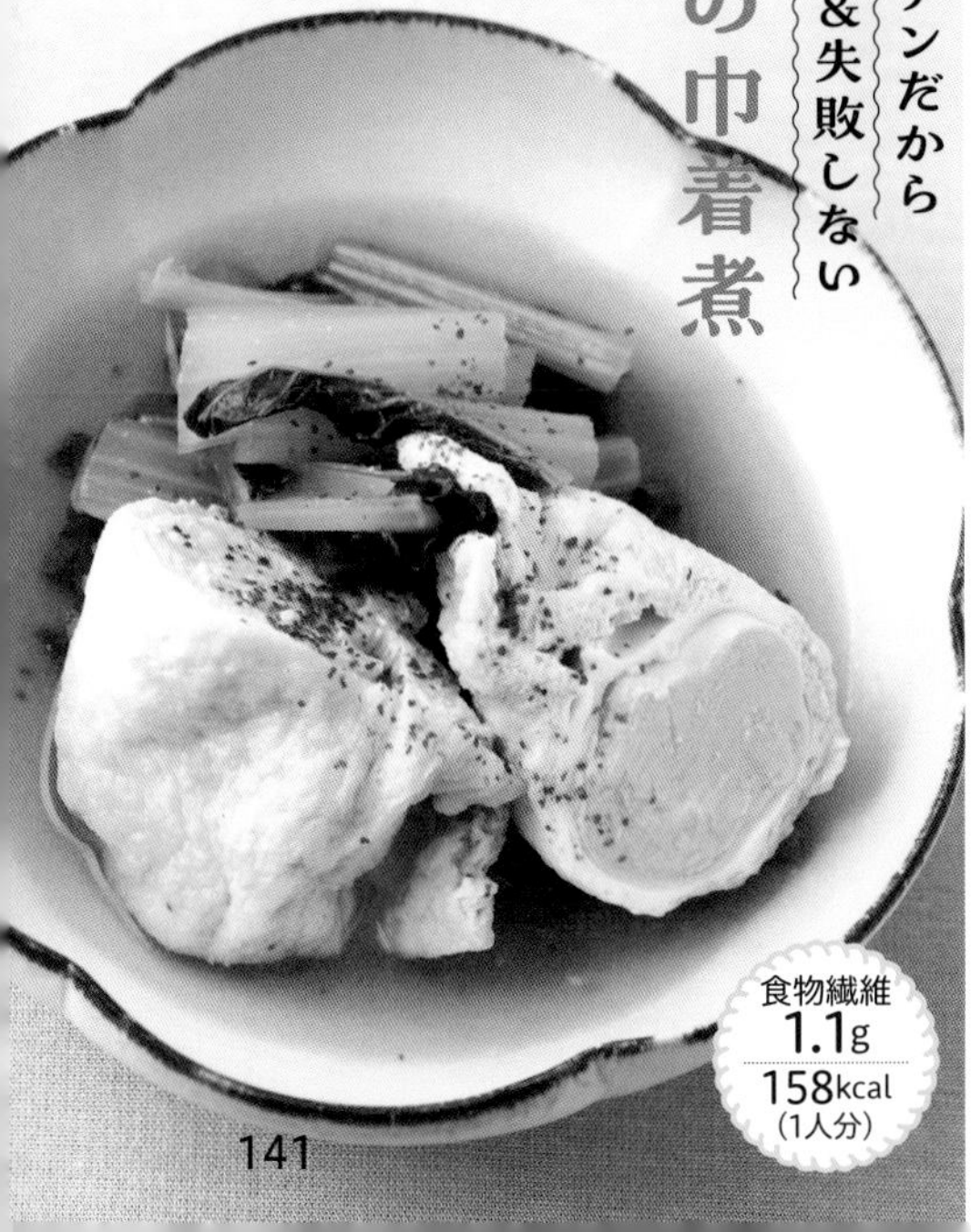

食物繊維
1.1g
158kcal
（1人分）

【材料】（2人分）

油揚げ…1枚➡横半分に切って袋状にする
卵…2個
小松菜…100g➡根を落とし3㎝長さに切る
A｜だし汁…180㎖
　｜めんつゆ…大さじ1と1/2
一味唐辛子…少々

【作り方】

❶ 袋状にした油揚げの中に卵を割り入れて、口をようじでとめる。
❷ 耐熱容器にAを入れて混ぜ、①と小松菜を入れる。ふんわりとラップをしてレンジで2分加熱する。
❸ いったん取り出して油揚げの上下を返し、さらにレンジで2分加熱。取り出したら粗熱が取れるまで置く。汁ごと器に盛り、一味唐辛子をふる。

おわりに

健康や医療に関する本はたくさん出版されています。新しい健康情報もテレビをにぎわし、流行のメニューを紹介しています。健康食品もたくさん取り上げられています。

みなさんも目にしたことがありますよね。

そして「ちょっと気をつけなきゃ！」と、あわてて体操したり、節制を心に誓ったりしながらも、なんとなく元の日常生活に戻ってしまいませんか？


そんなにがんばらなくてもいいのです。「持続可能」が大事です。

本書では、「つくおき」として作り置きが可能な献立、簡単だけどおいしい一品を、たくさん紹介しています。

無理しないで、長く続けられるおいしい健康生活を過ごしていきましょう。

本書を気に入っていただいた方は、ぜひ、知り合いにも教えてあげてください。

国立長寿医療研究センターのもの忘れセンターのホームページには、腸内細菌についてのさらなる最新の研究成果が掲載されていきます。こちらもご覧いただければ幸いです。

最後までお読みいただき、ありがとうございました。

初夏の晴天の下で

佐治直樹

Saji N., et al. Relationship between the Japanese-style diet, gut microbiota, and dementia: A cross-sectional study. Nutrition. 2022 Feb;94:111524.

Saji N,et al. Analysis of the relationship between the gut microbiome and dementia: a cross-sectional study conducted in Japan.Sci Rep.2019 Jan 30;9(1):1008.

Xiao et al. Probiotic Bifidobacterium breve in Improving Cognitive Functions of Older Adults with Suspected Mild Cognitive Impairment: A Randomized, Double-Blind, Placebo-Controlled Trial. Journal of Alzheimer's Disease, 2020

Mona Abdelhamid,et al. Probiotic Bifidobacterium breve MCC1274 Mitigates Alzheimer's Disease-related Pathologies in Wild-type Mice. Journal of Alzheimer's Disease. 2021

Suguru Nishijima,et al. The gut microbiome of healthy Japanese and its microbial and functional uniqueness. DNA Res. 2016 Apr;23(2):125-33.

Tomohisa Takagi,et al.Typing of the Gut Microbiota Community in Japanese Subjects. Microorganisms. 2022 Mar 20;10(3):664.

Joe Alcock 1, Carlo C Maley, C Athena Aktipis CA. Is eating behavior manipulated by the gastrointestinal microbiota? Evolutionary pressures and potential mechanisms. Bioessays. 2014 Oct;36(10):940-9.

Luchsinger JA, et al. Pre-diabetes but not type 2 diabetes is related to brain amyloid in late middle-age. J Alzheimers Dis. 2020;75(4):1241-1252.

Jeon SY, et al. Influence of hypertension on brain amyloid deposition and Alzheimer's disease signature neurodegeneration. Neurobiol Aging. 2019 Mar;75:62-70.

Rebecca Robbins., et al. Examining sleep deficiency and disturbance and their risk for incident dementia and all-cause mortality in older adults across 5 years in the United States. Aging . 2021 Feb 11;13(3):3254-3268.

Gender Data Portal 2021

Gill Livingston., et al. Dementia prevention, intervention, and care: 2020 report of the Lancet Commission. Lancet. 2020 Aug 8;396(10248):413-446.

Frank R Lin., et al.Hearing Loss and Incident Dementia. Arch Neurol. 2011 Feb;68(2):214-20.

JapanTrak 2022 調査報告

Kenji Obayashi., et al. Exposure to light at night, nocturnal urinary melatonin excretion, and obesity/dyslipidemia in the elderly: a cross-sectional analysis of the HEIJO-KYO study. J Clin Endocrinol Metab. 2013 Jan;98(1):337-44.

Fei He, et al. Poor Oral Health as a Risk Factor forDementia in a Swedish Population: ACohort Study with 40 Years of Follow-Up. Journal of Alzheimer's Disease 92 (2023) 171–181

Fan Zeng., et al. Receptor for advanced glycation end products up-regulation in cerebral endothelial cells mediates cerebrovascular-related amyloid β accumulation after Porphyromonas gingivalis infection. J Neurochem. 2021 Aug;158(3):724-736.

Raaj S Mehta., et al. Association of midlife antibiotic use with subsequent cognitive function in women. PLoS One. 2022 Mar 23;17(3):e0264649.

Otsuka R, et al. Dietary diversity decreases the risk of cognitive decline among Japanese older adults.Geriatr Gerontol Int. 2017 Jun;17(6):937-944.

Otsuka R, et al. Dietary diversity is associated with longitudinal changes in hippocampal volume among Japanese community dwellers.European Journal of Clinical Nutrition. 2021;75:946-953.

Martha Clare Morris, et al. MIND diet associated with reduced incidence of Alzheimer's disease. Alzheimers Dement. 2015 Sep;11(9):1007-14.

Yasutake Tomata , et al. Dietary Patterns and Incident Dementia in Elderly Japanese: The Ohsaki Cohort 2006 Study. J Gerontol A Biol Sci Med Sci. 2016 Oct;71(10):1322-8.

Otsuka R, Tange C, Nishita Y, Kato Y, Imai T, Ando F, Shimokata H.Serum docosahexaenoic and eicosapentaenoic acid and risk of cognitive decline over 10 years among elderly Japanese.Eur J Clin Nutr. 2014;68(4):503-509.

Thalita Lin Netto Cândido, et al. Effects of dietary fat quality on metabolic endotoxaemia: a systematic review. Br J Nutr. 2020 Oct 14;124(7):654-667.

Shu Zhang., et al. Mushroom Consumption and Incident Dementia in Elderly Japanese: The Ohsaki Cohort 2006 Study. J Am Geriatr Soc. 2017 Jul;65(7):1462-1469.

Teruya T. et al., Whole-blood metabolomics of dementia patient reveal classes of disease-linked metabolites. PNAS, 118(37), e2022857118, 2021.

Nae- Mariko Nakamoto., et al. Soy food and isoflavone intake reduces the risk of cognitive impairment in elderly Japanese women. Eur J Clin Nutr. 2018 Oct;72(10):1458-1462.

Nana Matsushita., et al. Association of coffee, green tea, and caffeine with the risk of dementia in older Japanese people. J Am Geriatr Soc. 2021 Dec;69(12):3529-3544.

Shirai Y, et al.Green tea and coffee intake and risk of cognitive decline in older adults: the National Institute for Longevity Sciences, Longitudinal Study of Aging.

Shu Zhang., et al. Green tea consumption is associated with annual changes in hippocampal volumes: A longitudinal study in community-dwelling middle-aged and older Japanese individuals. Arch Gerontol Geriatr. 2021 Sep-Oct;96:104454.

Jan-Hendrik Hehemann., et al. Transfer of carbohydrate-active enzymes from marine bacteria to Japanese gut microbiota. Nature. 2010 Apr 8;464(7290):908-12.

Kazumasa Yamagishi., et al. Dietary fiber intake and risk of incident disabling dementia: the Circulatory Risk in Communities Study. Nutr Neurosci. 2023 Feb;26(2):148-155.

Elizabeth E Devore., et al. Dietary intakes of berries and flavonoids in relation to cognitive decline. Ann Neurol. 2012 Jul;72(1):135-43.

内藤裕二『すごい腸とざんねんな脳』（総合法令出版）

国立精神・神経医療研究センターＨＰ

著者プロフィール

佐《さ》治《じ》直《なお》樹《き》

国立長寿医療研究センター・もの忘れセンター副センター長。兵庫県立姫路循環器病センター神経内科医長、川崎医科大学脳卒中医学特任准教授などを経て現職。認知症のリスク因子と予防、腸内フローラなどと関係論文多数。

国立長寿医療研究センター
ホームページ

栄養監修・レシピ製作

大越郷子

管理栄養士・料理研究家。服部栄養専門学校卒。病院勤務や料理研究家のアシスタントを経て独立。書籍や雑誌などで栄養指導やレシピ提案で活躍。近著に「オートミールでキレイやせレシピ」（新星出版社）など。

認知症専門医が見つけた!
脳の寿命をのばす食べ方

2023年 8月8日 第1刷発行

著者　佐治直樹
発行人　土屋徹
編集人　滝口勝弘

発行所　株式会社Gakken
〒141-8416 東京都品川区西五反田2-11-8
印刷所　大日本印刷株式会社
DTP　株式会社グレン

Staff
デザイン　舛沢正子
イラスト　ヨツモトユキ
撮影　安井真喜子
スタイリング　深川あさり
取材・編集　及川愛子
校正　麦秋アートセンター

●この本に関する各種お問い合わせ先
本の内容については、下記サイトのお問い合わせフォームよりお願いします。
https://www.corp-gakken.co.jp/contact/

在庫については　Tel 03-6431-1250（販売部）
不良品（落丁、乱丁）については　Tel 0570-000577
学研業務センター　〒354-0045 埼玉県入間郡三芳町上富279-1
上記以外のお問い合わせは　Tel 0570-056-710（学研グループ総合案内）